JN261839

口絵 1

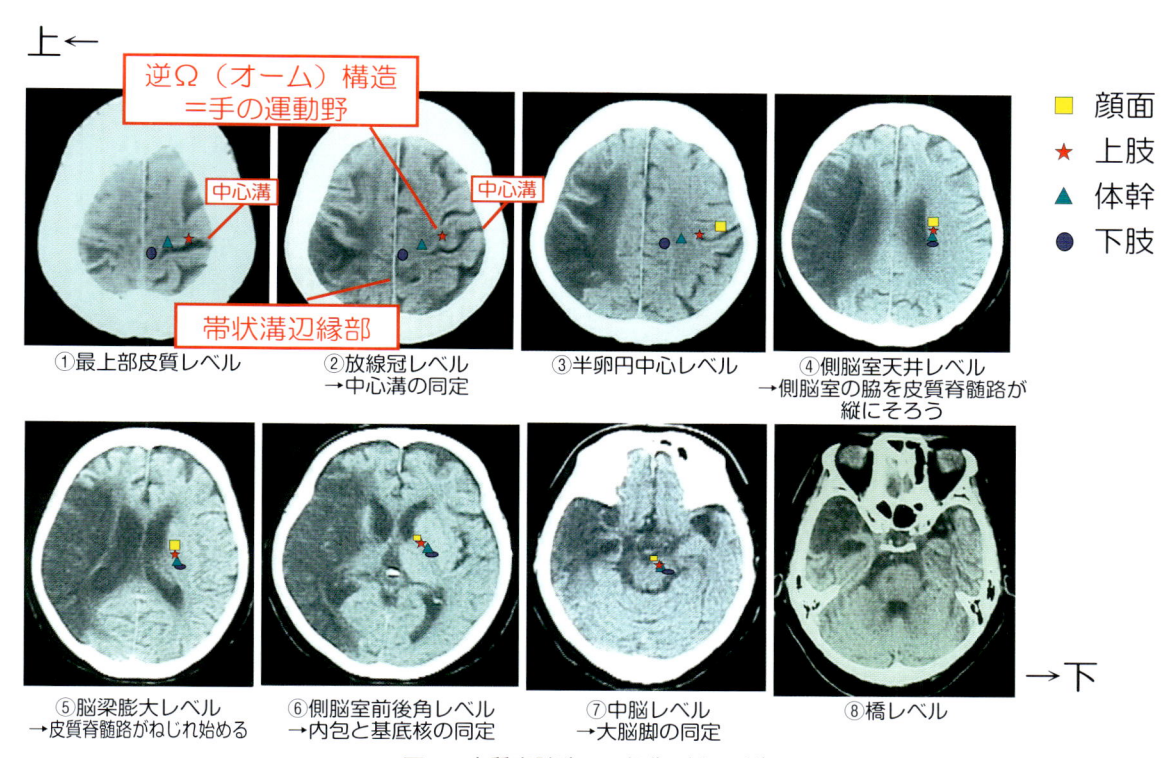

上 ←

■ 顔面
★ 上肢
▲ 体幹
● 下肢

逆Ω（オーム）構造
＝手の運動野

中心溝

中心溝

帯状溝辺縁部

① 最上部皮質レベル

② 放線冠レベル
→中心溝の同定

③ 半卵円中心レベル

④ 側脳室天井レベル
→側脳室の脇を皮質脊髄路が縦にそろう

⑤ 脳梁膨大レベル
→皮質脊髄路がねじれ始める

⑥ 側脳室前後角レベル
→内包と基底核の同定

⑦ 中脳レベル
→大脳脚の同定

⑧ 橋レベル

→ 下

図1　皮質脊髄路への損傷（水平断）
（千里リハビリテーション病院　吉尾雅春氏提供，一部改変）

P19 より

i

口絵 2

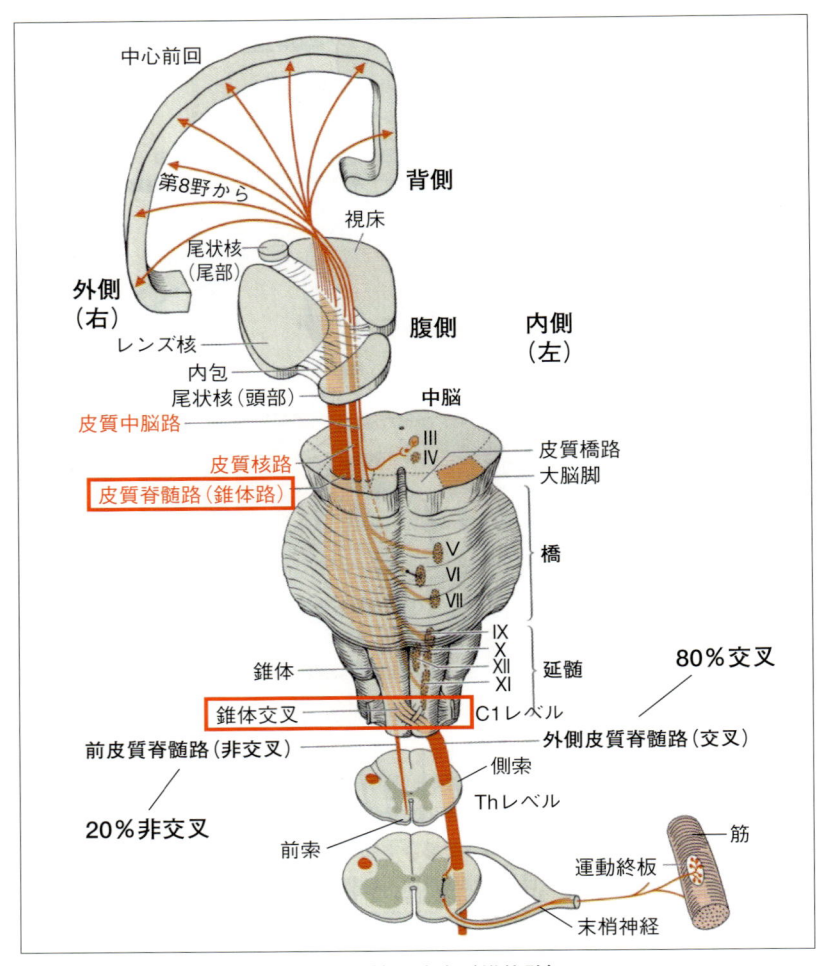

図3 皮質脊髄路（錐体路）

（花北順哉（訳）：神経局在診断 第5版．文光堂，p59，2010）

P22 より

口絵 3

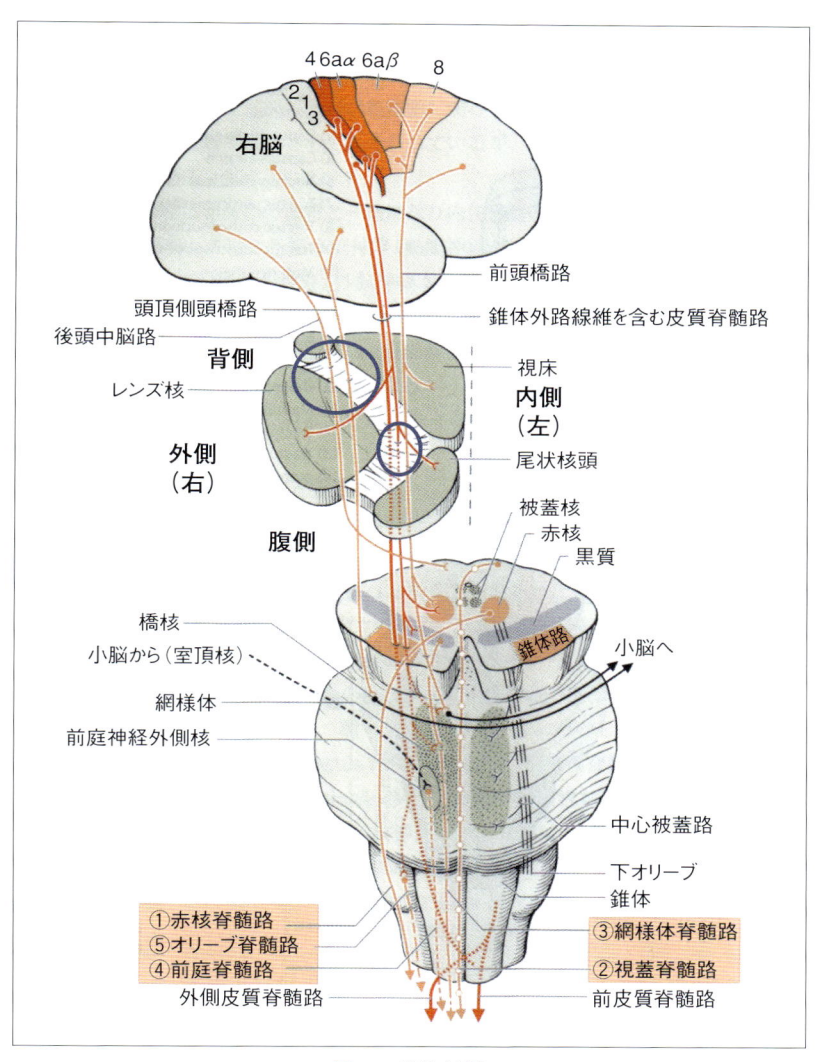

図 5　錐体外路
（花北順哉（訳）：神経局在診断 第 5 版．文光堂，p60，2010 より一部改変）

P23 より

口絵 4

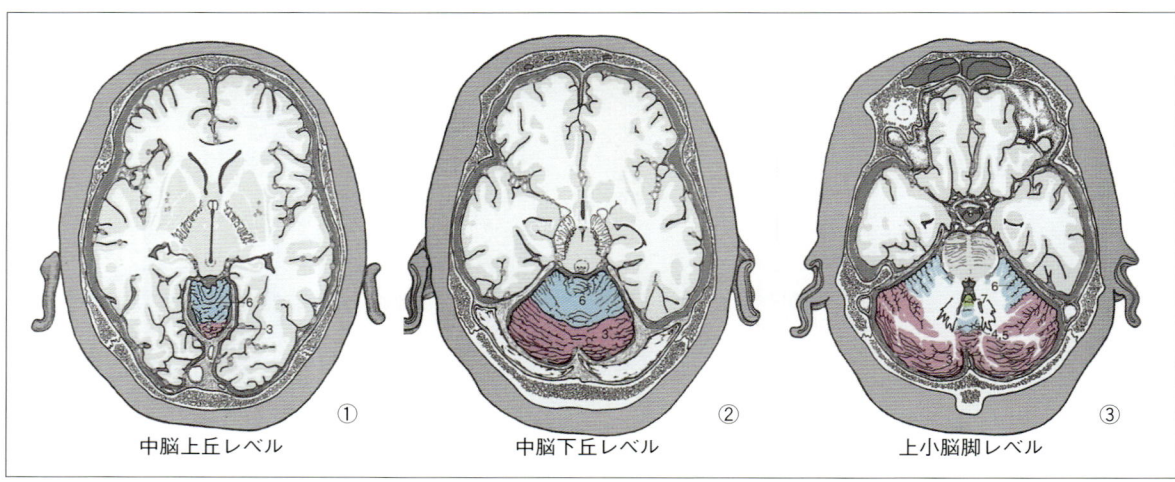

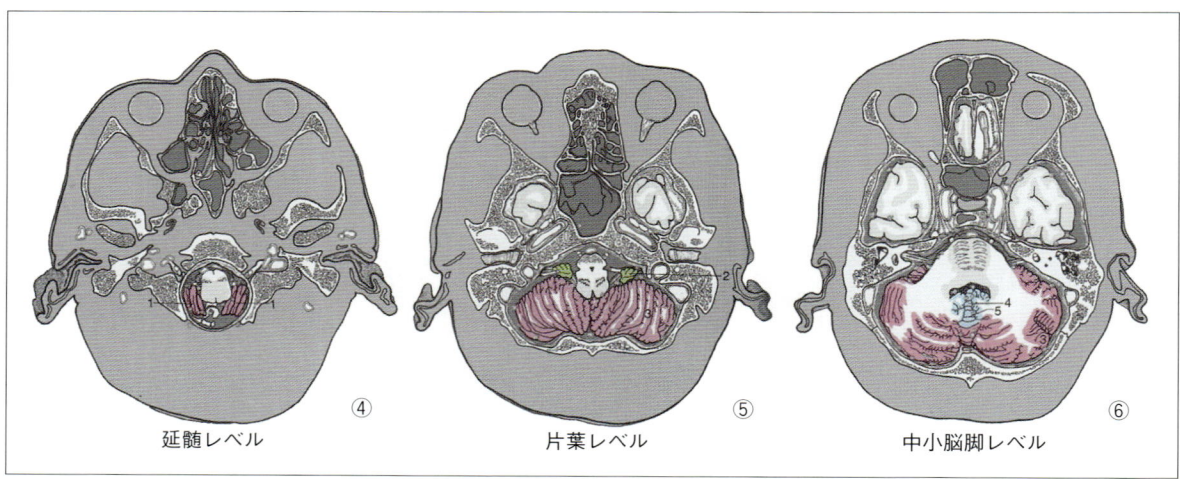

① 中脳上丘レベル
② 中脳下丘レベル
③ 上小脳脚レベル
④ 延髄レベル
⑤ 片葉レベル
⑥ 中小脳脚レベル

(Kretschmann H-J, et al, 1991)

図6 3つの小脳：前庭小脳，脊髄小脳，大脳小脳
■前庭小脳 ■脊髄小脳 ■大脳小脳
1：小脳扁桃 2：片葉 3：後葉 4：虫部垂 5：中部錐体 6：前葉
(H-J クレッチマン，他（著），久留 裕，他（訳）：画像診断のための脳解剖と機能系．医学書院，pp324-325，1995)

P24 より

口絵5

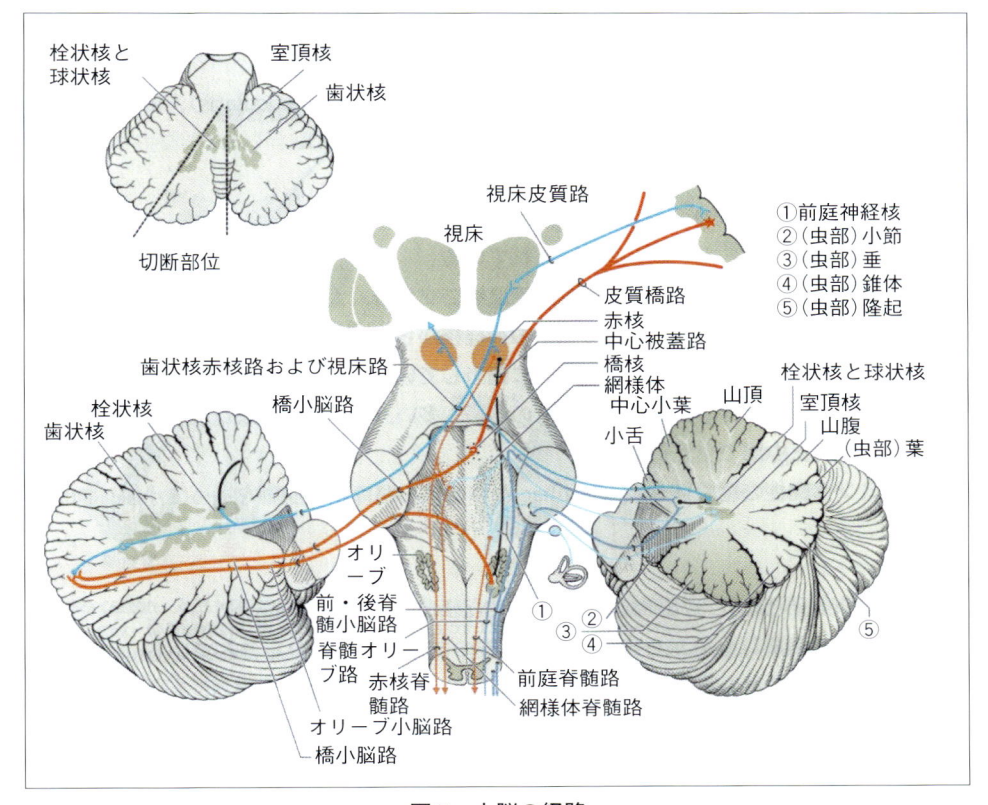

図7 小脳の経路
(花北順哉(訳):神経局在診断 第5版.文光堂, p233, 2010)

P25より

PT・OT・STのための
脳損傷の回復期
リハビリテーション

運動・認知・行動からのアプローチ

森田秋子
編著

運動・認知・行動研究会
著

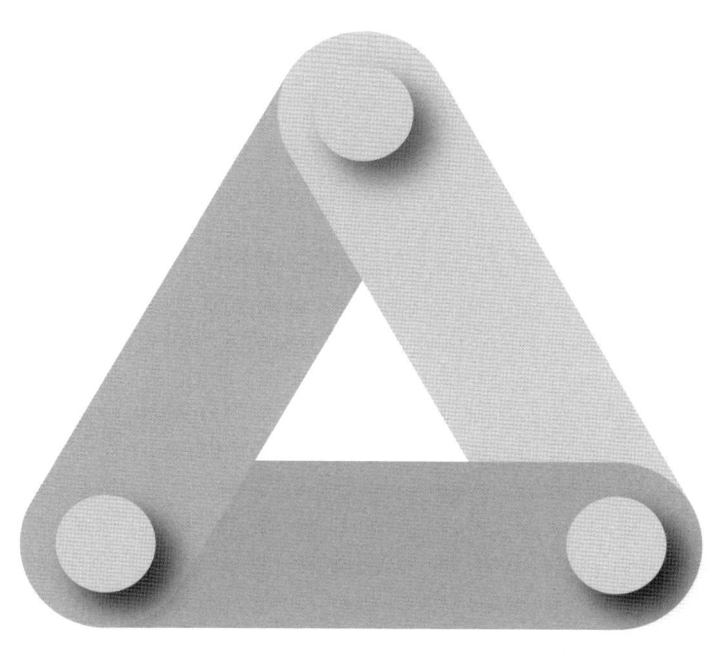

三輪書店

■編集

森田秋子　　　（鵜飼リハビリテーション病院，言語聴覚士）

■執筆者 (五十音順)

池田吉隆　　　（医療法人社団輝生会，作業療法士）
榎本洋司　　　（徳丸リハビリテーション病院，理学療法士）
金井　香　　　（伊勢崎福島病院，言語聴覚士）
加辺憲人　　　（船橋市立リハビリテーション病院，理学療法士）
木村麻奈美　　（ソフィア訪問看護ステーション経堂，作業療法士）
宍倉美樹子　　（船橋市リハビリセンター，作業療法士）
志村圭太　　　（国際医療福祉大学大学院，理学療法士）
古屋由美　　　（広瀬病院，言語聴覚士）
髙野麻美　　　（船橋市立リハビリテーション病院，言語聴覚士）
取出涼子　　　（医療法人社団輝生会，ソーシャルワーカー）
中澤久夫　　　（新田塚デイサービスセンター，言語聴覚士）
二瓶太志　　　（健育会リハビリテーション統括室，作業療法士）
濱中康治　　　（JCHO東京新宿メディカルセンター，理学療法士）
平野絵美　　　（リハビリテーション花の舎病院，言語聴覚士）
藤田　愛　　　（船橋市立リハビリテーション病院，言語聴覚士）
牧迫飛雄馬　　（独立行政法人国立長寿医療研究センター，理学療法士）
森田秋子　　　（鵜飼リハビリテーション病院，言語聴覚士）

推薦のことば

　超高齢社会を目前にして，わが国では 2000 年に介護保険制度が施行された．さらに時を同じくして，診療報酬制度の特定入院料に回復期リハビリテーション病棟入院料が創設された．介護保険で対応する以前に十分なリハビリテーション医療サービスを提供することにより，可能なかぎり要介護状態を軽減し在宅復帰を推進することを目的にした病棟である．

　当初，施設要件が高すぎるといった否定的意見が聞かれたが，制度創設から 11 年が経過した 2011 年には 1,100 病院に 1,300 病棟，61,000 床以上が稼働するようになった．量的整備状況は一見順調なようだが，都道府県別にみると 4.7 倍の格差が存在している．しかし，問題は量的整備よりも質の問題である．

　リハビリテーション医療はチーム医療の元祖的存在といわれているが，かつては必ずしも良質なチームが形成されていなかった．特に看護・介護職員とリハ専門職といわれている理学療法士（PT）・作業療法士（OT）・言語聴覚士（ST）との間のコミュニケーションは良好ではなく，PT・OT・ST の間においても厚い壁が存在し，チームアプローチは形骸化していた．

　回復期リハビリテーション病棟は，こうした職種間の壁を取り除き，真のチームアプローチを実践するにふさわしい病棟である．施設基準に病棟専従の PT・OT が位置づけられているのは，チームアプローチの充実が期待されているからである．

　かつてのリハ専門職において，PT は PT 室，OT は OT 室，ST は ST 室に閉じこもる傾向にあった．診療報酬にて訓練室で実施しなければ評価されなかったからである．その規制が緩和されて久しいが，旧態依然としたやり方を継承している病院もまだ存在している．現在は廃止されたとはいえ，病棟 ADL 加算は PT・OT・ST が積極的に病棟で活動することを目的とした制度であった．成熟したチームアプローチが，リハのより一層の成果を生み出すからである．こうした経緯を踏まえて，回復期リハビリテーション病棟では，病棟専従の PT・OT が位置づけられたが，今や ST・医療ソーシャルワーカー（MSW）・管理栄養士・薬剤師なども医師および看護介護職員と強力なチームを組み，入院患者の自立支援と在宅復帰を目的に邁進する病棟も出現してきた．

　わが国の回復期リハビリテーション病棟の制度は，世界に類をみない画期的な病棟なのである．回復期リハビリテーション病棟を英語で「Kaifukuki Rehabilitation Ward」と訳した理由は，今後のリハビリテーション医療はチーム形成が要であると日本から世界に発信するためである．

　こうした状況下に『PT・OT・ST のための脳損傷の回復期リハビリテーション—運動・認知・行動からのアプローチ』が刊行されることは，誠に時宜を得たものであり，企画された方は賞賛に値する．さらに特筆すべき点は，執筆者の大部分が，回復期リハビリテーション病棟で体を張って現場を担っておられる方々であるという点にある．

　11 年間で 1,300 病棟以上が稼働するようになり，急速に拡大し続ける回復期リハビリテーション病棟であることから，そこに勤務する PT・OT・ST の方々にとり，前を照らす灯りとなり，また羅針盤として有効活用できる冊子として本書をお薦めする次第である．

2012 年 1 月　　　　　　　　　　　　　全国回復期リハビリテーション病棟連絡協議会　会長

石川　誠

序文

　リハビリテーションとは，受傷や疾病により人生の途中で障害を負い傷ついた人々が，その人を取り巻く家族，地域，社会の中で，それまで築いてきた人間関係，職業，趣味，価値観などに基づくその人らしい生き生きとした人生を，再び取り戻していくための全取り組みである．そのため，リハはきわめて人間的な側面を強く持つ．同時に，リハは科学でなければならない．われわれセラピストは，受傷や疾病で生じた機能低下とそこから生じる活動制限の関連を分析し，障害構造を客観的に捉えられる科学的視点を備えていなければならない．適切な評価をもとに適切に介入し，最大限の機能回復と活動向上を引き出し，そしてその人が満足できる人生を送るためのさまざまな工夫，調整などを行うことができなければならない．

　2000年に発足した回復期リハビリテーション病棟は，早期離床，早期ADL自立，自宅退院という重大な使命を担い，急速に数を増やし，知名度を上げ，リハの発展に寄与してきた．最大の功績は，「リハといえば理学療法士，作業療法士，言語聴覚士をさす」というそれまでの常識を覆し，多職種の病棟配置の試みをひろげ，病棟ADLに働きかけることができるリハナース，リハ介護士，意欲的に食物摂取向上に取り組む管理栄養士，リハに精通し適切な対応のできるソーシャルワーカーなどの出現を生んだことにあると思う．チームアプローチにより，病棟ADLの拡大と個々の患者に即した退院援助が行われ，突然の病に襲われた人々がもう一度人生を取り戻し，地域社会へと復帰していく入口をサポートするステージとして，回復期リハビリテーション病棟は確固たる地位を確立した．

　このような状況の中，2010年の診療報酬改定で，回復期リハビリテーション病棟制度は新たにリハ充実加算，休日リハ提供加算の新設を受け，患者に対して量的に豊富なサービスが提供できる体制が整った．そのため多くの回復期リハビリテーション病棟で，大量のセラピストを雇用しようとする動きが進み，多くの経験の浅い若いセラピストが回復期リハビリテーション病棟に配置されるという状況を生んだ．量的な保障は進んだものの，質的観点から，われわれセラピストは今，大きな課題を抱えている．

　本書でも調査結果を引用している全国回復期リハビリテーション病棟連絡協議会は，回復期リハに関する調査や研究大会，さまざまな職種を対象にした研修会などを行っているが，2011年からは回復期セラピストマネージャーコースを開始した．また日本言語聴覚士協会は2011年から回復期リハにおける言語聴覚療法の講習会を開始した．このように，回復期リハに関わるセラピストの質的な向上を目指す動きが活発になってきている．

　脳損傷のリハにおいて，理学療法士，作業療法士，言語聴覚士のリハ3職種は，つながり合い関わり合うことにより，1＋1＋1＝3以上の深いひろがりを持つことができるのではないか．3職種が力を合わせることで，もっと有用な情報を発信できるのではないか．その可能性を示すために，本書を企画した．リハマインドを見失うことなく，同時に科学的であることを目指す．経験豊かで実践的なセラピストが，臨床の中で培ってきた視点や知見を書すことを心がけ，そのために原著論文になっていない内容にも踏み込んだ．その意味で，研究のための教科書に

なることは目指していない．回復期リハビリテーション病棟で臨床を進めるうえで迷っていたこと，疑問に思っていたことに一つでも答え，あるいは解決への手がかりを見つけていただければ幸いである．最も伝えたいと心がけたのは，脳損傷によって引き起こされた運動・感覚機能障害と高次脳機能障害を組み合わせ，生活（ADL）を評価し，アプローチできるようになるための視点である．その視点が臨床で役立つことを目標とし，高次脳機能障害を例にとれば，個別の症状を詳細に記述することに主眼を置かず，回復期で多くみかける症状を列記し，それらの症状を見逃さず評価し，対処できるようになることを目指した．そうした試みにより，リハ部門に配置される3職種の方向性が縦割りに分割されることなく，連動し，拡大し，リハ領域の発展に寄与できることを願う．

なお本書では，いまだ統一された見解はないが，高次脳機能と認知機能とを，ほぼ同義として扱う．

2012年1月　　　　　　　　　　　　　運動・認知・行動研究会を代表して　森田秋子

目　次

推薦のことば ………………………………………………………………………………… 3

序文 …………………………………………………………………………………………… 4

第 1 章　疾患と病歴の理解，リスク管理 ………………………………………………… 9

第 2 章　運動の理解 ………………………………………………………………………… 17

第 3 章　高次脳機能障害の理解—高次脳機能障害の構造的理解に向けて ………… 39
　　　　　基盤的認知能力 …………………………………………………………………… 40
　　　　　通過症状群の理解 ………………………………………………………………… 55
　　　　　個別的認知能力 …………………………………………………………………… 59

第 4 章　ADL の理解 ……………………………………………………………………… 65

第 5 章　歩行の理解 ………………………………………………………………………… 87

第 6 章　摂食・嚥下障害の理解 …………………………………………………………… 105

第 7 章　コミュニケーションの理解 ……………………………………………………… 119

第 8 章　生活背景と社会資源の理解 ……………………………………………………… 129

第 9 章　ADL の予後予測 ………………………………………………………………… 143

第10章　脳損傷の回復期リハビリテーションの実際 …………………………………… 155

第11章　事例 ………………………………………………………………………………… 169
　　　　　1．退院後の「する ADL」を意識したアプローチによって自宅内歩行自立，
　　　　　　　一部家事動作獲得に至った事例 ………………………………………… 170
　　　　　2．注意の転導に対して声出し確認が有効であった事例 ……………………… 175
　　　　　3．基盤的認知能力の変化に合わせてアプローチ方法を変更した
　　　　　　　右半球損傷の事例 ………………………………………………………… 180

4．基盤的認知能力の回復が不十分でADLが自立に至らなかった
　　　摂食・嚥下障害の事例 ……………………………………………………… 185

第12章　プロフェッショナルになるために ……………………………………… 191
　　1．回復期リハビリテーション病棟の理学療法士 ………………………… 192
　　2．回復期リハビリテーション病棟の作業療法士 ………………………… 195
　　3．回復期リハビリテーション病棟の言語聴覚士 ………………………… 198

第13章　回復期リハビリテーションにおける臨床研究のすすめ …………… 201

あとがき ………………………………………………………………………………… 213

索引 ……………………………………………………………………………………… 214

第1章

疾患と病歴の理解, リスク管理

1 疾患と病歴の理解，リスク管理

中澤久夫
なかざわひさお
新田塚デイサービスセンター，言語聴覚士

1 はじめに

　回復期リハビリテーション病棟の患者の，入院期間の平均は91.5日，FIMの入院時平均は68.1点，退院時平均は85.2点，自宅退院率は66%である[1]．病院によって，対象疾患，重症度，地域性が異なり，これらの数値は画一的ではないが，回復期リハビリテーション病棟は急性期治療を終えた患者のその後の回復を担い，「ADLの早期回復」と「自宅退院」という大目標に対して，一定の成果を上げていると考えられる．

　一方，回復期リハビリテーション病棟へ入院する患者の発症から入院までの期間は早まる傾向を示している（平均36.9日[1]）．そのため，急性期での治療が終わるか終わらないかのぎりぎりの段階で転院となることも多く，回復期リハビリテーション病棟転院後，再び症状が悪化し急性期病院へ再入院となる例は少なくない．脳損傷を中心とした回復期リハビリテーション病棟に勤務するセラピストは，当然のこととして疾病と回復の特徴，生じ得るリスクなどを理解しておかねばならない．

　本章では脳損傷のリハビリテーションを考えていくにあたり，前提として理解しておくべき「疾患，病歴，リスク管理」について考えていきたい．

2 疾患の理解

　回復期リハビリテーション病棟に入院する脳損傷患者の疾患は脳卒中が最も多く，ついで頭部外傷が多い．石川[2]によると，回復期リハビリテーション病棟退院時の脳卒中患者の内訳は，脳梗塞55%，脳出血38%，くも膜下出血7%であった（図1）．脳梗塞の臨床カテゴリーでは心原性脳塞栓症37.1%，ラクナ梗塞35.9%，アテローム血栓性脳梗塞25.8%であった（図2）．脳出血の病巣分類では被殻40.6%，視床28.2%，大脳皮質下13.5%，脳幹11.8%，小脳5.9%で，被殻と視床で約69%を占めた（図3）．

　ここでは脳卒中を中心に述べるが，脳卒中はもちろんのこと，脳損傷によって生じる症状の理解のためには，頭部MRIなど画像診断の知識は必須である．本稿では紙面の都合で画像診断については触れないが，成書で確認をしてほしい．そして，日常の臨床で種々の情報と共に画像を自分の目でみてほしい．はじめのうちは画像をみてもよくわからないかもしれないが，医師の所見と画像を見比べることを繰り返していると，徐々にわかるようになってくる．忙しい日々の業務の中ではあるが，疎かにしてはいけない．

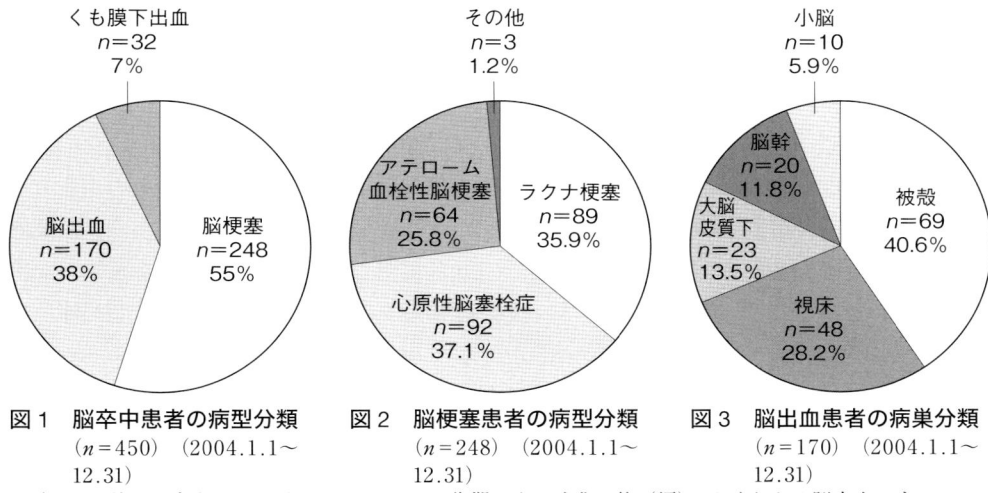

図1 脳卒中患者の病型分類（n=450）（2004.1.1～12.31）

図2 脳梗塞患者の病型分類（n=248）（2004.1.1～12.31）

図3 脳出血患者の病巣分類（n=170）（2004.1.1～12.31）

（石川　誠：脳卒中のリハビリテーション　回復期．山口武典，他（編）：よくわかる脳卒中のすべて．永井書店，p223，2006）

1．脳梗塞

　脳梗塞の臨床カテゴリーにはアテローム血栓性脳梗塞，心原性脳梗塞，ラクナ梗塞がある．アテローム血栓性脳梗塞は脳血管のアテローム硬化が原因で起こる脳梗塞である．心原性脳梗塞は心臓由来の血栓子による脳塞栓である．心臓由来の血栓子は流速の速い中心流にのり，血管径が急に細くなる分岐部に引っかかり閉塞することが多い．また血栓子は起始部を閉塞した後に自然溶解，分解し末梢側の皮質枝を閉塞することもある．

　ラクナ梗塞は穿通動脈の梗塞である．穿通動脈は終末動脈であり皮質枝のように側副血行路が存在しないため，閉塞すると穿通枝領域に15 mm以下の限局した梗塞巣を形成する．

2．脳出血

　脳の血管が破綻して脳組織の中に出血したものを脳出血という．脳出血は高血圧性脳出血が60〜70％を占め，アミロイドアンギオパチー，頭蓋内血管奇形，もやもや病，血液凝固能異常などによる脳出血がある[3]．脳出血により生じる症状は，神経脱落症状，頭蓋内圧亢進症状，髄膜刺激症状である．神経脱落症状は出血した部位により異なり，運動障害，感覚障害，視野障害，言語障害，高次脳機能障害，失調などさまざまである．頭蓋内圧亢進症状は頭痛，嘔気，嘔吐，意識障害である．髄膜刺激症状は血腫が髄液腔に進展し髄膜を刺激することにより頭痛，嘔気，嘔吐が生じる．

　頻度は被殻出血が最も多い．被殻出血による主な症状は片麻痺，感覚障害，同名半盲などの視野障害，失語症や半側空間無視などである．被殻に限局した小さな出血では明らかな症状がでない場合もあるが，障害が内包へ及ぶと片麻痺や感覚障害を生じる．

　2番目に多いのが視床出血である．視床出血でも外側にある内包が障害されると片麻痺や感覚障害が生じ，失調性片麻痺も認める．視床の前方損傷では意欲障害，内側損傷では記憶障害，後方損傷では左脳は失語症，右脳は左半側空間無視を認め，視床手や視床痛を生じることもある[3]．

　小脳出血はめまいや嘔吐で発症することが多い．運動麻痺はみられないが運動失調や複視などをきたす．小脳病変で大脳皮質症状（遂行機能障害や注意障害，視空間認知障害など）を呈するこ

とがあるが，これらは小脳と脳幹や視床を介して大脳へ投射する線維の障害による症状と考えられている．

脳幹出血は意識障害，呼吸障害，眼球異常，片麻痺や四肢麻痺，構音障害，嚥下障害などを呈する．脳幹は脳神経核，上行下行神経が密集しており，出血が拡大すれば重度障害を呈する場合が多い．

脳出血による症状は血腫の部位や大きさによってその程度は異なるが，回復期リハビリテーション病棟入院後に血腫が吸収され，発症後2～3カ月で劇的な改善がみられる時がある．したがって，血腫の部位診断を把握しておくことは予後を予測するうえでも重要である[3]．

3．くも膜下出血

くも膜下出血には外傷性と非外傷性があるが，非外傷性では脳動脈瘤の破裂が最も多く約70～80%を占める[4]．発症時には血液と髄液とが混ざって硬膜を刺激し，頭蓋内圧が亢進し，嘔気，嘔吐，めまい，意識障害，脈拍や呼吸数の変化などを生じる．時には痙攣も生じる．

第4～14病日に血管攣縮を発症することがある．血管攣縮は2～4週間持続した後に徐々に回復する．脳血管攣縮により遅発性の虚血性神経症状が生じると攣縮が改善しても脳梗塞に移行し，運動麻痺などが残ることがあり，血管攣縮の予防と早期診断・治療が重要である[4]．

水頭症は急性期のみならず，4週経過した頃からも発症することがあり，回復期リハビリテーション病棟での出現頻度は高い．くも膜下出血後慢性期には10～37%の頻度で水頭症を発症する．外科的な治療としては，脳室-腹腔シャント術（V-Pシャント）が行われる[4]．リハに関わるセラピストは，日々の患者の状態を観察する者として，認知面の低下，歩行障害の悪化，尿失禁などの水頭症の兆候を見逃してはいけない．また症候性てんかんが，約20%でみられるため注意が必要である[5]．

4．頭部外傷

頭部外傷は交通事故によるものが最も多く，次いで転倒，転落によるものが多い．頭部外傷は一次的損傷と二次的損傷に分けられる．一次的損傷は衝撃を受けた部位に生じる直撃損傷，その反対側に生じる反衝損傷，凹凸不整のある頭蓋骨の解剖学的な特徴から生じる前頭葉底部や側頭葉尖部の挫傷，さらに剪断力（回転加速度）によるびまん性軸索損傷がある．びまん性損傷は脳梁，上小脳脚付近の脳幹背側部，矢状面付近白質のびまん性損傷が特徴である．二次的損傷としては頭蓋内圧亢進による脳ヘルニア，低酸素脳症などがある．実際には局在性損傷とびまん性損傷とが重なって発生していることがほとんどであり，多彩な神経症状がみられるが，高次脳機能障害では記憶障害，行動と情緒の障害，注意障害，失語症，遂行機能障害が多く，運動障害は失調症，不随意運動が多い．

5．脳卒中の治療

脳卒中治療ガイドライン2009[6]を引用しながら，脳卒中一般の管理，合併症対策，脳梗塞の治療，脳出血の治療について概観する．

(1) 脳卒中一般の管理

脳卒中発症後は全身の管理が重要である．全身の管理としては呼吸，血圧，栄養管理などがある．

① 呼吸管理

重症で意識障害が進んでいる時は，舌根が沈下し気道が閉塞しやすく喀痰も困難になる．エアウェイの挿入や気管挿管など気道確保や人工呼吸器管理が行われる．

② 血圧管理

脳梗塞急性期では原則的に降圧はしない．収縮期血圧＞220 mmHg，または拡張期血圧＞120

mmHgの高血圧が持続する場合や大動脈解離，急性心筋梗塞，心不全，腎不全などを合併している場合に限り，慎重な降圧療法が推奨される．脳出血急性期の血圧は収縮期血圧が180 mmHg未満，または平均血圧が130 mmHg未満を維持することを目標に管理する．

③ 栄養管理

意識障害や嚥下障害がなく経口摂取が可能な場合は，早期から経口摂取を開始する．意識障害や嚥下障害がある場合には点滴で水分や栄養を補給する．経口摂取ができない状態が続く場合には経管栄養を行う．低栄養がみられる時には十分なカロリーや蛋白質の補給が推奨され，高血糖，低血糖の是正が必要である．

(2) 合併症対策

脳卒中は呼吸器感染，尿路感染，転倒，皮膚損傷など急性期合併症の頻度が高く，特に発症前から機能障害がある例，重症脳卒中既往例や高齢者例に合併が多い．合併症があると死亡率のみならず，機能的転帰も悪くなるので積極的に合併症予防と治療に取り組むことが推奨される．脳卒中後は高率にうつが出現し，認知機能や身体機能，ADLを障害する因子となるため，積極的に発見に努めるべきである．脳卒中後うつ状態に対する薬物治療は，うつ症状や身体機能の改善が期待できるため推奨される．

(3) 脳梗塞急性期治療

代表的なものに血栓溶解療法（静脈内投与）がある．遺伝子組み換え組織プラスミノゲンアクチベーター（rt-PA，アルテプラーゼ）の静脈内投与は，発症から3時間以内に治療可能な虚血性脳血管障害で慎重に適応判断された患者に対して強く推奨されている．わが国ではアルテプラーゼ0.6 mg/kgの静注療法が保険適応されており，治療決定のための除外項目，慎重投与項目が定められている．また日本脳卒中学会[6]によりrt-PA静注療法実施施設要件が提案，推奨されている．その他にも，急性期抗凝固療法，急性期抗血小板療法，脳浮腫管理などがある．

(4) 脳梗塞慢性期治療

脳梗塞の慢性期の治療は危険因子の管理と抗血栓療法である．危険因子は高血圧，糖尿病，脂質異常症，大量飲酒・喫煙，メタボリックシンドローム・肥満などである．抗血栓療法は，非心原性脳梗塞の再発予防には抗血小板薬の投与が強く推奨されており，最も有効な抗血小板療法（本邦で使用可能なもの）はアスピリン75～150 mg/日，クロピドグレル75 mg/日である．心原性脳塞栓症の再発予防は，通常抗血小板薬ではなく抗凝固薬ワルファリンが第一選択薬である．ワルファリン禁忌の例にのみアスピリンなどの抗血小板薬を投与する．

(5) 脳出血急性期治療

① 非手術的治療と手術療法

脳出血の急性期治療には非手術的治療（保存的治療）と手術療法がある．非手術的治療は頭蓋内圧亢進のない血腫が大きくない症例が適応であり，呼吸管理，血圧管理，脳浮腫・頭蓋内圧亢進管理，抗痙攣薬，上部消化管出血の予防などがある．脳出血手術方法には，定位的血腫吸引法，開頭血腫除去法，脳室ドレナージ術がある．

② 手術の適応

脳出血の部位に関係なく，血腫量10 ml未満の小出血または神経学的所見が軽度な症例は手術の適応にならない．また意識レベルが深昏睡（JCS：Japan Coma ScaleでⅢ-300）の場合も，血腫除去はすすめられない．神経学的所見が中等症，血腫量が31 ml以上でかつ血腫による圧迫所見が高度な被殻出血では手術の適応を考慮してもよく，特にJCSでⅡ-20～30程度の意識障害を伴う場合は定位的脳内血腫除去手術がすすめられる．

③ 出血部位による特徴

視床出血では通常血腫除去をすすめる根拠はないが，血腫の脳室内穿破を伴い，脳室拡大の強い

表1 急性期リハビリテーションの中止基準

血圧変動	開始時仰臥位血圧から30 mmHg以上の低下
呼吸異常	息切れ，チェーンストークス呼吸（無呼吸が30秒以上続く場合），過呼吸，失調性呼吸，生あくびの出現
危険な不整脈	心室細動，心室頻拍，心室性期外収縮（2連発または3連発以上）
頭蓋内圧亢進症状	激しい頭痛，痙攣，意識障害の悪化，呼吸障害の出現，嘔吐・嘔気，眼球運動の異常，急激な血圧上昇
中枢神経症状	意識レベルの低下，麻痺の進行，めまいの出現
末梢循環不全	チアノーゼの出現，顔面蒼白
患者からの苦痛の訴え	めまい，嘔気，胸部痛，呼吸苦，腰・関節痛など

ものには脳室ドレナージ術を考慮する．

皮質下出血では脳表からの深さが1 cm以下のものでは手術の適応を考慮する．手術方法としては開頭血腫除去術が推奨される．

小脳出血では最大径が3 cm以上で神経学的症候が増悪している場合，または小脳出血が脳幹を圧迫し脳室閉塞による水頭症をきたしている場合には，手術の適応となる．

脳幹出血は急性期に血腫除去が行われないことが多いが，脳室内穿破が主体で脳室拡大の強いものは，脳室ドレナージ術を考慮する．

成人の脳室内出血では脳血管の異常による可能性が高く，血管撮影などにて出血源を検索することが望ましい．急性水頭症が疑われるものは脳室ドレナージ術を考慮する．

(6) 脳出血慢性期治療

脳出血慢性期の治療は高血圧対策，痙攣対策などである．高血圧性脳出血では血圧のコントロール不良例での再発が多く，再発予防のために特に拡張期血圧を75〜90 mmHg以下にコントロールするようすすめられる．脳出血の遅発性痙攣（発症2週間以降）の出現例では高率に痙攣の再発を生じるため，抗てんかん薬の投与がすすめられる．

3 現病歴，既往歴の理解

1. 急性期のリハビリテーションとリスク管理

脳卒中の初期の機能回復は，脳浮腫の減退や脳血流の改善，虚血周辺領域の改善などによるところが大きい．この時期のリハの目的は，覚醒レベルを高め認知機能の回復を促すこと，運動機能の改善を促すこと，水分・栄養の安全な摂取のために嚥下障害に対処すること，安静臥床により生じる廃用症候群を予防することである．疾患の治療のための安静や運動障害により生じる不動のために，廃用性筋萎縮や関節拘縮などが進行する．急性期に生じた廃用症状を回復させるためには多くの時間を要し，回復期以降の良好な機能回復の阻害要因になるため，急性期からのリハの介入はこの点からも重要である．急性期のリハは疾患の初期治療と併行してすすめていくため，原因疾患の悪化や合併症による症状の変化のおそれがあり，意識状態も変化しやすいことから，リスク管理（表1）が求められ，回復期リハのような積極的なリハは行えない問題点がある．

2．現病歴と既往歴

患者が回復期リハビリテーション病棟に入院してくる際には，急性期の治療・リハを行った病院（病棟）からの診療情報提供書が届けられる．その書式は病院ごとに作成されていたり，脳卒中地域連携パスにより地域ごとに作成されている場合などさまざまであるが，必要な情報を簡潔に伝えることができるように工夫されている．

まず診療情報提供書から，疾患と発症時の症状，治療法，リハの状況など，発症から現在に至る患者の状態を読みとらなければならない．疾患と病巣，運動障害の種類と重症度，意識レベルや認知機能障害の種類と重症度，栄養の摂取の状況，ADLの状況から，入院した日の病棟での対応方法をイメージするとともに，理学療法士，作業療法士，言語聴覚士はそれぞれの評価方針を立てることができなければいけない．既往歴や発症前の生活状況から運動機能や認知機能の状態を知っておくことは，予後を予測し，目標を設定するうえで大切な情報である．例えば，5年前に脳梗塞を発症，屋内杖歩行またはつたい歩きで，家庭内のADLがようやく自立した状態であった患者が，再発後にそれ以上の状態まで回復することはほとんどなく，初回発作の患者に比べ機能的な予後は不良となる可能性が高い．

患者，家族との不要な軋轢を避けるために，急性期で，患者，家族にどのような説明がなされ，患者，家族がどう受け止めているのかを知っておいたほうがよい．特に進行性の疾患を合併している場合や，現実的でない楽観的な予後の説明がなされている場合などには注意が必要である．

4 リスク管理

1．症状の変化

回復期の患者の全身状態は急性期の患者に比べると安定しているが，原因疾患の悪化や合併症によ
る症状の変化が起こり得ることを念頭に置いておく．血圧の大きな変動や呼吸異常，危険な不整脈，頭痛，嘔気，嘔吐，発熱，けいれんなどが出現した時はただちに評価，訓練を中止し，医師，看護師に連絡する．糖尿病でコントロールが不良な場合，高血圧でコントロールが不良な場合，脳出血や頭部外傷などで痙攣発作の既往のある場合などには，あらかじめ観察のポイントやリスク管理について主治医に確認しておくことが望ましい．

2．転倒・転落の予防

全国回復期リハビリテーション病棟連絡協議会の医療安全委員会の全国多施設調査[7]では，対象者2,653名中，800名（30.2％）に転倒が認められ，疾患別では脳血管疾患が33.8％で一番多かった．脳血管疾患の転倒者のうち，25％が回復期リハビリテーション病棟入院後1週間以内に初回の転倒を経験していた．これらからもわかるように，転倒はけっして少なくはない．

転倒の原因はさまざまであり，いくつかの要因が複合的に絡んでいる場合が多い．そのため転倒と関連のある要因を整理しておく必要がある．環境要因としては外的要因と内的要因がある．外的要因は転倒が起きた場所の物理的環境をさし，部屋が暗い，段差がある，水がこぼれていたなどの理由が考えられる．内的要因は転倒した患者側のその時の要因であり，精神安定剤などを服用していた，疲れていた，遠慮してコールを押さなかった，心理的に不安定であったなどである．また患者の機能的要因として運動機能要因と認知機能要因がある．運動機能要因には，麻痺，失調，不随意運動，筋力低下，バランス能力の低下などがあり，認知機能要因には，視力低下，聴力低下，高次脳機能障害（注意障害，半側空間無視など），自己の病態の理解不足などがある．

転倒に対して特に注意が必要なタイミングは，回復期リハビリテーション病棟入院1週間以内と

ADLや歩行が改善し，自立と判断され自力で行うようになった時である．回復期リハビリテーション病棟入院時には，スタッフが患者の機能的要因を十分には把握できず，適切な環境を整備できないことがあり，患者も新しい環境に適応できず不安定な状態である状況が複合し転倒リスクが高い．早急に十分な情報を収集して適切な環境を整備する必要があるが，十分な情報がない時には無理をせず積極的に介助を行い，マットコールなどのセンサーを使用するなど無難な方法を選択したほうがよい．順調に経過し，病棟での「しているADL」を積極的に拡大していく中で「自立」の判断をする際には，訓練室での「できるADL」だけでなく，病棟での実際の動作を十分に確認する必要がある．特にドアやカーテンの開閉，床のものを拾う，話しながら歩くなど今後実際に行うであろう難度の高い動作の可否を確認しておくことは重要であり，病棟スタッフとの連携も欠かせない．

また「練習中，患者から離れた時に，いつもは動かないのに急に歩き出そうとして転倒した」「歩行練習中，患者から離れていたのでふらついた時に支えることができなかった」「移乗能力を把握せずに不適切な方法で介助したために，車いすからベッドへの移乗時に転倒させた」など，ちょっとした不注意により事故は発生していることを，肝に銘じてほしい．

3．患者，家族への対応

症状や予後，治療方針についての説明は誰が行うのか，それぞれのスタッフはどこまで話していいのか，多職種間の連携，意思統一が必要である．不用意な発言はトラブルのもとになる．事実に基づいて適切な内容を話したとしても，その組織の規則に従っていなければ，不適切な対応になってしまう場合もある．チームリーダーやサブリーダーを中心に情報を統一した対応が必要である．

【文献】

1) 全国回復期リハビリテーション病棟連絡協議会：回復期リハビリテーション病棟の現状と課題に関する調査報告書(2010年度版)．pp29-35, 2011
2) 石川　誠：脳卒中のリハビリテーション　回復期．山口武典，岡田　靖（編）：よくわかる脳卒中のすべて．永井書店，pp220-226, 2006
3) 酒向正春：脳内出血．ブレインナーシング　26：357-359, 2010
4) 藤中俊之，吉峰俊樹：くも膜下出血．山口武典，岡田　靖（編）：よくわかる脳卒中のすべて．永井書店，pp168-191, 2006
5) 酒向正春：脳血管障害にみられる症候性てんかんと正常圧水頭症．MB Med Reha 52：31-37, 2005
6) 脳卒中合同ガイドライン委員会：脳卒中ガイドライン2009．日本脳卒中学会ホームページ（http://www.jsts.gr.jp/jss08.html）
7) 渡邊　進：回復期リハ病棟で取り組む転倒事故防止．全国回復期リハビリテーション病棟連絡協議会機関誌　9：22-28, 2010

【参考文献】

1) 鈴木明文：脳出血．山口武典，岡田　靖（編）：よくわかる脳卒中のすべて．永井書店，pp150-167, 2006
2) 原　寛美：脳卒中のリハビリテーション　急性期．山口武典，岡田　靖（編）：よくわかる脳卒中のすべて．永井書店，pp209-219, 2006
3) 前島伸一郎，椿原彰夫：原因疾患別の障害のメカニズムとそのリハビリテーション．鹿島晴雄，種村　純，大東祥孝（編）：よくわかる失語症セラピーと認知リハビリテーション．永井書店，pp48-59, 2008

第2章

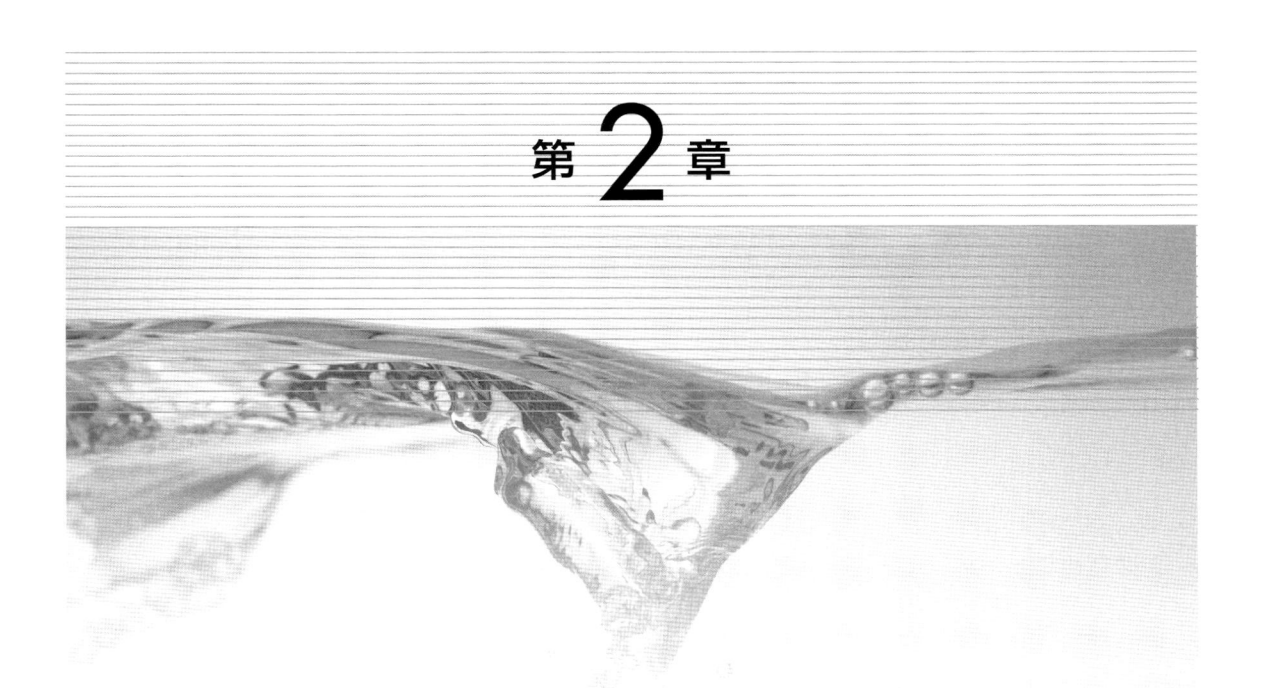

運動の理解

2 運動の理解

加辺憲人
船橋市立リハビリテーション病院,理学療法士

1 はじめに

　医療機能の役割分担の中でADLが未自立の状態の患者を選択的に受け入れ,集中的なリハビリテーションサービスを提供する病棟として創設されたのが,回復期リハビリテーション病棟である.

　全国回復期リハビリテーション病棟連絡協議会[1]の調査（平成22年9月の全国調査）によると,疾患の割合は,脳梗塞,脳出血,くも膜下出血,頭部外傷を合わせると49.6％であり,中枢神経疾患に対してのリハビリテーション（以下,リハ）が重要な位置を占めていることがわかる.中枢神経疾患は疾患そのものによる麻痺や感覚障害だけではなく,安静臥床による筋力低下や関節可動域制限などからの運動障害を併発していることが多く,運動に関して,理学療法士（PT）だけではなく,作業療法士（OT）,言語聴覚士（ST）も共通の理解を持つことが,チームでの協業を進めるうえで重要なポイントである.

　本章では,運動について回復期リハビリテーション病棟に関わるセラピストが知っておくべき,最低限の共通理解を概説する.PTにとってはごく基本的な内容であるため確認程度とし,他章を参考にしてほしい.

2 損傷の部位と麻痺のあらわれ方

1. 損傷部位の確認

　回復期リハビリテーション病棟における脳損傷患者へのリハでは,入院初日から評価を開始することが必要である.病棟での安全な生活設定のため,おおまかな動作能力や安全管理能力を確認するとともに,CTやMRIなどの脳画像を確認し,想定すべき隠れた症状や障害の重症度と回復の可能性を予測することが重要である.運動に直結するのは,皮質脊髄路（主要な錐体路）への損傷の程度である.

　脳画像から運動障害を判断するための手法として以下のような順序で行うとよい.

　第1に中心溝を見つけ,中心前回（運動野）自体の損傷を確認する.中心溝の正確な同定方法は成書で確認していただきたいが,目安としては,脳室が見えない上部の放線冠レベルのスライスで（**図1-②**）,逆Ω構造をしている溝が見つけやすく,ここが手の運動領域である.その延長の溝が中心溝である（**図1-①**）.また中心後溝の真横にある帯状溝辺縁部を目印にして,その前が中心溝,というように同定する方法も簡便である.

　第2に,内包後脚（**図1-⑥**）,中脳大脳脚の皮質脊髄路がまとまって通過している部位の損傷と

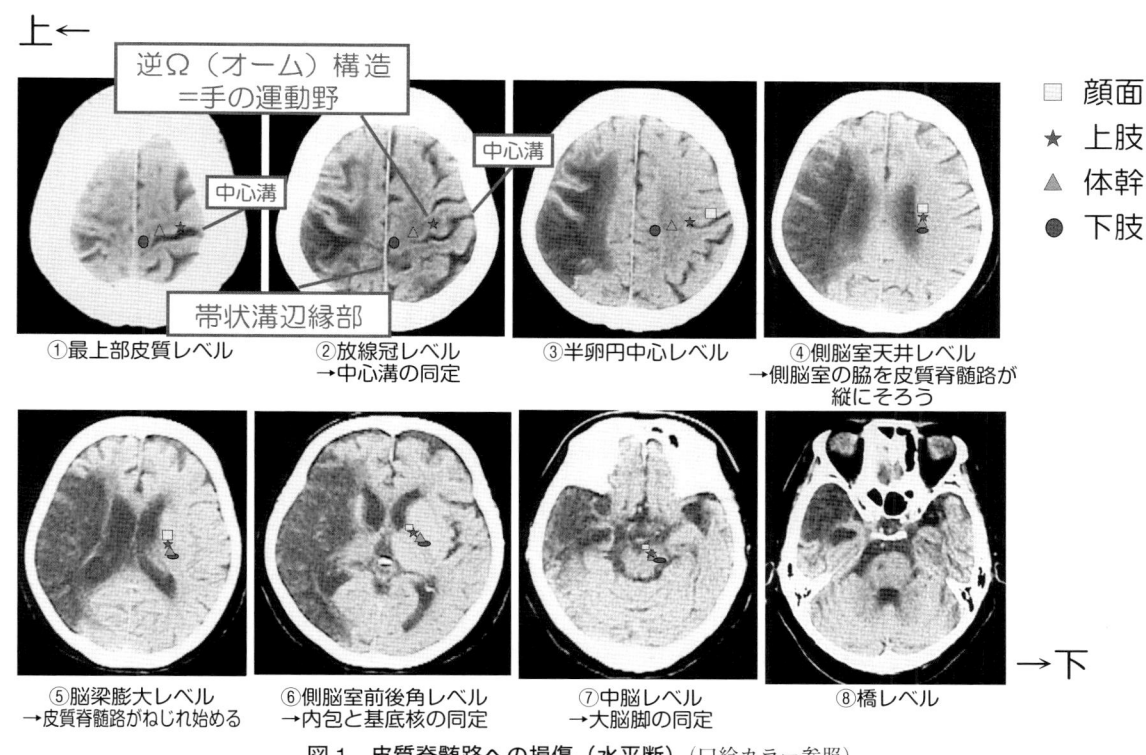

図1 皮質脊髄路への損傷（水平断）（口絵カラー参照）
（千里リハビリテーション病院　吉尾雅春氏提供，一部改変）

①最上部皮質レベル
②放線冠レベル　→中心溝の同定
③半卵円中心レベル
④側脳室天井レベル　→側脳室の脇を皮質脊髄路が縦にそろう
⑤脳梁膨大レベル　→皮質脊髄路がねじれ始める
⑥側脳室前後角レベル　→内包と基底核の同定
⑦中脳レベル　→大脳脚の同定
⑧橋レベル

（図1-⑦），放線冠の損傷を確認する（図1-③〜⑤）．内包膝から内包後脚中央付近までの間を前方から顔面，手，上肢，体幹，下肢，足の順に皮質脊髄路が下行しており，中脳大脳脚でも同じ順番で配列している．中脳では損傷が大脳脚のみにとどまれば麻痺症状だけであるが，脳幹網様体に及ぶ障害となると除脳硬直（肘伸展回内，手屈曲，股内転，膝伸展，足底，体幹反張位をとる）や失外套症候群（大脳皮質あるいは白質の広範な損傷により生じる昏睡の遷延状態だが，眼球運動や睡眠，覚醒などのリズムは保たれる）が起こり，四肢の拘縮を生じ，植物状態に陥ることもある．

第3に，橋レベルでの損傷を確認する（図1-⑧）．このレベルでは，小脳脚からの横の連絡線維があり，皮質脊髄路が分散して下行するため麻痺は比較的軽いが，平衡反応の欠如を伴うことが多く，過剰な緊張が生じる失調的な麻痺となる．

第4に，延髄レベルでの損傷を確認する．詳細な説明は割愛するが，脳神経麻痺は同側に生じ，反対側に片麻痺が生じる交代性麻痺などが生じる．錐体交叉付近では四肢麻痺となることもある．

2. 麻痺のあらわれ方

次に運動系神経路のどの高さの損傷で麻痺が生じるのかを確認する（図2）．

（1）単麻痺「病巣と反対側の上下肢のうち1肢だけ麻痺している状態」

中心前回から放線冠の間で，比較的耳に近い部位での小さい損傷では上肢と手指（図2-①），頭頂に近い部位での小さい損傷では下肢の単麻痺を生じる（図2-②）．錐体路以外の経路はほとんど障害されていないため，麻痺は痙縮性であることは少なく弛緩性が多い．

（2）片麻痺「病巣と反対側の上下肢麻痺」

第2章　運動の理解

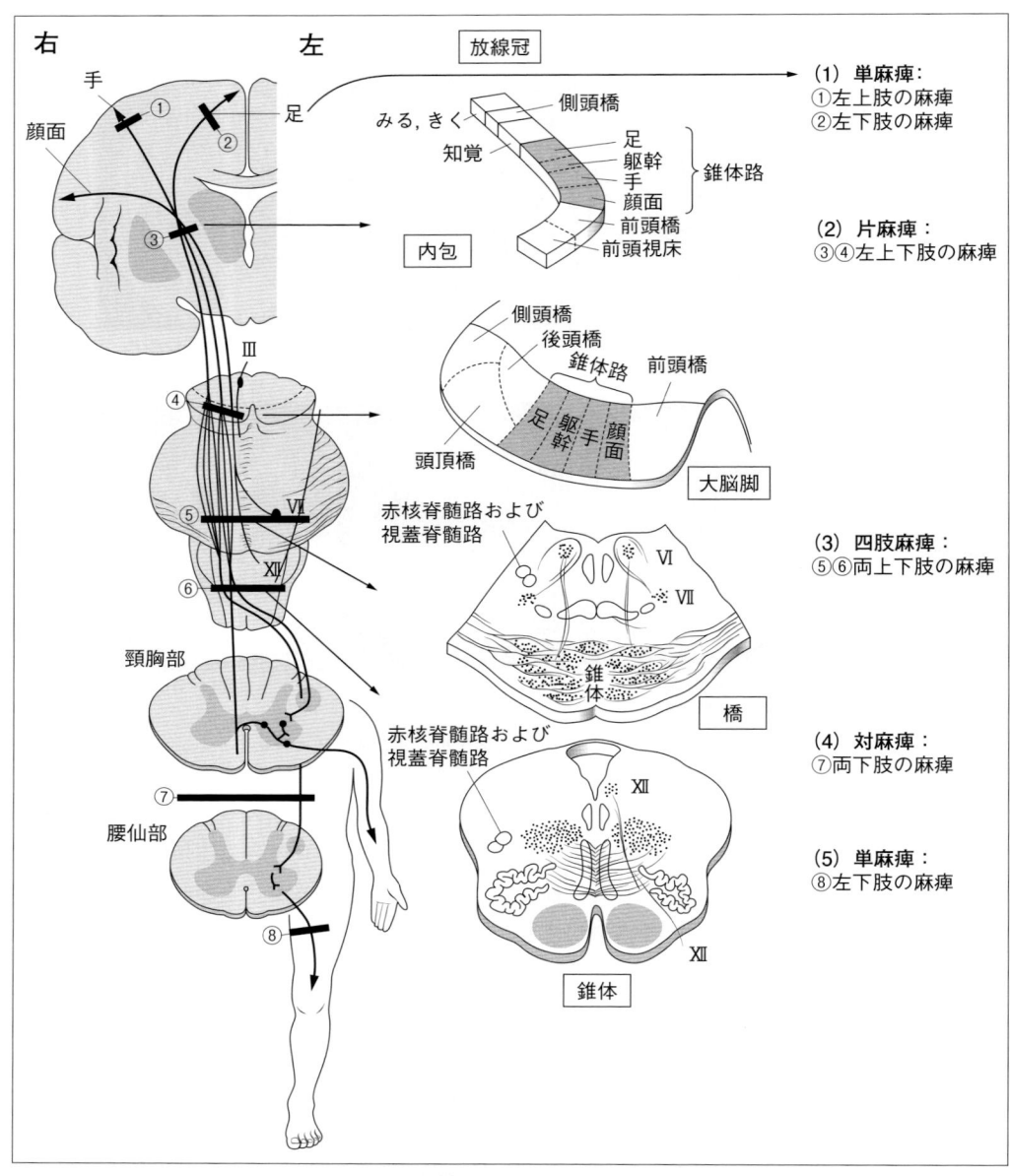

図2 運動路が障害された場合の臨床症状
(花北順哉(訳):神経局在診断 第5版. 文光堂, p63, 2010より一部改変)

中心前回から放線冠の間で,上下肢に広がる出血や梗塞,被殻出血で内側に向かう血腫,視床出血で外側に向かう血腫による内包後脚への損傷(**図2-③**),脳幹出血で中脳大脳脚に及んだ損傷がある場合は反対側の片麻痺を生じる(**図2-④**).

(3) 四肢麻痺「両上下肢の麻痺」

両麻痺とも呼ぶ.両側の大脳半球の出血や梗塞,もしくは延髄の錐体交叉付近の出血や梗塞(**図2-⑥**),頸髄の腫瘍や外傷で生じる.橋上部でも四肢麻痺となるが皮質脊髄路のばらつきがあり,麻痺は比較的軽く,小脳とのやりとりが強いため失調症状が強い場合が多い.脳底動脈血栓症などによ

る橋底部の両側障害（**図2-⑤**）では四肢麻痺，仮性球麻痺，両側顔面神経麻痺，外転神経麻痺が生じ，意思の伝達が不可能となった状態である閉じ込め症候群（locked-in syndrome）となる場合がある．意識障害が改善すれば，動眼神経は正常なので眼球の上下運動と眼瞼挙上でコミュニケーションが可能である．頸髄レベルでの損傷では両上下肢の痙性麻痺となる．

（4）対麻痺「両下肢の麻痺」

脊髄炎，外傷などで生じる．錐体路が交叉した後の部位での障害（**図2-⑦**）によるものであり，錐体外路も近接して走行しているため同側性の痙性麻痺となる．

（5）単麻痺（脊髄損傷による）

脊髄の脊髄前角，前根，末梢神経の障害（**図2-⑧**）でも弛緩性の単麻痺となるが，**図2-①**と**②**の大脳の損傷による単麻痺と比較して筋萎縮を認める．

3 神経系の理解

1．皮質脊髄路（錐体路）

随意運動を司る下行系のほとんどが大脳皮質から始まり，皮質脊髄路である．延髄の錐体で約8割が交叉し，反対側の脊髄の背外側に位置する側索を下行するものを外側皮質脊髄路と呼ぶ．交叉せず脊髄の前索内を下行するものを前皮質脊髄路と呼ぶ．運動野（Area 4）から生じる線維は皮質脊髄路の40％を占めており，残りは他の前頭領域（Area 6, 8）や頭頂葉の知覚運動野（Area 1～3）から由来している．

主要な経路は大脳中心前回→内包後脚→中脳大脳脚→延髄錐体交叉→脊髄側索→脊髄前角細胞→末梢神経→筋である（**図3**）[2]．

2．錐体外路

錐体外路は錐体を通過しない運動に関わるすべての経路が含まれる．錐体路と錐体外路は個別に働いているわけではなく，統合された個々の構成要素であり，錐体外路を介さない随意運動自体が存在しない．

錐体外路は大きく4つの系がある（**図4**）[3]．大脳皮質から脳幹の神経核（網様体，赤核，黒質など）を連絡している大脳・脳幹系，大脳基底核と大脳皮質や脳幹の神経核を連絡している大脳基底核系，小脳と大脳皮質や脳幹の神経核を連絡している小脳系，脳幹の神経核から脊髄の運動性前角細胞へそれぞれ促進性や抑制性に作用している脳幹・脊髄系がある．

大脳・脳幹系は，脳幹・脊髄系に出力し，運動性前角細胞の活動を調整している．大脳基底核系と小脳系は視床を介して大脳皮質と連絡し，大脳皮質の活動を調整している．さらに脳幹・脊髄系に出力し筋緊張の調整や協調運動にも作用している．脳幹・脊髄系の経路には，①中脳の赤核から出ており，屈筋優位の支配をしている赤核脊髄路，②上丘から出ており，頭頸部の運動を調節する視蓋脊髄路，③網様体から出ており，筋緊張や姿勢・歩行などを制御する網様体脊髄路，④前庭神経核から出ており，身体の平衡を調節する前庭脊髄路，⑤延髄オリーブ核から出ており，誤差情報を基に運動を調整するオリーブ脊髄路がある（**図5**）．

脊髄内を走行するこれらの運動路はその走行部位と機能から，大きく背側外側系と腹側内側系の2つのグループに分けられている．背側外側系は外側皮質脊髄路と，脳幹の赤核から下行する赤核脊髄路であり，「反対側の手や指の巧緻動作を制御」している．腹側内側系は網様体脊髄路，前庭脊髄路，視蓋脊髄路であり，主に「体幹や下肢の動き（立位保持や歩行）に関与」している．

3．大脳基底核

大脳基底核には，線条体（尾状核，被殻），淡蒼球内節・外節，黒質網様部・緻密部，視床下核が

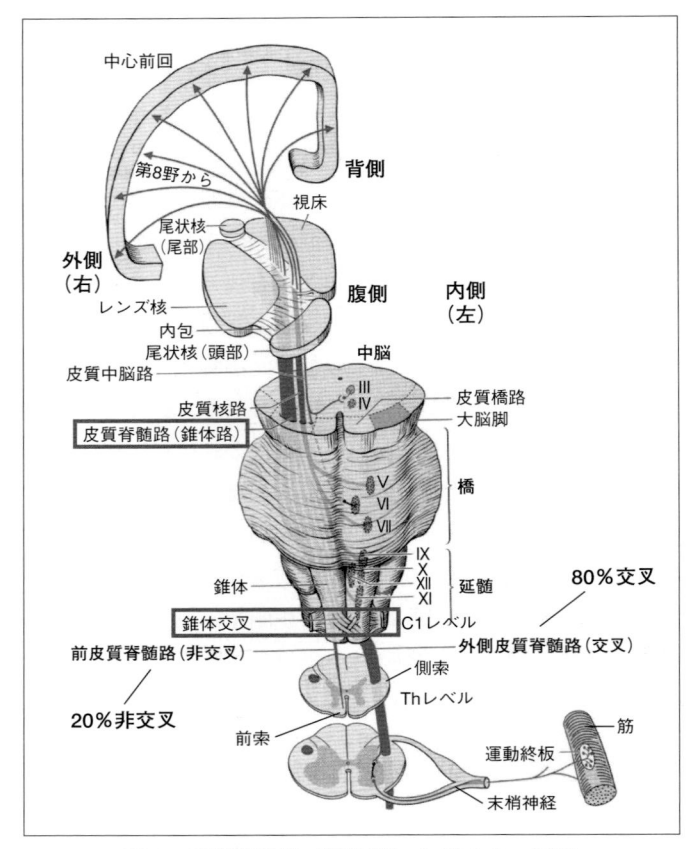

図3 皮質脊髄路（錐体路）（口絵カラー参照）
（花北順哉（訳）：神経局在診断 第5版．文光堂, p59, 2010）

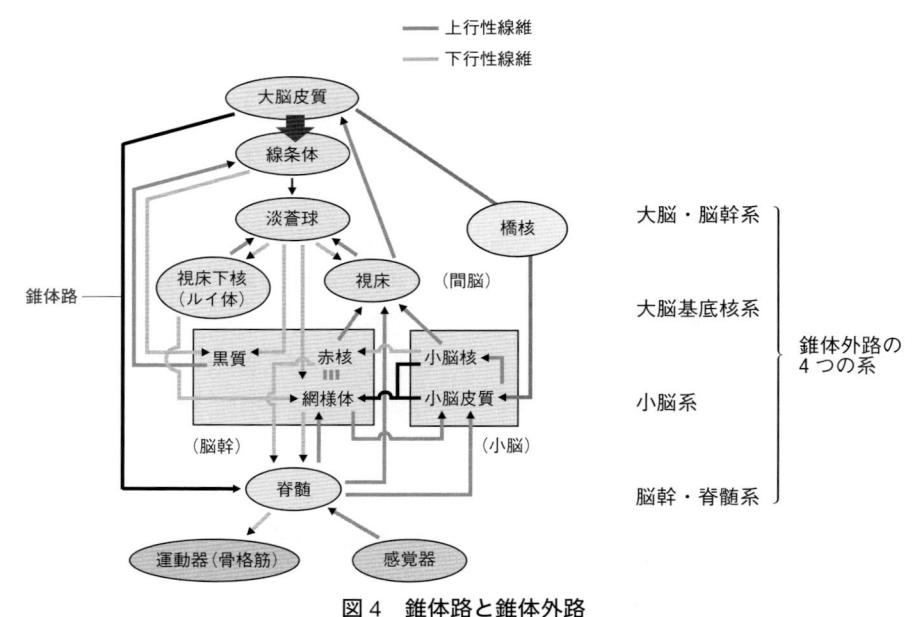

図4 錐体路と錐体外路
（原 一之：脳の地図帳．講談社, p73, 2005より一部改変）

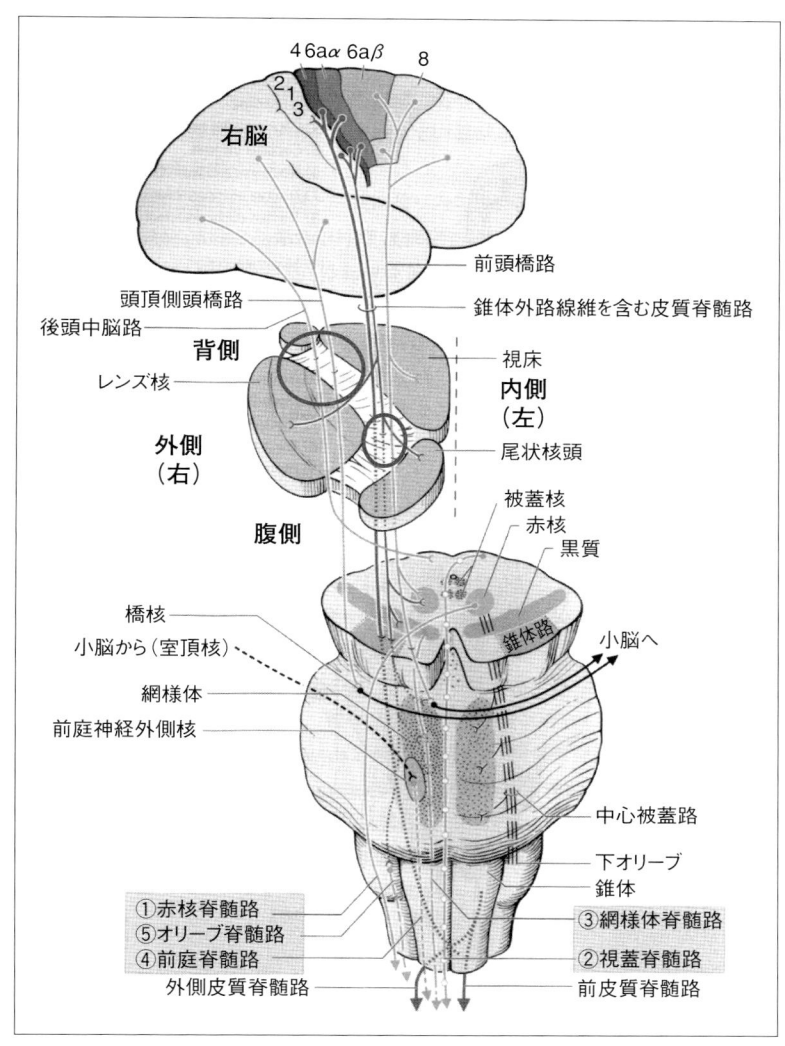

図 5　錐体外路（口絵カラー参照）
（花北順哉（訳）：神経局在診断 第 5 版．文光堂，p60，2010 より一部改変）

ある．線条体は大脳皮質から入力を受け，淡蒼球の内節，黒質網様部に直接出力をする直接路と，淡蒼球外節と視床下核を介して，淡蒼球の内節，黒質網様部に出力する間接路がある．直接路は筋緊張の低下と大脳皮質の活動を高める役割を果たし，間接路は筋緊張の亢進と大脳皮質の活動を低下させる役割を果たしている．さらに大脳基底核は，運動前野，小脳半球，視床と回路を作り，失敗と成功体験を反復して学習していく運動学習にも影響している．線条体はドパミン作動性の入力を受けており，報酬や快楽と密接に関連するため，運動により獲得される報酬を基準として運動調節・制御している．大脳基底核が障害される有名な疾患として，黒質変性症で代表される無動・固縮などが特徴のパーキンソン病などがある．

4．小脳

小脳は機能的に前庭小脳，脊髄小脳，大脳小脳

図6 3つの小脳：前庭小脳，脊髄小脳，大脳小脳（口絵カラー参照）
□前庭小脳 □脊髄小脳 ■大脳小脳
1：小脳扁桃 2：片葉 3：後葉 4：虫部錐 5：中部錐体 6：前葉
(H-J クレッチマン，他（著），久留 裕，他（訳）：画像診断のための脳解剖と機能系．医学書院，pp324-325，1995)

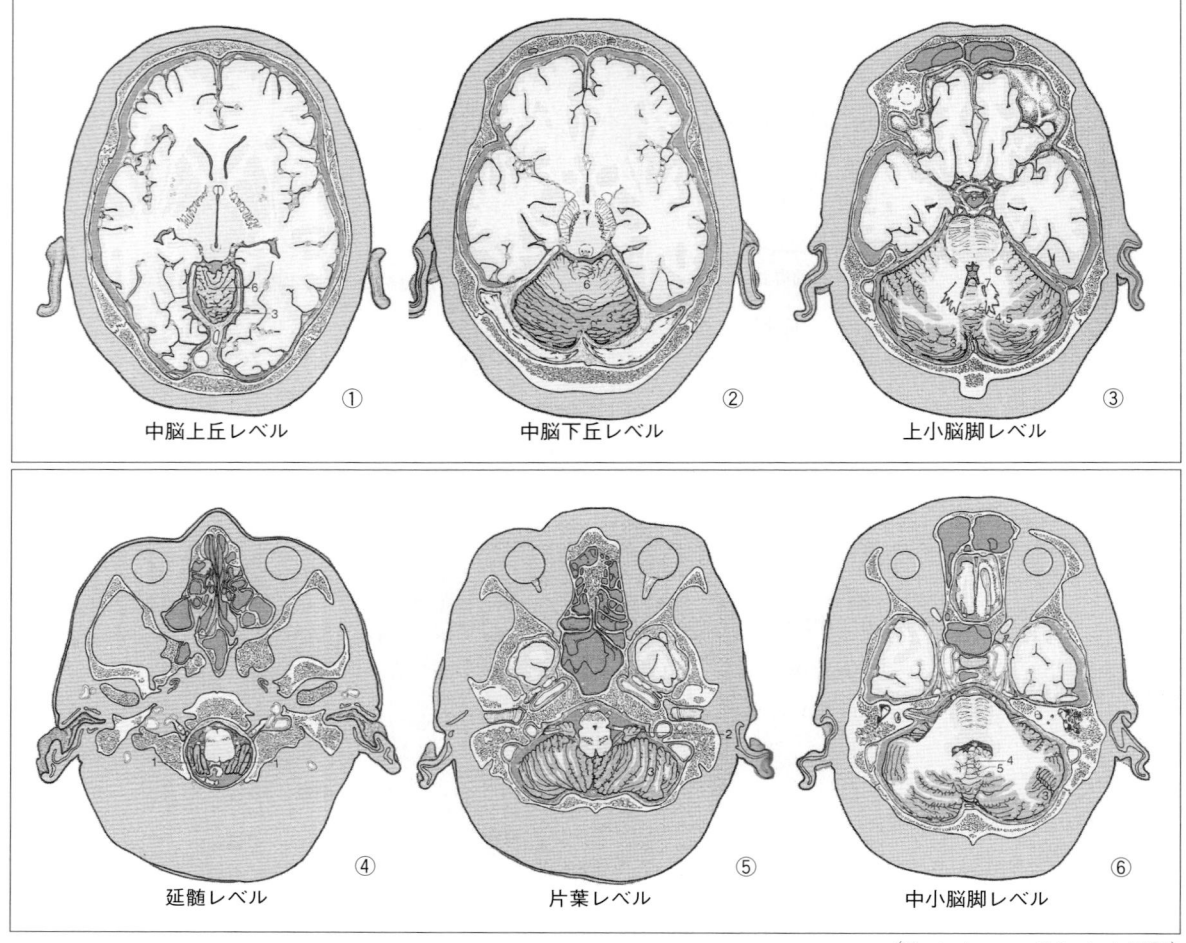

①中脳上丘レベル ②中脳下丘レベル ③上小脳脚レベル
④延髄レベル ⑤片葉レベル ⑥中小脳脚レベル

(Kretschmann H-J, et al, 1991)

の3つの部分にわけられる（**図6**）[4]．小脳は経路を確認することで機能がわかりやすいため，一度しっかりと確認しておくことをお勧めする（**図7**）．

前庭小脳は発生学的に最も古く古小脳とも呼ばれ，前庭器官と網様体と内側縦束を結んでいる（前庭脊髄路，網様体脊髄路）ことから，頭部に対しての身体の平衡と眼球運動を司っている．障害されることで，まっすぐ立っていることができず，ワイドベースとなり不安定な歩行となる．また物体を注視することができなくなる．

脊髄小脳は古小脳の次に古く旧小脳と呼ばれ，同側の脊髄と脊髄を結んでいる（前・後脊髄小脳路，赤核脊髄路，網様体脊髄路）ことから，同側の立位や歩行を制御している．障害されることで，ロンベルグテスト陽性（両足の内側をつけての立位保持が困難）となり，バタバタ歩くが足を見ながら歩くとスムーズになる（感覚テスト，四肢の失調は問題なし）．

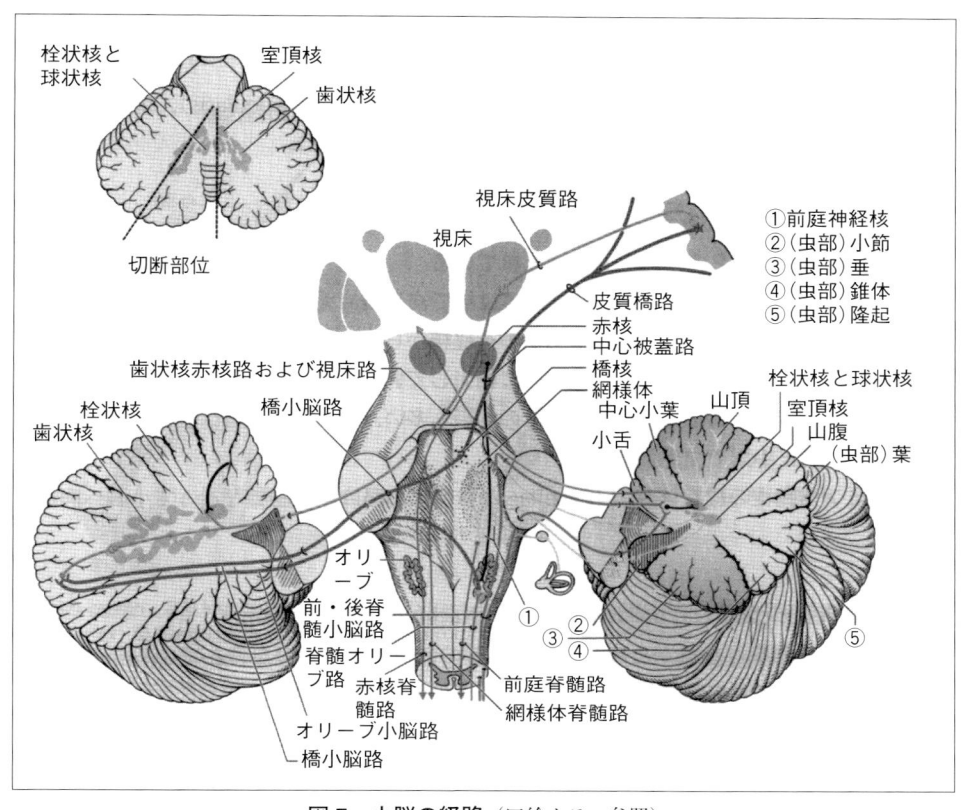

図7 小脳の経路 (口絵カラー参照)
(花北順哉（訳）：神経局在診断 第5版. 文光堂, p233, 2010)

大脳小脳は発生学的には最も若い部分であり新小脳とも呼ばれ，大脳と密接なかかわり（皮質橋路，橋小脳路，歯状核赤核路および視床路，視床皮質路，脊髄オリーブ路，オリーブ小脳路）があることから，情動，思考，注意など前頭葉機能や運動学習（随意運動の修正）を司っている．この部位が障害されることで，手足の動きが失調性（いわゆる小脳性の失調）となることや，失調性構音障害（発声がゆっくりでよどみ，個々の音節もまちまちの強さで発声）に加え，前頭葉症状を生じる場合もある．

大脳基底核が受ける感覚情報は大脳皮質で一度処理された情報であるのに対して，小脳はリアルタイムの感覚性フィードバックを用いて正確な運動の制御を可能にしている．

4 起こり得る運動障害の種類とその評価

1. 運動麻痺

運動麻痺とは「大脳皮質運動野から筋線維までの神経路遮断で生じる随意運動の消失」である．日本理学療法士協会[5]による診療ガイドライン0版，および教育ガイドライン1版（http://www.japanpt.or.jp/gl/index.html）によると，麻痺の評価はさまざまな手法があるが，汎用され，信頼性・妥当性が検証されている評価尺度を用いることをグレードB（行うよう勧められる）として勧めている．麻痺の重症度のイメージが他スタッフとも臨床的に共有しやすいのはブルンストロームステージ（Brunnstrom Stage）[6]である（表1）．脳血

表1 Brunnstrom Stage

- Ⅰ：**随意運動なし**（弛緩）
- Ⅱ：**共同運動またはその要素（連合反応）の最初の出現期**（痙縮発現）
- Ⅲ：共同運動またはその要素を随意的に起こしうる（痙縮著明）
- Ⅳ：基本的共同運動から逸脱した運動（痙縮やや弱まる）
- Ⅴ：基本的共同運動から独立した運動（痙縮減少）
- Ⅵ：**協調運動**ほとんど正常（痙縮最小期）

管障害による運動麻痺を弛緩状態から協調運動が可能なまでの改善を6段階に分けて評価する．以下，簡単に説明する．

随意運動とは本人が動かそうとして起こる運動であり，自分で動かせなければStage ⅠかⅡである．

連合反応とは，非麻痺側の運動で麻痺側の運動が起こることや，麻痺側の下肢の運動で上肢の運動が起こる（他の部位が動いてしまう）反応である．この反応があればStage Ⅱである（**図8**)[7]．

共同運動とは，いくつかの筋が一緒に働くことにより生じる運動であり，脳損傷では定型的な屈筋・伸筋共同運動が起こる（全体で動いてしまう）ことが多い．自分で動かせればStage Ⅲ以上である（**図9**)[8]．

上肢のⅣとⅤのStage比較を簡単に示すと，「前へならえ」ができればStage Ⅳであり，「バンザイ」ができればStage Ⅴである（**図10**)[7]．

手指のStage Ⅳ，Ⅴ，Ⅵの比較を簡単に示すと，

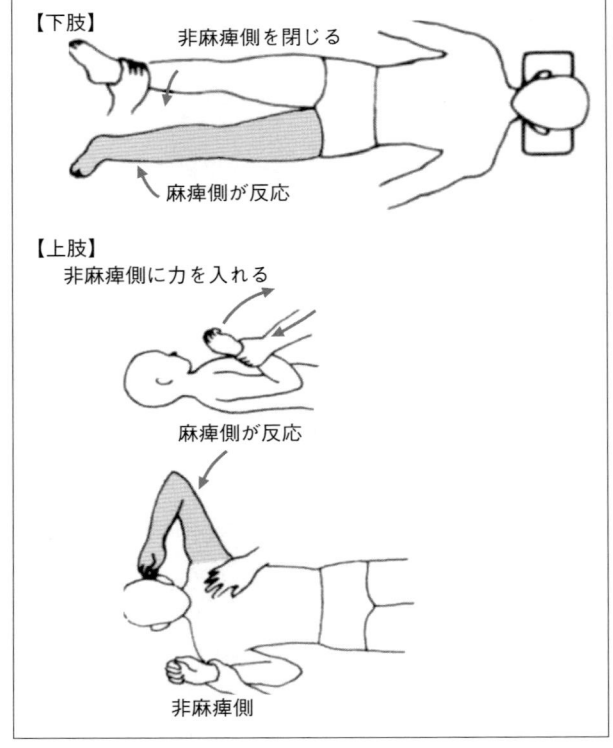

図8　上肢・下肢 Stage Ⅱテスト（連合反応）
（松澤　正：理学療法評価学　第2版．金原出版，p193，p195，2004より一部改変）

指が伸ばせればStage Ⅳ，指でつまめればStage Ⅴ，指が開ければStage Ⅵである（**図11**)[7]．

上肢のStageと実用性の関連をおおまかに示す．このとおりでない場合もあることを前提として，目安として参考にしてほしい（**表2**)．

下肢のⅣとⅤの比較を簡単に示すと，つま先が

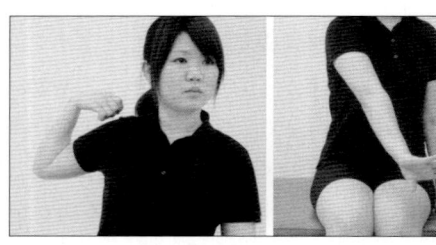

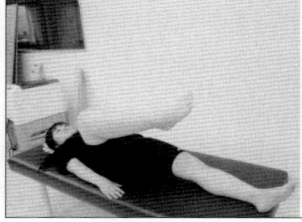

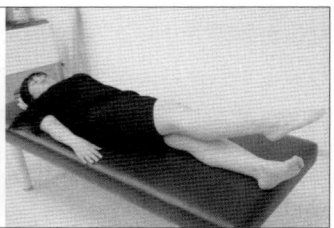

屈筋共同運動　　伸筋共同運動　　屈筋共同運動　　伸筋共同運動

上肢Stage Ⅲ　　　　　　　　下肢Stage Ⅲ

図9　上肢・下肢 Stage Ⅲテスト
（松澤　正：理学療法評価学　第3版．金原出版，p174，p176，2011より一部改変）

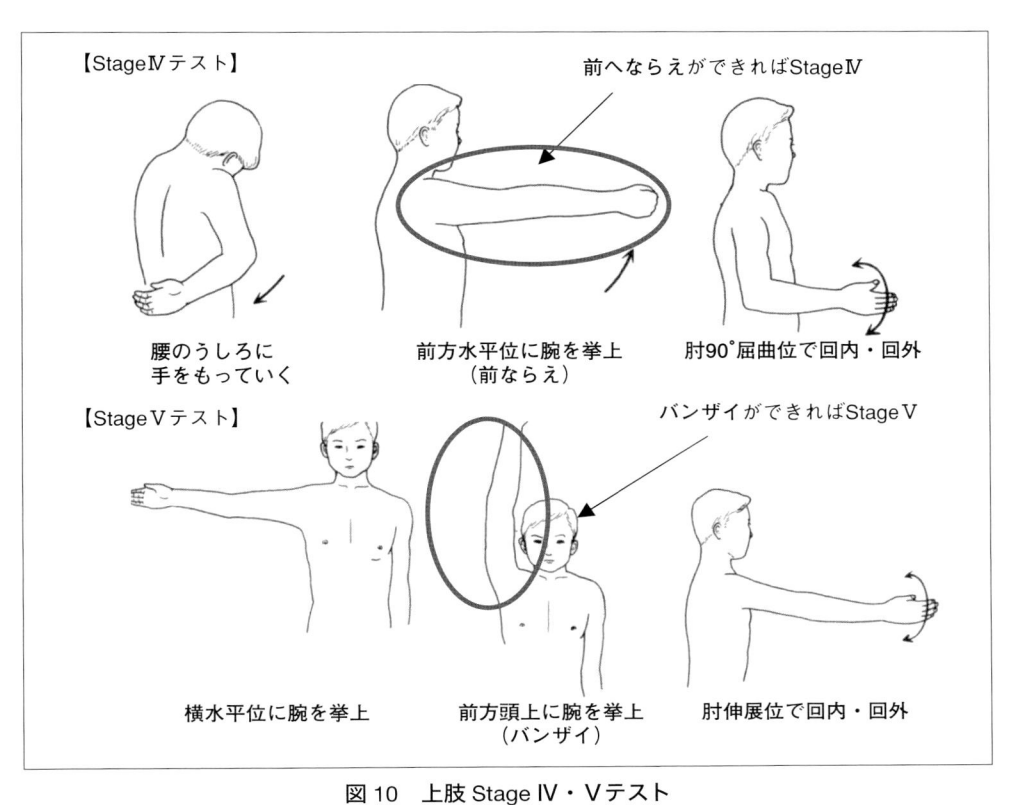

図10 上肢 Stage Ⅳ・Ⅴテスト
（松澤　正：理学療法評価学　第2版．金原出版，p189，2004 より一部改変）

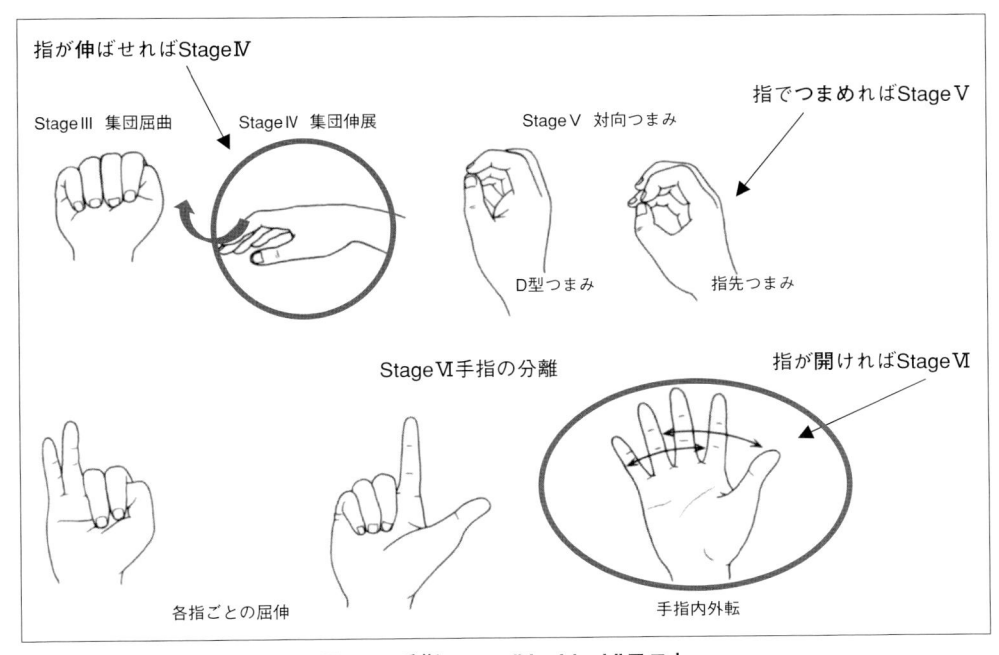

図11 手指 Stage Ⅳ・Ⅴ・Ⅵテスト
（松澤　正：理学療法評価学　第2版．金原出版，p190，2004 より一部改変）

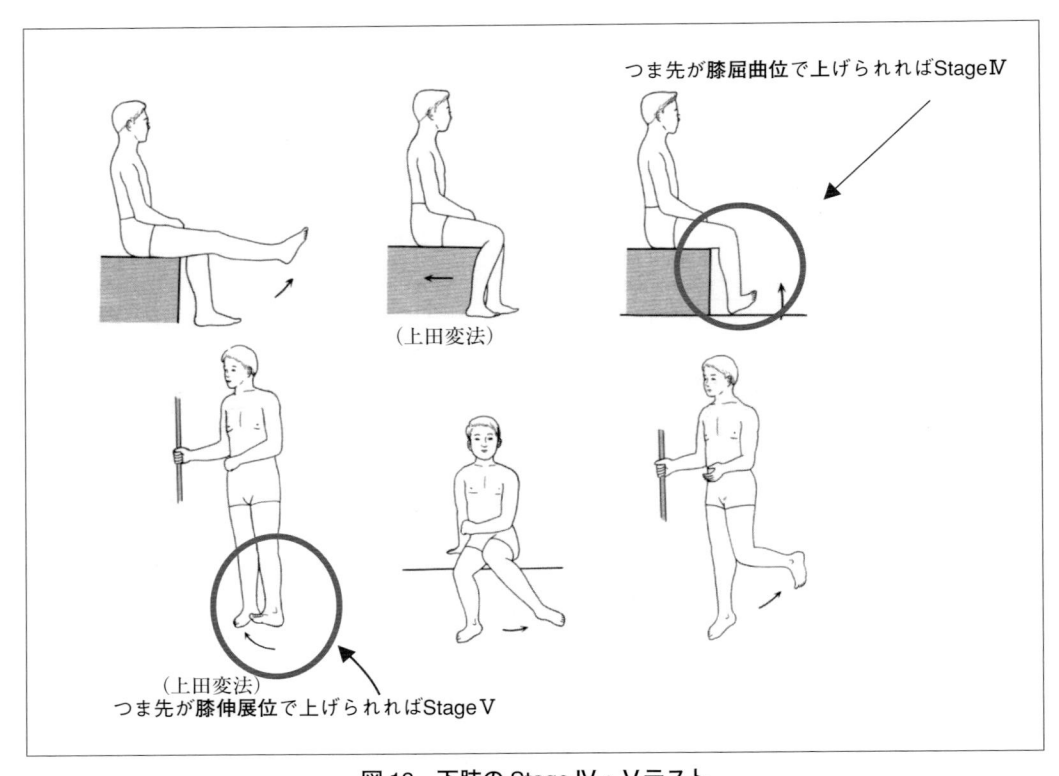

図12 下肢の Stage Ⅳ・Ⅴ テスト
（松澤 正：理学療法評価学 第2版．金原出版，p192, 2004 より一部改変）

膝屈曲位で上げられれば Stage Ⅳ，つま先が膝伸展位で上げられれば Stage Ⅴ である（**図12**）[7]．

下肢の Stage と歩行レベル関連をおおまかに示す（**表3**）．こちらも異なる結果を示す患者もいることを前提として，目安として参考にしてほしい．

Stage Ⅵ の協調運動とは，多くの筋の調和により，目的とする運動を円滑にかつ効率よく遂行する機能であり，いわゆるスムーズさである．

2．痙縮

骨格筋は通常，運動やそのフィードバックのために適度な緊張を保っている．関節可動域の中で動きにくい範囲のことを拘縮といい，痙縮とは，筋の被伸張速度（筋を引き伸ばす速度）に対する抵抗感であり，いわゆる伸ばした時の固さである．

表2　上肢 Stage の実用手・補助手レベルのイメージ

上肢Ⅱ・手指Ⅱ	**非実用手**の可能性が高い
上肢Ⅲ・手指Ⅲ	**ごく一部の補助手**の可能性あり
上肢Ⅳ・手指Ⅳ	**補助手**の可能性あり
上肢Ⅴ・手指Ⅴ	**部分的な実用手**の可能性あり
上肢Ⅵ・手指Ⅵ	**実用手**の可能性あり

※上肢・手指ともに同じレベルであることは稀ではある
※感覚のレベルや手に対しての注意によっても異なる

表3　下肢 Stage の歩行レベルのイメージ

Ⅱ：	随意的な運動はなくとも，体重支持が可能であれば，屋内の一部は**介助歩行**の可能性が高い 体重支持が難しければ**車いす**
Ⅲ：	屋外の一部，**屋内は実用的**な歩行の可能性が高い
Ⅳ～：	**屋外・屋内ともに実用的**な歩行獲得の可能性が高い

※すべての stage において，年齢，非麻痺側機能，高次脳機能などの影響は多大であるため，マイナス面とプラス面のバランスで予後を予測していく

片麻痺患者では，上肢は大胸筋（肩関節内転・内旋），上腕二頭筋（肘屈曲），手指屈筋群，下肢では内転筋（股関節内転），内側ハムストリングス（股関節内転，膝関節屈曲），下腿三頭筋（足関節底屈），後脛骨筋（足関節内反）に痙縮がみられやすい．

痙縮と固縮は筋緊張の亢進の一種であり，違いは速度依存性である．「筋緊張が高い」の中に痙縮や固縮がある．痙縮は早く動かすと抵抗が強く，ゆっくり動かせば抵抗は弱くなる．固縮は速度によって抵抗は変わらない．初めから終わりまで同じような抵抗がある．痙性は臨床用語である．よく聞く痙性麻痺とは「痙縮を伴う運動麻痺」のことである．

痙縮の評価には，検者間の完全一致は難しいとする報告もあるが，臨床では Ashworth Scale およびその修正版である MAS（Modified Ashworth Scale）[9]（**表4**）がよく用いられる．痙縮の程度は安静時と動作時で差があるため，動作中も評価する必要がある．

徒手では対応しきれない痙縮に対しては，フェノールによる神経の軸索蛋白の変性の利用やボツリヌス毒素を用いた神経接合部におけるアセチルコリンの放出抑制（平成22年から上下肢の痙縮に対して診療報酬が承認された）も併用し，実施前後での痙縮と関節可動域評価を実施する．

3．関節可動域制限

拘縮は関節を他動的に動かそうとしても動きにくい範囲があることで，関節周囲の軟部組織のコラーゲン線維が架橋結合してしまうことにより生じる．関節拘縮は関節可動域測定で評価する．日本整形外科学会と日本リハビリテーション医学会により，1974年に制定され，1995年に改訂されたものが現在の関節可動域測定の標準的方法である．詳細は成書を参考されたいが，基本肢位での他動運動の最大可動域を5°刻みで記録する．関節痛がある時はP（pain），筋に痙縮がある時はS

表4　痙縮の評価：MAS（Modified Ashworth Scale）

0：筋緊張は亢進していない
1：軽度の筋緊張の亢進．関節を他動的に屈曲・伸展した時，可動域のおわりに引っかかり，またはわずかな抵抗を感じる
1＋：軽度の筋緊張増加．可動域の1/2以下の範囲で引っかかりと，引き続くわずかな抵抗を感じる
2：可動範囲のほとんどでよりはっきりとした筋緊張の亢進を認めるが，関節を容易に動かすことは可能
3：かなりの筋緊張が亢進していて，他動運動は困難
4：筋緊張の亢進により，屈曲・伸展ができない

※5段階で筋緊張の強さをあらわす．0は亢進なし，4は他動では動かない状態

（spastic）と記入する．参考可動域はあるが，その方の生活の動作パターンに応じて制限がある場合を治療対象とし，その制限因子を特定するために評価を実施する．

片麻痺患者では背臥位，側臥位，車いす座位などの姿勢時間が長く，股関節，膝関節は屈曲，足関節は底屈していることが多いため，二関節筋（二つの関節をまたいで走行している筋）の短縮には特に注意する．痙縮がみられやすい筋が関与する関節可動域の経過を追えるよう，できるかぎり客観的に計測しておく．

拘縮と強直は関節可動域制限の種類であり，拘縮は関節包の外の組織が原因で起こる関節可動域制限のことで，強直は関節包内の関節部の骨および軟骨の変形や癒着が原因で起こる関節可動域制限のことである．

4．不随意運動

不随意運動は，意思とは無関係に生じる不合理な動作・運動のことである．振戦（ふるえ），ジストニア（筋緊張異常による異常姿勢），バリスムス（上下肢全体の振回し運動），アテトーシス（手足，頭などの緩慢な旋回運動），ミオクローヌス（痙攣的運動），口ジスキネジー（口周辺部や舌の異常運動）などがあり，発症部位や運動の規則性・強さ・睡眠時の運動の有無などによって分類される．身体バランスの調整・運動の円滑化に重要な機能を

持つ大脳基底核を中心とした錐体外路が阻害された場合，異常な筋収縮が発生し不随意運動が引き起こされる．不随意運動の評価は，動作中にどのような種類が出現し，どのタイミングで増減しているのかを見極める．

5．運動失調

運動失調とは，一般に，四肢，体幹の随意運動を調節する機能が障害された状態をさす．神経学では協調運動障害といい，原則として筋力低下や運動麻痺は伴わない．協調運動に最も関与しているのは小脳と考えられているが，小脳脚で連絡している橋の損傷でも小脳と同じような症状が起こる．10 cc 未満の視床出血や片側の視床梗塞で，外側核群を主に障害されると，小脳性，感覚性の運動失調が起こることを，臨床で多く経験する．

運動が円滑に行われるためには多くの筋の協働，協調が必要だが，その協調を欠いた状態が失調と呼ばれる．個々の筋の力は正常であるが運動は拙劣にしか行えなくなる．失調の評価は，検者の指と本人の鼻を交互に触ってもらう鼻指鼻試験や，踵で反対側のすねをこする踵脛試験などの方法を用いている．同様のテストを閉眼で実施することで感覚性の運動失調との鑑別ができる（開眼し視覚フィードバックを利用して運動が正確に可能であれば感覚性の運動失調）．

6．筋力低下

脳損傷に起因する障害のみならず，安静または低活動状態が引き起こす廃用症候群としての二次的な筋力低下も問題である．活動性により変化する身体要素には，筋力（筋断面積），関節可動域（筋伸張性），骨密度，心肺機能（運動耐用能，循環血液量），腸管機能，認知能力などがあり，低活動状態になると筋力低下（筋萎縮），骨萎縮，関節拘縮，起立性低血圧，褥瘡などが起こる．

安静の程度によるが，早期に歩行が自立しない

表5 徒手筋力検査：MMT（Manual Muscle Testing）

5：	関節の運動範囲を完全に動かすことが可能で，最大の抵抗を加えてもそれに抗して最終運動域を保持することができる
4：	重力に抗して関節の運動範囲を完全に動かすことが可能で，強力な抵抗を加えてもそれに抗して最終運動域を保持することができる 最大抵抗に関しては若干抗しきれない
3：	重力の抵抗だけに抗して運動可能範囲を完全に最後まで動かすことができるが，どんなに弱い抵抗であってもそれが加えられると運動が妨げられる
2：	重力の影響を最少にした肢位ならば運動範囲全体にわたり完全に動かすことができる
1：	対象とする筋あるいは筋群にある程度筋収縮活動が目に見えるか，手で触知できる
0：	触知によっても視察によってもまったく筋収縮を発見できない

※6段階で筋力の強さをあらわす．0は筋収縮なし，3は抵抗がなければ全可動域運動可能，5は最大徒手抵抗に抗する

患者では2週間の安静で20%程度の筋断面積の減少が認められ，8週後には入院時の60〜70%程度まで萎縮する[10]．歩行が難しい脳損傷患者にとって，廃用症候群の中でも筋萎縮は運動機能に明らかに影響する．高度の筋萎縮では，抗重力活動で患者は自分の体重を支持できなくなる．麻痺側の分まで支持性が必要な非麻痺側の筋力低下は片麻痺患者にとってきわめて不利益な経過である．

筋力の評価には定量的評価と相対的評価とがあり，定量的には機器を用いた筋トルク（関節モーメント）を測定する．臨床的にはハンドヘルドダイナモメーターをベルトで固定する方法が広く用いられている．相対的には特別な器具を使用しない徒手筋力検査法（MMT：Manual Muscle Testing）が最も使われている（**表5**）．片麻痺患者において，非麻痺側や麻痺側の下肢筋力が歩行能力と関連することが，多くの研究で明らかとなっている．非麻痺側のみならず麻痺側の筋力も客観的評価を行い，目標値とすることが望ましい．

7．感覚障害

感覚障害は表在感覚（温・痛・触圧覚）と深部

感覚（位置・運動覚）に分けられ，おおまかには脱失，重度鈍麻，中等度鈍麻，軽度鈍麻，正常に分類している．表在感覚のスクリーニングとしては，毛筆などで手指，足趾の先端の皮膚表面に軽く触れ，非麻痺側を10として麻痺側はどれくらい感じるかを返答させる方法などを用いる．深部感覚のスクリーニングとしては，麻痺側上下肢を検者が他動的に動かし，非麻痺側で同じ角度になるように動かしてもらう方法などを用いる．それぞれ問題があれば詳細に評価していく．

8．姿勢制御障害

いわゆるバランス障害である．狭義の平衡機能障害には，内耳を含めた前庭系の障害である末梢神経性と，小脳や橋など平衡に関する脳の障害である中枢神経性とがある．脳損傷患者のほとんどが，重力と戦っているといっても過言ではなく，平衡機能を基盤として，視覚情報，意識，注意，空間認識，身体認識，体性感覚などの情報を利用して，どれくらい戻すのかという出力としての筋力や筋持久力，瞬発性，方向性などの調節が必要である．したがって，姿勢制御には入力器官としての感覚系とそれを統合する脳全般，出力器官としての筋骨格系という全身的な機能が必要なのである．

バランスのスクリーニングとしては，Functional Balance Scale が臨床的には利用されている．Bergら[11]によって報告された14項目から成る総合的なバランス能力評価バッテリーであり，その内容には立ち上がり・座り，座位保持，移乗，立位保持，前方へのリーチ，床から物を拾う，360度方向転換，片脚立位など日常生活で必要な動作が含まれる．評価は各項目ともに0～4点の5段階であり，満点は56点となり，45点以上であればおそらく転倒の危険性はないが，36点以下であればかなりの確率で転倒の危険性がある．

5 麻痺の回復とStage別の治療のヒント

脳の可塑性という概念は，ノルウェーの神経解剖学者 Alf Broda によって1973年に唱えられたのがはじまりである．最近の研究により成人の脳でも可塑性を有することが明らかにされている．可塑性には，シナプス伝達効率の変化（長期抑圧，長期増強），発芽，脈管形成などが関与しており，脳損傷後の3，4週間後に生じる遅延した回復に関係しているとされる．すなわち回復期の機能回復には脳の可塑性が関与していると考えられる．

歴史的な文献ではあるが，二木ら[12]は発症時の上下肢StageはⅠ・Ⅱ，Ⅲ，Ⅳ～Ⅵの3段階に区分でき，発症時のStageは発症6カ月後Stageと相関（r＝約0.7）があると述べており（**図13**），また，発症から3～4カ月までは年齢に関係なく急激に改善する可能性があると述べている（**図14**）．

麻痺の回復で最も大切なことは，上下肢ともに学習された不使用（使わないことを学習してしまう状態）にならない配慮である．「ADLの向上による寝たきり防止と家庭復帰の推進」が回復期リハビリテーション病棟の設置目的ではあるが，ADL向上だけのために非麻痺側のみでの動作反復のみを行っていては，麻痺側上下肢の不使用を学習してしまう．動作に参加させるための「準備」を行うのがセラピストの役割であり，できない動作を反復するだけでは不十分，不適切であり，麻痺の回復への阻害となるばかりか，使いやすい部分の過負荷による疼痛が生じ，結果として運動持続時間の低下を引き起こす．

1．StageⅠ・Ⅱ
（1）上肢帯のポイント

上肢帯に関しては，大胸筋や上腕二頭筋など部分的には高緊張を認める場合もあるが，基本的に

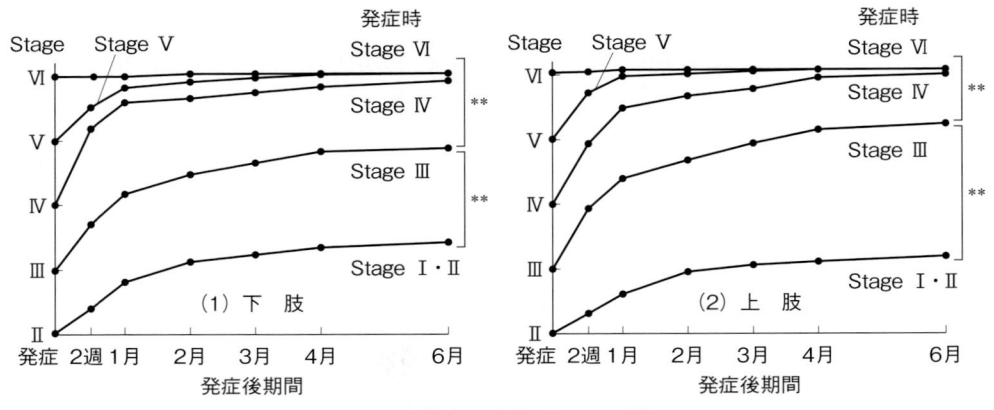

図13 麻痺の回復（Stage別）

**$p<0.01$（分散分析．Scheffé 法による多重比較）
発症時は上下肢とも Stage Ⅰ&Ⅱ，Stage Ⅲ，Stage Ⅳ～Ⅵの3段階に区分でき，発症時の Stage は発症6カ月後 Stage と相関あり（$r=$約0.7）
（二木　立：脳卒中患者の障害の構造の研究（第1報）—片麻痺と起居移動動作能力の回復過程の研究．総合リハ　11：465-476，図3，1983）

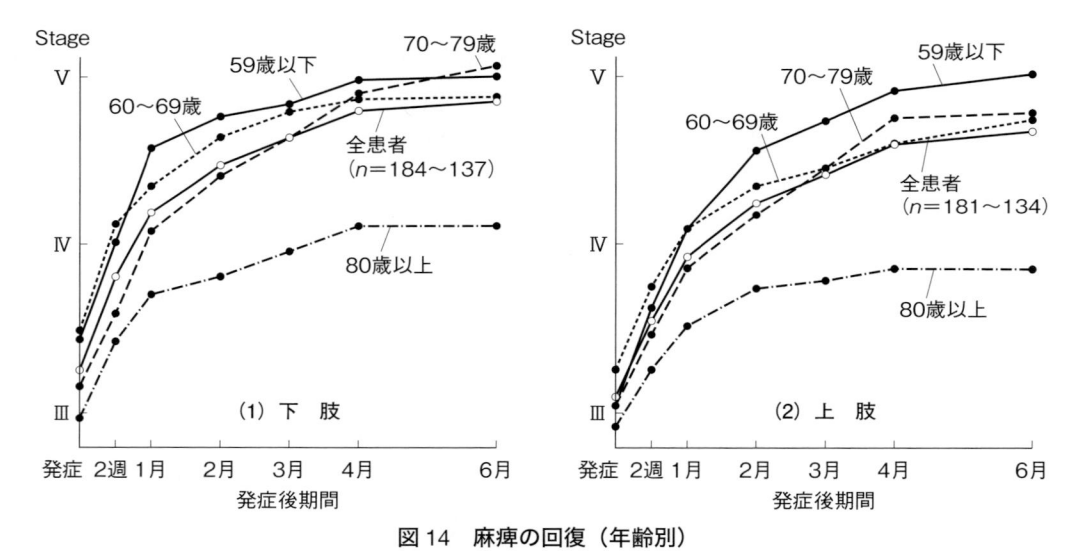

図14 麻痺の回復（年齢別）
上下肢とも分散分析で，年齢階層間の有意差なし
（二木　立：脳卒中患者の障害の構造の研究（第1報）—片麻痺と起居移動動作能力の回復過程の研究．総合リハ　11：465-476，図4，1983）

は低緊張であり，関節包の損傷の可能性がきわめて高いため，肩関節周囲の操作は慎重に行う．三角巾や肩甲上腕関節内旋位でのスリング使用による安静固定は，亜脱臼の予防としての効果は明らかでなく，学習された不使用を助長する可能性がある．しかし，病棟での起居動作時などで，乱暴な上肢の操作（うっかり上肢帯の反復動作）を行うと，関節包の微細な反復損傷につながるため，スリングでの安静固定を含めてケアスタッフとの連携に注意する．

体幹が低緊張な場合は，座位・立位では胸腰椎が屈曲・側屈し，骨盤は後傾（座位では股関節伸展，立位では股関節屈曲）していることが多い．それに伴い肩甲骨が下方回旋・外転し，肩甲上腕

関節での亜脱臼を助長してしまう．このような姿勢を長時間続けているとリハの時間に突然，肩周辺の筋緊張を求めても，患者にとっては困難な課題となる．

車いすは歩行できない患者にとって，ベッドから離れて長時間を過ごすための場所であり，そこから受ける感覚入力や姿勢緊張の影響は大切な要素であるため，シーティングにも注意したい．少なくともセラピストは①背もたれの張り調整による胸腰椎部の支持，骨盤の傾斜調整，②座面のたわみに対してのクッションの工夫による左右の坐骨均等支持，③フットレストの長さ調整による大腿後面での支持，④アームレストの高さ調整による上肢の支持，⑤座面・背もたれの傾斜角度調整による体幹・頸部の立ち直り能力への対応などは，調整できる能力を持っていなければならない．

病棟生活では，背臥位からの非麻痺側方向への寝返り・起き上がりを行う場面が多いが，この時に頭頸部-胸郭-麻痺側肩甲骨-上腕がそれぞれ追従してくることができるかどうかが最初のポイントである．背臥位から上肢帯を空間保持する能力も，その後の手指機能を利用する場面で必要となるが，座位から背臥位へ寝ていく動作で急激に倒れこまないように体幹・上肢帯の従重力での筋活動を維持しながら，座位での機能的な体幹・上肢帯の姿勢緊張の基盤を作る．

座位では体幹・股関節筋の抗重力伸展活動を維持し，肩甲骨の位置修正（胸郭に沿っての上方回旋）をしながら左右方向への立ち直りと，下肢への荷重と反力を促していく．立ち上がりでは，非麻痺側へ重心が偏りがちであるが，できるかぎり正中での骨盤前傾を伴う体幹伸展から股関節屈曲し，両下肢への荷重を促す．

(2) 下肢帯のポイント

下肢帯に関しては，臥位・座位・立位でも常に歩行を考慮した筋活動を促したい．臥位でのプログラムの次に座位でのプログラムと，姿勢間での筋活動が断片的になるのではなく，臥位から起き上がり，座位となり，そこから立ち上がり，立位となる．そこから歩行が開始できる流れを常に考慮し，筋や姿勢緊張の準備状態を保ちながら実施することが大切である．麻痺の改善を狙った動作誘導の基本は，できない時は一緒に動く，重心の位置や筋緊張をセラピストが感じとることで，患者にも伝えていくことである．

背臥位では股関節外旋位となりやすく，抗重力に持ち上げることは難しいため，まずは膝立て位からのブリッジングでの左右同時活動から骨盤周囲の緊張を整え，下肢の荷重に対応できる支持性を促す．この時，脊柱の全体的な粗大伸展ではなく，股関節伸展（仙骨離床）から徐々に腰椎の伸展（腹筋の収縮保持）など選択的な誘導と，常に麻痺側の足底への荷重情報を入力し，立位・歩行へつなげていくことを念頭におく．

寝返りから起き上がり時も，非麻痺側下肢を下に入れて動かす代償の学習だけではなく，できるかぎり現在の回復段階に合わせて麻痺側の下肢の運動を引き出す．感覚障害が重度であるが，視覚的に見れば運動が起こせる場合は，長座位経由（肘支持でも可）で起き上がり，下肢が見える状態になってからベッド端に下肢を移動する誘導も有効である．

座位から立ち上がりでは，両側の坐骨の認識が重要である．坐骨がわかることで股関節のコントロールから骨盤前傾・腰椎伸展を促し，下肢荷重へとつなげていくことができる．また座位での活動中の下肢の位置関係は，股・膝・足関節ができるかぎり前から見て一直線に並ぶようにし，立位での体重支持のためであることを念頭において誘導する．

2. Stage Ⅲ

発症時重度麻痺を呈した場合，上下肢ともにこのレベルにとどまる患者が多い．それぞれの関節

を個別に動かすことができず，固定した運動パターンで全体的に動いてしまう．近位部と末梢部で分離運動に差があることも多く経験する．中間関節である肘関節，膝関節が姿勢アライメントの変更ごとに，運動をどう調節しているかがポイントである．痙縮が強い場合は随意的な運動の強要ではなく，上肢では視覚と手掌の関係，下肢では足底による情報探索を意識することも必要である．このレベルの患者に対しては，背臥位での準備よりも，より機能的な座位や立位でのアプローチが重要である．

　上肢帯に関しては，大胸筋，上腕二頭筋，手指屈筋群の高緊張と部分的な短縮が最も多く，できるかぎり，肩甲骨の内転，肩関節外転・伸展，手掌での体重支持からワイピングなど動きの中で肘伸展位から開始し，徐々に肘屈曲位での動きの中での体重支持を促す．手指の屈曲緊張が高い場合は，手掌からの入力で，認識課題（物品の重さ，形状，素材など）を答えさせることで，過剰な緊張での固定が起こりにくいように注意する．低緊張の場合はパピーポジション（腹臥位で肘支持）での胸郭と肩甲骨のコントロールから開始し，視覚的に目の前に集中しやすい状況下も利用して荷重感覚の経験を促す．

　下肢帯に関しては，Stage Ⅲのレベルであれば立位でのアプローチの可能性は高まるが，非麻痺側の過活動による股関節外転や非麻痺側上肢でのつっぱり動作（プッシャー現象）が本来の麻痺側の機能を隠している可能性がある．反対に麻痺側への荷重を怖がって，非麻痺側の股関節内転や非麻痺側上肢でのひっぱり動作を認める場合もある．平行棒内のみで立位を取っていたなら，セラピストが後方から接触し，非麻痺側上肢でつかんでいる平行棒を離すことから評価する．そこで本当の麻痺側の下肢の支持性を評価する．いわゆるプッシャー現象のほとんどが股関節の内外転コントロールがポイントであるため，麻痺側下肢の隠れた支持性を見つけるためには非麻痺側の股関節内転を誘導する．麻痺側の膝折れがなければ，歩行にチャレンジするが，振り出した後に立脚初期に踵接地が確保できているかが最初のポイントである．これが確保されていなければ，荷重時に膝・股関節への重心線がずれてしまい，その後の抗重力伸展活動の方向がずれてしまうため，装具も検討する．

3．Stage Ⅳ・Ⅴ

　上肢帯に関しては，徐々に実用的な課題に取り組めるレベルであるため，病棟ケアスタッフ（看護師，介護士）とも連携をとり，生活動作での具体的な課題設定を行う．下肢は基本的に体重支持が機能的に求められるが，上肢はリーチ，把持，つまみ，物品操作など複雑で緻密な機能が求められるため，麻痺が下肢と同程度であっても実用的には使用されにくいことが多い．患者本人の意欲が大きく影響するため，課題設定の難易度は機能にだけ着目するのではなく，意欲や性格などに応じて調整する必要がある．

　下肢帯に関しては，多く見受けられるのは歩行時の膝の過伸展（ロッキング）である．ある程度，足関節の背屈は可能となっているため，膝自体のコントロール問題と捉えられがちではあるが，踵接地が確保されていれば，ほとんどが股関節からの二次的な影響である．前方への全身的な重心位置の移動に股関節伸展が間に合わず，屈曲・内転・内旋し，重心線が膝の前方を通過していることが多いため，立脚初期から中期にかけての荷重応答期での股関節伸展のタイミングを早めることが重要である．

　また，立脚後期での蹴り出しができないことが多い．特に底屈制限や制動の装具を装着している時期が長かった場合は，母指の基節部を支点とした立脚終期を省く歩行になることが多いため，踵を挙上し足趾での荷重感覚入力を重点的に実施

し，蹴り出しにつなげている．

6 基本動作の理解のための基礎知識

1．重心の位置

重心 COG（Center Of Gravity）とは物体の重力による合力が働く点のことで質量中心である．一点で支えればその物体がつり合って保持できる点であり，安静立位の重心は骨盤内にある．重心を通り地面に垂直に引いた仮想の直線を重心線と呼ぶ（**図 15**）[13]．

2．支持基底面

支持基底面とは，身体を支えるために床と接している部分を結んだ範囲（床の面積）である（立っている時であれば，左右では左足の小指から右足の小指まで，前後はつま先から踵までが支持基底面）．支持基底面の内側に重心線があれば安定しており（**図 16-①～⑤**），外れた場合には支持基底面を変更（下肢を振り出すこと）できないと転倒してしまう（**図 16-⑥**）．

3．見やすい身体のポイント

セラピストが患者の身体の運動を捉えるのには，視覚的なトレーニングが必要である．目安として臨床的な指標となるのは ① 頭頂～顎を結んだ線で頭部-頸部，② 肩峰-肘頭-尺骨茎状突起を結んだ線で上肢，③ 胸骨剣状突起-上前腸骨棘を結んだ四辺形で体幹，④ 上前腸骨棘-膝蓋骨下端-内果-母趾先端を結んだ線で下肢をおおまかに捉え，線画として見ておくとよい（**図 17**）．

4．各動作の相のわけ方

動作をいくつかの相にわけると，何ができて，何ができないのかがより詳細に見えてくる．ポイントとしては ① 支持基底面が変化する，② 支持基底面が変化せずに，重心の移動方向が変化する

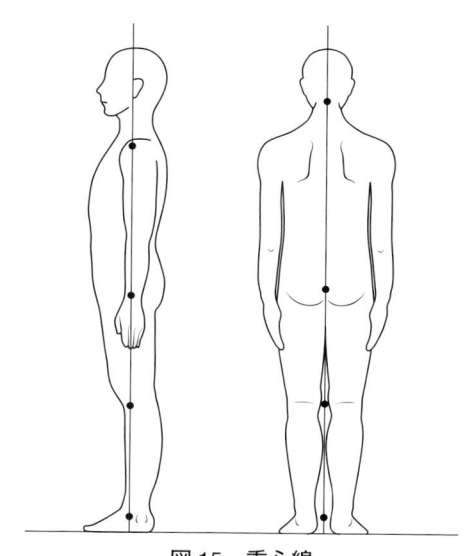

図 15 重心線
（岩倉博光（監），田口順子（編著），冨田昌夫，他（著）：理学療法士のための運動療法．金原出版，p26，1991）

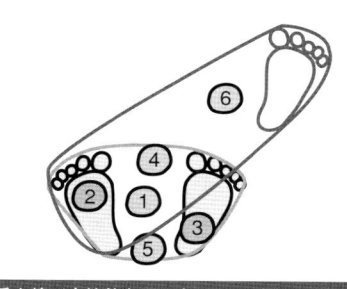

図 16 支持基底面
重心線が支持基底面の中にあれば転ばない
（船橋市立リハビリテーション病院　島村耕介氏提供）

の2つの相である．

非麻痺側方向への起き上がり動作を例にすると，第1相としては背臥位から半側臥位であり，支持基底面が背部から側腹部や非麻痺側上肢に変化している．ここで困難であれば，頭部の挙上，麻痺側の肩甲帯の前方突出，麻痺側股関節の内転など，どの運動が不十分なのかなどさらに詳細に分析していく．第2相としては非麻痺側肩周囲の支持基底面が離れ，前腕での支持の相である（on elbow と臨床的に呼ぶことが多く，手掌での支持

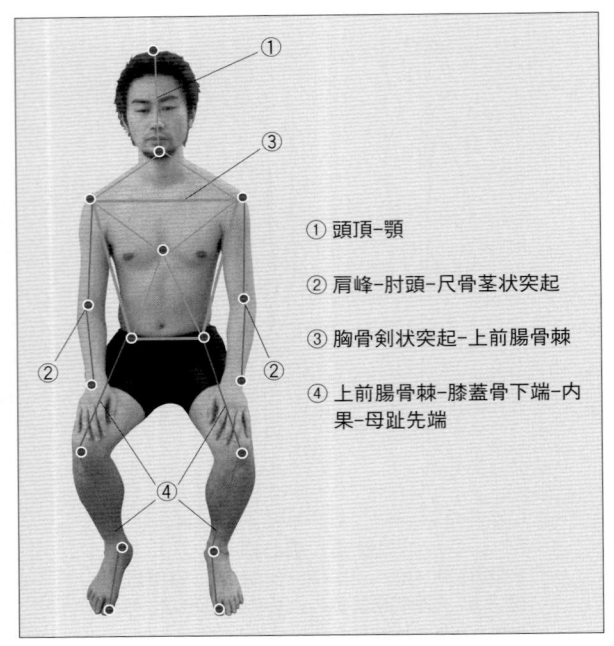

図17 見やすい身体のポイント

① 頭頂-顎
② 肩峰-肘頭-尺骨茎状突起
③ 胸骨剣状突起-上前腸骨棘
④ 上前腸骨棘-膝蓋骨下端-内果-母趾先端

は on hand). 狭くなる支持基底面に対して，脊柱の屈曲・回旋・側屈により重心線を支持基底面内に保持できるのかがポイントであるため，on elbow で一度静止できるかも評価する．肩関節の外転の角度によっては，体幹の屈曲・回旋との関係で難易度が異なってくるため，スタートポジションも注意する必要がある．さらに細かく相を分けると，第2相は全体的な屈曲方向から伸展方向への切り替え（ポイントの②）の分岐ともいえるため，次の on hand の相の間の切り替えがうまくいっているかを評価してもよい．このように分析すると，ただ「起き上がれない」という評価から，「どこの姿勢からどこの姿勢の間で失敗する」のように，より詳細に動作が見えてくる．

動作能力全般を評価する指標として，運動年齢検査（MAT：Motor Age Test）が用いられることがある[14]．MAT は健常児の運動発達を基に，脳性麻痺児の運動機能を知能指数と同じように比較できるスコアであらわすものである．検査は生後4カ月～72カ月までの健常児の運動能力を，発達順序に従って配列した28項目の課題で評価する．遂行できる課題のスコアを加算して得た得点を月齢であらわし，これを運動年齢と定義する．ここでは体幹・下肢運動年齢を紹介する（**表6**）[15]．

5. 病棟での動作誘導のポイント

回復期リハビリテーション病棟では，それぞれの専門職が専門分野を土台としたスキルミクス（多職種協働）が進められている．セラピストが病棟の介護業務に参加する機会が増え，病棟ケアスタッフと同様に，介護に関する知識，技術を有していることが必要となっている．トイレケアや食事介助などのケア業務の中でもセラピストとしての視点から専門性を生かしてアプローチできることが，理想のチーム作りにつながると考える．

上記の項目1～4で紹介した内容を参考に，患者はどこまでは手助けが不要で，どこからは一緒に動く必要があるかを，セラピスト間で共有しケアスタッフにも伝達していくことが，患者の能力を最大限に生かす第一歩である．筆者の勤務する回復期リハビリテーション病棟は，全スタッフが病棟配属であり，日常から基本的な動作誘導の技術的な共有がしやすい環境となっている．状況は違っても良い仲間を作りたいものである．良い仲間作りとは，患者が自分一人でできた時の喜びを，共有し喜び合えるスタッフ同士になることであると感じている．

7 おわりに

ここまで回復期リハビリテーション病棟に関わるセラピストのための，運動の最低限の共通理解について概説した．しかし，人間の運動は物理学で表現されるような位置の変化としての単純な運動ではない．自身を取り巻く環境の情報や自身の身体情報，そしてすでにおさめられている記憶などの情報を使って意図する一連の目標を設定し，

表6 運動年齢検査（Motor Age Test：MAT）の項目（体幹・下肢）

月　数	検　査　項　目	装具（−）	装具（＋）
4月	おすわり（よりかかって）	2	2
	首がすわる	2	2
7月	おすわり（よりかかりなしで1分間）	3	3
10月	寝返り（両側に）	1	1
	つかまって立っている（30秒）	1	1
	はいはい（いざり這いでも可，1分間に1.8 m以上）	1	1
12月	四つ這い上下肢左右交互に（15秒間に1.8 m以上）	1	1
	つかまって立ちあがり，そのままつかまって立位姿勢	1	1
15月	歩き出し（6歩あるいて）立ち止まる	3	3
18月	かけあし（15 m）	1	1
	階段昇降（どんな方法でもよい）	1	1
	肘かけ椅子に腰かける	1	1
21月	階段歩いて降りる（バランスのみを支えてやる）	1.5	1.5
	階段歩いて昇る（両手または片手，手すり）	1.5	1.5
24月	走る（15 m. 転ばないで）	1.5	1.5
	階段歩いて降りる（両手または片手，手すり）	1.5	1.5
30月	両足同時，その場でジャンプ	6	6
36月	両足交互に階段昇降（介助なし，6段）	3	3
	15 cm台より飛び降り，両足そろえてバランスを保つ	3	3
42月	片脚立ち（2秒間）片方できればよい	6	6
48月	走り幅跳び（30 cm）	3	3
	その場幅跳び（15 cm）	3	3
54月	片脚飛び（前方に4回）片方できればよい	6	6
60月	交互に片脚飛び（スキップ）（3 m）	2	2
	片脚立ち（8秒間）片方できればよい	2	2
	2.5 cm幅の線上歩行（3 m）	2	2
72月	30 cm台より飛び降り	6	5
	目を閉じて片脚立ち，そのまま他足と交替する	6	6
	合　　計		
	検査者名		

（Johnson MK, et al, 1951, 一部改変）

可能な項目のスコアの合計を月齢であらわす
（中村隆一，他（編）：新版 脳卒中の機能評価と予後予測．医歯薬出版，p101，2011）

そのための動作手順や種類を選択し，それらをどのような時間的・空間的パターンで構成するかという複雑な過程を脳でプログラミングしている．運動を理解するためには，同時に高次脳機能の理解をすることが必須となる．

最後に，目の前の患者のために常に研鑽に励み，専門職としての資質を向上させるよう努め，専門技術者であることを十分認識し，限界を知りながら，それを乗り越えようと最善の努力を払い業務を遂行し続けられるようなセラピストでいたいと思う．

【文献】

1) 全国回復期リハ病棟連絡協議会：回復期リハ病棟の現状と課題に関する調査報告書．p49，平成23年度2月
2) 花北順哉（訳）：神経局在診断 第5版．文光堂，pp59-60，p63，p233，2010
3) 原　一之：脳の地図帳．講談社，p73，2005
4) H-J クレッチマン，W ワインリッヒ（著），久留裕，真柳佳昭（訳）：画像診断のための脳解剖と機能系．医学書院，pp324-325，1995
5) 日本理学療法士協会ガイドライン委員会理学療法士協会による診療ガイドライン0版，および教育ガイドライン1版（http://www.japanpt.or.jp/gl/index.html）

6) Brunnstrom S：Movement therapy in hemiplegia：A neurophysiological approach. Harper & Row, New York, 1970
7) 松澤　正：理学療法評価学　第2版．金原出版, pp189-190, pp192-193, p195, 2004
8) 松澤　正：理学療法評価学　第3版．金原出版, p174, p176, 2011
9) Bohannon RW, Smith MB：Modified Ashworth Scale：Interrater reliability of a Modified Ashworth Scale of muscle spasticity. *Phys Ther* **67**：206-207, 1987
10) 近藤克則，太田　正：脳卒中早期リハビリテーション患者の下肢筋断面積の経時的変化―廃用性筋萎縮と回復経過．リハ医学　**34**：129-133, 1997
11) Berg K, Wood-Dauphinee S, Williams JI, et al：Measuring balance in the elderly：preliminary development of an instrument. *Physiotherapy Canada* **41**：304-311, 1989
12) 二木　立：脳卒中患者の障害の構造の研究（第1報）―片麻痺と起居移動動作能力の回復過程の研究．総合リハ　**11**：465-476, 1983
13) 岩倉博光（監），田口順子（編著），冨田昌夫，佐藤房郎，北村　啓（著）：理学療法士のための運動療法．金原出版，p26, 1991
14) Johnson MK, Zuck FN, Wingate K：The Moter Age Test：Measurement of motor handicaps in children with neuromuscular disorders such as cerebral palsy. *J Bone Joint Surg Am* **33A**：698-707, 1951
15) 中村隆一，長崎　浩，天草万里（編）：新版　脳卒中の機能評価と予後予測．医歯薬出版，p101, 2011

【参考文献】

1) 二木　立：脳卒中リハビリテーション患者の早期自立度予測．リハ医学　**19**：201-203, 1982
2) 宣保浩彦：臨床のための脳局所解剖学．中外医学社，2000
3) Kahle VW, Leonhardt H, Platzer W（著），越智淳三（訳）：解剖学アトラス　第3版．文光堂，1990
4) 服部孝道（監訳）：一目でわかるニューロサイエンス．メディカル・サイエンス・インターナショナル，pp16-79, 2004
5) 丹治　順：脳と運動―アクションを実行させる脳　第2版．共立出版，2009
6) Helen J Hislop，Jacqueline Montgomery（著），津山直一，中村耕三（訳）：新・徒手筋力検査法　原著第8版．協同医書出版社，2008

第 3 章

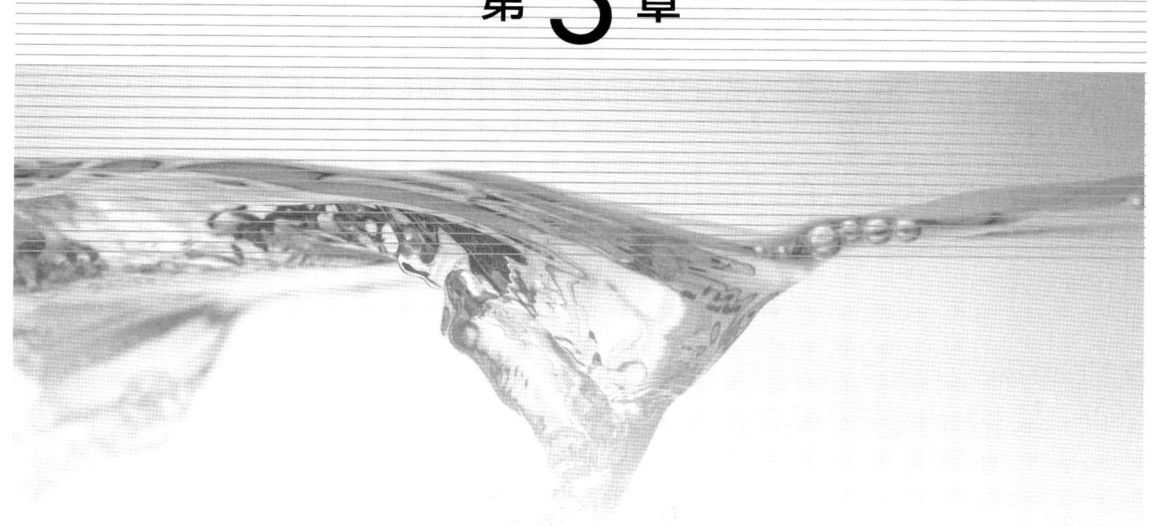

高次脳機能障害の理解
―高次脳機能障害の構造的理解に向けて

基盤的認知能力

通過症状群の理解

個別的認知能力

3 高次脳機能障害の理解
―高次脳機能障害の構造的理解に向けて

金井　香／森田秋子
伊勢崎福島病院，言語聴覚士／鵜飼リハビリテーション病院，言語聴覚士

基盤的認知能力
金井　香

1 高次脳機能障害の定義

　高次脳機能障害とは何か．日本には厚生労働省による唯一の法的な定義があるが，頭部外傷による高次脳機能障害者救済を目的としたものであり，失語症をはじめとしたいわゆる巣症状（失語，失行，失認，半側空間無視など）は除外されている．研究者ごとに異なるいくつかの定義の中では，山鳥[1]の提唱しているものが臨床的に高次脳機能障害の性質をよく捉えている．

　『高次脳機能障害とは主として大脳，大脳辺縁葉，視床，視床下部，中脳など，中枢神経系のうち比較的高位に位置する領域の損傷によって生じる行動および認知能力の障害である』[1]．山鳥は「高次脳機能障害」を，「行動面」および「認知面」の障害として定義している．「行動」は個体が環境の中で引き起こすすべての動きを含み，「認知」は心理的過程のすべてを意味し，必ずしも「認知過程」のすべてが「行動」として表出されるものではないとしている．山鳥のいう「認知」は，精神行動の非常に広範な領域を含んだものとなっている．このことは，機能の欠損という単独の要因が高次脳機能障害をもたらすような，単純な構造ではないということを示唆している．

1．「相互作用」の破綻として捉える

　高次脳機能障害を引き起こす要因として少なくとも次の3つが考えられる．
　① 身体機能障害
　② 脳の機能障害
　③ 環境の可変性（外部環境と内部環境）

　脳は身体を構成する臓器の一つであり，他の器官と同じように個体の生存を有利にするために進化をとげてきた．「高次脳機能障害」とは，身体・脳・環境の相互作用が破綻した結果，行動の変化や変容として表面化するものと捉えることができる（**図1**）．注意しておかねばならないのは，「行動」というなんらかの身体運動に変換されないかぎり，第三者がその心理的過程（認知過程）を観察することはできないという点である．したがって，高次脳機能障害の評価は表出された「行動」とその行動が生じた「環境」との関係を分析，推測することにより展開していくものであるといえる．

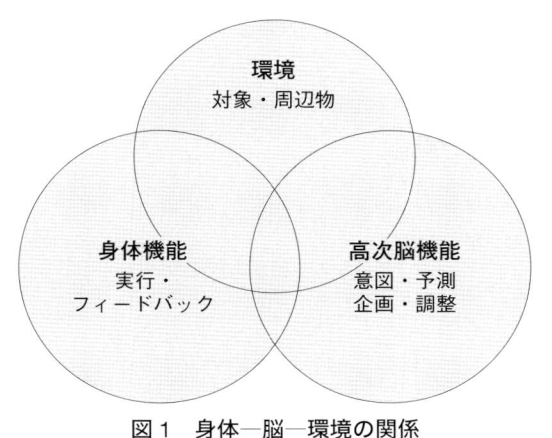

図1 身体―脳―環境の関係

2．身体化による認知

　脳には，自己の身体に関する暗黙の知識（意図的に学習しなくても備わっている無自覚的な知識）が貯蔵されている．身体のパーツの配置や，動かし方，感じ方，能力，身体の各部位についてどのように自己評価しているかなどのイメージが，身体周囲の空間をも取り込み，複数マッピングされているという．これらを「ボディ・マップ」と呼ぶ．ボディ・マップは一人ひとり異なる．生得的なものばかりでなく，生活してきた環境の影響を大きく受けながら築き上げられてきたものだからである．そのため可塑性に富み柔軟ではあるが，急な変化に追いつかないことがある．その一つの例が，身体能力についての自己認識と実際の身体機能との乖離（差）であり，臨床的には「病識低下」として記載される状態である．

　脳損傷による運動麻痺や感覚障害はボディ・マップに急激な変化をもたらす．突如として生じた自己認識と実際の機能との乖離を，脳は容易には調整できない．傷ついたボディ・マップを再構築するためには，理学療法士（PT），作業療法士（OT），言語聴覚士（ST）の専門性を超えた，身体，脳，環境の力動的な相互作用を考慮した統合的リハビリテーションが行われることが望まれる．

2 高次脳機能障害の構造

高次脳機能障害の構造

　脳にはおよそ1,000億個のニューロンがあり，500兆のシナプスを形成しているといわれる．シナプス結合により，多くの機能領域が作られる．複数の機能領域同士は直接的，間接的に連絡し合うことで，さらに大きな機能的ネットワークを構築する．このような機能的ネットワークが相互に連係し協調して作用することで高次脳機能は実現していると考えられている．脳科学が発展している現代では，脳機能の単純なメカニズムの解明が進んでいるが，より高次の精神活動についてはいまだに推論の域を出ない．したがって，臨床家には因果関係に疑問を持ち，目の前の患者があらわす症状が，どのような機能的・環境的問題を背景に出現しているものなのか，挑戦的に追求する姿勢が求められるといえよう．ここでは，高次脳機能障害の構造を理解するために有用と思われる3つの考え方について述べる．

（1）脳の可塑性

　可塑性とは，「経験や環境によって変化しうる脳の特性」[2]のことである．成人の脳でもさまざまなレベルでの再生や変化が起こることがわかっている．例えば「ニューロンの再生」「シナプスの再結合」「ニューロンの樹状突起や軸索の構造変化」「ニューロンの化学反応の変化」「シナプスの電気的活動の変化」などである．

　脳の可塑性は自然治癒という生得的作用である一方で，環境に適応しようとする神経システムの「学習」という側面を含んでいる．リハビリテーション（以下，リハ）の現場では，われわれセラピストはしばしば修正困難な問題に直面する．筋緊張のアンバランス，連合反応，不適切な運動パターンの定着，動作的・言語的保続などである．それらのいくつかは，脳損傷後の急性期・回復期

に与えられた不適切な環境を反映したものである．例えば筋緊張のアンバランスや非対称姿勢は，片麻痺や感覚障害が生じた状態で，安静・臥位の状態が長期間持続したことにより，学習されてしまったものと捉えることができる．

脳の可塑性が生じる時期に与えられる環境の質量により，その後の回復は大きく左右される．セラピストは，アプローチの有効性を検証するだけではなく，介入方法によっては逆に悪影響を与え回復を妨げてしまう危険性について念頭に置いておく必要がある．

(2) 相互作用性—機能系間の均衡関係

山鳥[3]は「破壊された領域と破壊されていない領域の力動関係（陰性-陽性症状の複合）にこそ症状理解のカギがある」と述べている．脳には複数の機能系が存在するが，情報処理の過程でこれらの機能系同士が拮抗することが頻繁に起こる．健常な脳では抑制と亢進のバランスが適切にとられているため，このような対立が意識に上ることは通常ない．ところが脳損傷によりある機能系が損傷を受けると，絶妙な均衡関係は破綻をきたす．その結果として出現するのが「高次脳機能障害」であるとする考え方である．

表1に，機能系間のバランスとその関係の破綻によって生じると考えられている高次脳機能障害の例を示す．脳出血により中等度失語症を呈した50代のA氏は，セクハラを働くとしてけむたがられていた．看護師の胸ポケットに何かが入っているのを見ると，断りもなく胸にさわって物を取ろうとする．セラピストが筋肉痛を訴えるといきなり上腕をつかんでもみ始める．こうした衝動的な行動の原因をセクハラや性格に帰することははたして妥当だろうか．

物品などの持つ意味に誘発されてその意味に反応した行動をとってしまう現象は，「環境依存症候群」と呼ばれている．表1の例では「C：前後バランス」に該当する．

表1　機能系間バランスとその障害

A：上下のバランス
　①意図性と自動性の乖離
　②トップダウン処理とボトムアップ処理の拮抗
B：左右のバランス
　①脳梁離断症候群
　②右半球損傷による左半球機能の自走
C：前後のバランス
　①前頭葉損傷による頭頂葉機能の解放
　②頭頂葉損傷による前頭葉機能の解放

頭頂葉が外部環境に探索的であるのに対し，前頭葉は逆に抑制的な役割を担っているといわれる．前頭葉損傷により，抑制から解放された頭頂葉機能の活動亢進をきたし，結果的に環境に対し過度に探索的・反応的になると考えられている．同じように，右半球機能と左半球機能とは抑制し合うことでバランスを保ち（B：左右のバランス），意図的（皮質の機能）であるか自動的（皮質下の機能）であるかにより能力が異なる（A：上下のバランス）こともしばしば起こる．こうした機能系間の均衡関係を治療に応用しようとする動きもみられている．その一つが反復経頭蓋磁気刺激（rTMS）による高次脳機能障害治療の試みである．具体的には機能代償部位を特定し，その部位に高頻度刺激を与えて活動亢進させる方法と，対側大脳半球に低頻度刺激を与えて代償部位にかかる抑制を減少させることで間接的に機能代償を促進させる方法とがある．rTMSによる治療が適用されているのは失語症や半側空間無視など，ごく一部の高次脳機能障害にとどまっている．しかし，このように高次脳機能障害の構造を治療に生かそうとする動きは，今後ますます発展していくものと思われる．

(3) 階層性
①—Ruskの神経心理ピラミッド

階層性とは，高次脳機能を大きく分類すると基礎レベルとそれより高次のレベルの機能があるという考え方である．代表的なものはRuskの「神経心理ピラミッド」であろう．ニューヨーク大学

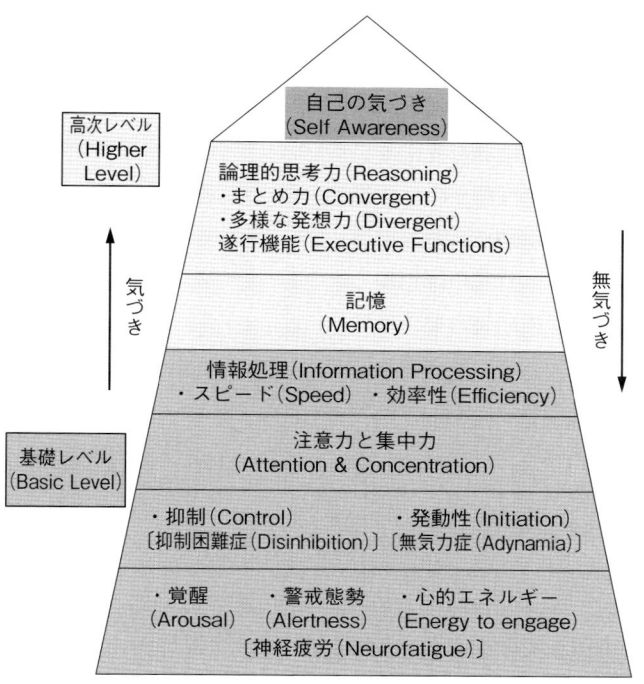

図2 神経心理ピラミッド（2008年9月以前）
(Yehuda Ben-Yishay, 他（監）, 立神粧子（著）：前頭葉機能不全 その先の戦略 Rusk通院プログラムと神経心理ピラミッド. 医学書院, p58, 図6, 2010)

ピラミッド内容（上から下へ）：
- 自己の気づき (Self Awareness)
- 論理的思考力 (Reasoning)
  ・まとめ力 (Convergent)
  ・多様な発想力 (Divergent)
  遂行機能 (Executive Functions)
- 記憶 (Memory)
- 情報処理 (Information Processing)
  ・スピード (Speed)　・効率性 (Efficiency)
- 注意力と集中力 (Attention & Concentration)
- ・抑制 (Control)　・発動性 (Initiation)
  〔抑制困難症 (Disinhibition)〕〔無気力症 (Adynamia)〕
- ・覚醒 (Arousal)　・警戒態勢 (Alertness)　・心的エネルギー (Energy to engage)
  〔神経疲労 (Neurofatigue)〕

高次レベル (Higher Level)／基礎レベル (Basic Level)／気づき←→無気づき

医療センターリハビリテーション医学ラスク研究所の脳損傷者通院プログラムでは，脳損傷患者（訓練生という）と家族らを対象に独自のリハが展開されている．神経心理ピラミッド（**図2**）の基盤は，脳損傷を原因とした前頭葉機能不全である．高次レベルと基礎レベルに大別されるほか，下位から上位に向かって7つの階層に分かれ，その中に9つの高次脳機能がピラミッド構造を成していると想定されている．Rusk では独特な用語が用いられているため定義について簡単に触れておく[4]．詳細を知りたい読者は巻末記載の文献を参照されたい．

・神経疲労：精神的・心的エネルギーがなくなりがちな傾向

・無気力症：精神力，精神エネルギー，意志，発動性，自発性の欠如に関連した欠損群

・抑制困難症：間違った方向のエネルギー，あるいは下手にコントロールされたエネルギーが「過度であること」に関連した欠損群

・注意障害：不十分な覚醒，注意態勢，厳戒態勢に関連した，あるいは選択的注意にフォーカスすることに関連した，または思いの連鎖を維持できないことに関連した欠損群

・情報処理とコミュニケーションスキル能力の低下：情報処理の的確性の低下と，思いを言葉で伝える能力に関連した欠損群

・記憶能力の低下：① 獲得する，すなわち習得する，② 必要に応じて維持・増強する，③ 必要に応じて情報を自発的に思い出すなどの問題に関連した欠損群

・論理的思考力の低下：論理的な思考力や，計画の立案，問題解決のための実行力，そして推論を導き，結果を評価することにおける欠損群

・不適切な対人的行為（自己の気づきの低下）：

対人的（対社会的）判断力や行動の領域における器質性の欠損群

階層性モデルの大きな特徴は，基礎の階層にある機能がそれより高次のすべての機能を支えているという考え方にある．例えば急性期から回復期にある患者はしばしば覚醒度の変動，あるいは発動性が低下している状態にあり，日常の記憶能力に低下を示す場合が多い．そこで記憶力低下という症状に対し直接的・代償的アプローチを導入したとして，効果が期待できるであろうか．神経心理ピラミッドは，記憶力低下という見えやすい症状の背景に，見逃しやすいあるいはわれわれが軽視しがちな，より基礎的な機能の障害が隠れていることを指摘している．このケースでは残存している意識や発動性の低下が，高次の機能である記憶に影響を及ぼし，その結果として記憶能力低下を示している可能性が考えられる．その場合，記憶機能への直接的介入に治療的意味は少なく，意識や発動性改善のアプローチを積極的に導入すべきと考えられる．

ところで，Ruskの通院プログラムでは神経心理ピラミッドを適時バージョンアップしている．**図2**は2008年9月以前のものである．現在は「神経心理学的リハビリテーションに取り組む意欲」や「受容」「自己同一性」という目標的項目が加えられ9つの階層になっている．

②——山鳥による行動・認知のモデル

もう一つの代表的な階層性モデルは，山鳥[5]による行動・認知のモデルである．このモデルによると，高次脳機能は少なくとも3層の階層構造に分かれる．「基盤的認知能力」「個別的認知能力」「統合的認知能力」である（**図3**）．脳の特定部位が損傷されると，失語（言語能力の障害），失行（行為能力の障害），失認（知覚性認知能力の障害），半側空間無視（空間性能力の障害）などいわゆる巣症状が出現するが，山鳥のモデルではこれらが「個別的認知能力」の障害にあたる．「基盤的認知

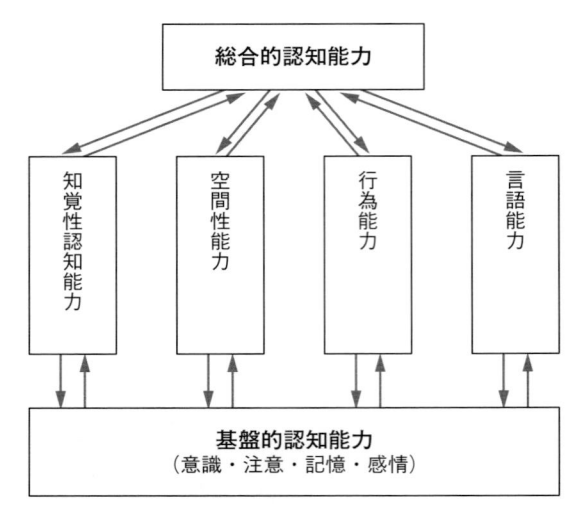

図3 行動・認知のモデル
(山鳥 重：「解説」高次脳機能障害とともにいかに生きるか——神経心理学の立場から．山田規畝子：高次脳機能障害者の世界 私の思うリハビリや暮らしのこと．協同医書出版社，p142，2009)

能力」（意識，注意，記憶，感情）とはこれらの個別的認知能力の働きを支えるものであり，「統合的認知能力」とは個別的認知能力の働きを個人のもの，いわばその人の心として統合的にまとめあげるものであるという．

特徴的であるのは，決して個別的認知能力だけが限定的に損なわれるのではないとしている点にある．個別的認知能力を支える土台として作用する基盤的認知能力や，それらをまとめる働きをする統合的認知能力にも影響が及び，結果として全体的な行動・認知になんらかの変化が生じると説明する．もう一つ特徴的であるのは「記憶」を基盤的認知能力，すなわちすべての認知能力の土台として位置づけていることであろう．この点については次項で触れる．

3 基盤的認知能力

1．基盤的認知能力とは

山鳥の「基盤的認知能力」という概念を軸に，最新の脳科学からの知見や他の研究者の見解など

を紹介しつつ,「記憶」「感情」「意識」「注意」について概観していく. これらの機能あるいは能力については研究者によって用語の意味する内容が異なり, 臨床現場ではスタッフ間でも誤解が生じやすい. 必要なのは専門用語に頼りきることなく言葉をつくして説明することであろう.

2. 基盤的認知能力 ①—記憶

ここでは教科書的な解説は最小限にとどめ, 記憶がどのようにすべての高次脳機能の基盤, 土台として作用しているかについて述べる. Lezakら[6]は記憶についてその働きを「記憶とは, 情報を貯え, 目的に適うようにそれを利用する能力のことである」と捉えている. 記憶とは, 単に情報を貯蔵し(登録, 把持)必要に応じて取り出す(再生)だけのシステムではない. もっと能動的でダイナミックな働きである. われわれヒトの記憶はその能力をどのように利用するかという点において, 他の生物と比べ卓越している.

(1) 記憶の分類

記憶には異なる観点からの分類方法が存在する. 時間による分類(**図4**)は学術領域で使用される用語が異なっている. よくみられる誤用は短期記憶と近時記憶とを混同している例である. 短期記憶は近時記憶より短い時間の記憶であり, 近時記憶は時間的には長期記憶に含まれる.

内容による分類(**図5**)[7]は長期記憶を内容別に分類したものである.「エピソード記憶」「意味記憶」「手続き記憶」などがある. このうち意味記憶と手続き記憶は乳幼児期から発達していることが明らかになっているが, エピソード記憶の発達はこれよりはるかに遅れる. はやくとも3歳以降, 連続したエピソードとして明確に想起可能となるのは通常5, 6歳頃になる. エピソード記憶の発達は3歳以降に発達する言語能力, とりわけ構文能力の影響を受けている可能性が岩田[8]により指摘されている. なおエピソード記憶には含まれないが「展望記憶」も生活上重要な記憶である. 展望

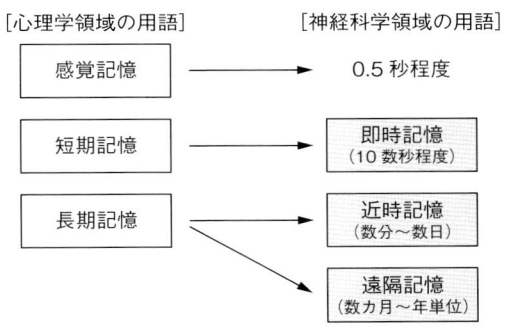

図4 時間による記憶の分類

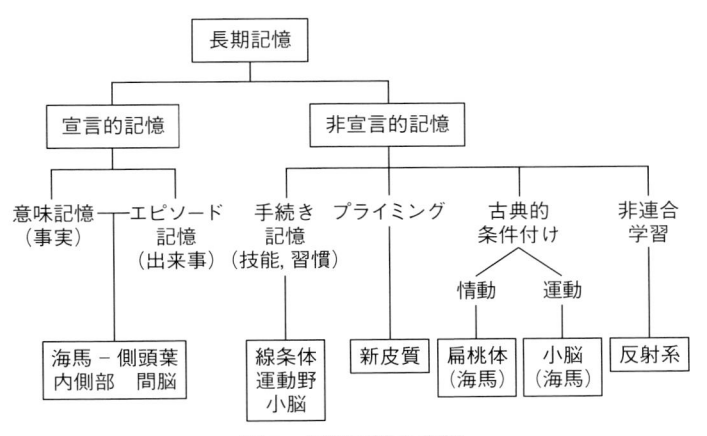

図5 長期記憶の分類
(中沢一俊:記憶. 甘利俊一(監), 田中啓治(編):シリーズ脳科学2 認識と行動の脳科学. 東京大学出版会, p141, 2008)

第3章 高次脳機能障害の理解 45

記憶は予定記憶とも呼ばれ，これから行う予定についての記憶をさす．

もう一つ重要な記憶の機能として「ワーキングメモリー」が挙げられる．ワーキングメモリーは短期記憶の一種としてBaddeleyら[9)10)]が提唱した．鎌倉ら[11)]はワーキングメモリーについて「当座の課題を遂行するのに必要な情報を短時間保存し，かつ利用する脳内システム」と述べている．しかし日常のどのような状況下でワーキングメモリーを使っているのかはイメージしにくい．山鳥[12)]はワーキングメモリーが「周囲および自己の心に何が生起しているかを了解するため，常時働いている」と説明している．何かを考えている時，人とある話題について会話をしている時，過去の経験から未来の結果を予測しようとしている時，ワーキングメモリーが常に働いていて複数の事象を現在進行形の事象としてばらばらにならないようにつないでくれている．われわれの複雑な認知や行動の基盤としてワーキングメモリーは，ほぼ常時機能していると考えられる．

「記憶」と類似した用語に「学習」がある．「学習」とは記憶が形成されるまでの過程をいい，リハにおいては新しい動作獲得に至る「運動学習理論」が展開されている．これまでのところ，研究者間で一致した見解は示されていない．このことは記憶形成に多様な要因が絡むことをうかがわせる．代表的な用語を説明しておく．

運動学習には，顕在学習（意識的学習）と潜在学習（無意識的学習），また明示的（宣言的）学習，暗示的（非宣言的）学習があるとされる．明示的学習は学習すべきことを対象者にあきらかにしたうえで意識的に動作を学習することであり，より顕在学習に関与する．一方，暗示的学習とは，あえて学習すべきことを対象者にあきらかにはせず，動作をより無意識的に体で覚えこむよう誘導，潜在学習に関与する．

(2) 記憶の障害

記憶の障害は把持時間や内容，損傷部位などによって分類される．臨床場面で遭遇しやすいエピソード記憶の障害についていくつか紹介する．

「前向健忘」は脳損傷後エピソード記憶が形成されない状態をいう．「逆向健忘」は脳損傷後にそれより以前の出来事が再生困難となる状態をさす．記憶の障害は「思い出せない」「覚えられない」という陰性症状だけではない．「作話」という形で陽性症状が出現することがある．これは健忘患者が実際にはなかったことをあったかのように言うことをさす．本人には嘘をついている意識はない．作話の原因として本人が過去に実際に体験したことや，テレビ，新聞で見聞きした情報の混入，本人の願望の反映，個別的な情報は覚えられても個々に関係あることとして覚えられないことなどが背景にあるとする説がある．しかし山鳥[12)]が指摘するように「作話」を健忘症状だけで説明するのは難しい．その背景にはアウェアネス（自己の気づき，病識）の問題や，周囲の情報を手がかりとして利用する能力の低下，自己発語内容の点検の欠如といった複数の要因が少なからず存在していると考えられる．

(3) 記憶と認知との関係

例えば「りんご」という言葉を聞いた時，「赤くて丸い果物」「青森が有名」といった意味記憶だけが賦活されるわけではない．持った時の重さや冷たい手の感触，指の構え，かじった時の歯ざわり，しゃりっという音，口内に満ちる甘酸っぱい果汁…，そうした感覚的情報に基づく記憶（手続き記憶）や，「小学生の時りんごを丸かじりしたら前歯が欠けた」といったエピソード記憶がいっせいに賦活される．それらの記憶にアクセスすることであなたは「りんご」を理解する．

このように，記憶は認知システムの中核を成している．重要なのは記憶が受動的なシステムではないという点である．われわれの「記憶」は，意

識的か無意識的かにかかわらず，自分にとって必要な情報を能動的に選択して登録し，その中で長期的に貯蔵しておく必要がある情報を長期記憶システムに移行させ，ほぼ永久的に保存，状況に応じて関連性のある情報だけを再生し，その他の余分な記憶の賦活は抑制するように働いている．このダイナミックなシステムは，意識や注意，感情によって効果的に作用する．入力されてくる膨大な量の情報の中で，まずわれわれは「意識」により重要な情報の範囲を決める．さらにその範囲の中で，その時自分にとって意味のある情報だけに意識の焦点が向けられる．この働きは注意機能によって行われる．そして注意が向けられた情報に焦点を絞りつつ意識の範囲に含まれているものは記憶されるが，その明瞭さは注意の勾配（注意が向けられる空間において，中心部では感度が高く周辺になるに従い，感度が低くなる現象）の影響を強く受けると考えられる．

この一連の記憶システムの中で，重要な情報とそうでない情報とを判断する役割を果たすのが感情である．側頭葉深部に位置する扁桃体では，意識的認知が成立する前に，入力された刺激のおおまかな価値判断が行われる．例えば不快刺激に対してはなんらかの逃避や闘争反応を起こすよう指令を出し，快刺激に対しては接近反応を起こすよう指令する．その記憶を感情とセットで蓄積し，類似状況での効率的な判断に利用していると考えられている．

3．基盤的認知能力 ②—感情
(1) 感情の働き

感情はもともと，生存を脅かす危険な刺激を効率的に回避するために進化をとげてきた原始的な認知能力であると考えられる．ヒトの場合，感情と関連する認知システムは他の霊長類と比べ特異的な発達をとげてきた．その原因は所属する集団社会の複雑化である．

(2) 内受容と感情経験

Damasio[13]は「感情は知覚である」と述べている．一般的感覚からいえば，感情が知覚であるという主張はにわかには納得しにくい．知覚には識別するべき入力情報が必要であり，Damasioはその情報を自身の身体内部状態の差異であると捉えている．具体的には自律神経系の活動や内臓反応といった身体内部で生じる多様な活動をさしている．緊張している時，心拍数の増大や手の平からの発汗に気づいたことがあるだろう．そうした変化を知覚することにより自分が「緊張している」ことを意識する．これを内受容感覚（自己の身体の内部状態に対する気づき，これに対しいわゆる「五感」は外受容感覚と呼ばれる）と呼ぶ．ただしこれらの内受容感覚が生じただけでは，いままさに「緊張している」という感情の経験は生じない．自分の感情を「感じる」ためには，環境情報と内受容感覚との統合が必要だからである．

寺澤ら[14]は，身体反応を受容し主観的経験として感情を「感じる」部位として右島皮質を挙げている．右島皮質の選択的損傷後，感情の平板化や感情表出の低下，主観的感情経験の減衰をきたした症例が報告されている[15)16)]．こうした症例の存在は2つのことを示唆している．自己感情を経験するためには，身体内部の情報と外部環境情報との統合が必要であること，そしてこの過程の障害により身体反応の知覚と感情の知覚との間に乖離（差）が生じ得るということである．すなわち，状況に対応して急激な血圧上昇，発汗，内臓血管の収縮，心拍数増大などが起こっても，「怒り」「緊張」「恐れ」「歓喜」といった自分自身の感情に気づけない場合があるということである．そして実際に脳損傷後，自身の感情に対して鈍感になってしまった人たちが存在する．彼らは自分や他者の感情に無関心であるか，あるいは状況に比し自分の感情表出の過剰さや乏しさに気づけない．

表2 感情の問題の例

- こだわりが強く考えを切り替えられない（固執性）
- 思いつくとすぐ行動，危険性配慮欠如（衝動性）
- 感情的な反応が鈍く，介助者に頼る傾向（退行性）
- 障害度とかけ離れた希望を抱いている（多幸性）
- 今後の人生に悲観的（抑うつ）
- すぐ怒り出したり暴力をふるう（攻撃性・易怒性）
- 感情の抑揚欠如（感情鈍麻）

(3) 共感性と社会性

近年，脳損傷後にしばしば生じる感情障害は脳の機能異常により引き起こされる可能性が高いことが指摘されている[17)18)]．背景には「うつ病」や「統合失調症」など代表的精神疾患における脳の特定領域の機能異常の発見があり，精神科学と神経科学との境界が揺らぎ始めている．表2に脳損傷後にしばしば生じる感情の問題例を挙げた．感情の問題は他の認知能力に大きな影響を与え，社会環境に対し適応的に判断・行動することを妨げる．深刻なのは，他者と円滑な関係を築くことを阻害し（障害に対する知識を持つセラピストや医療者であっても），それまでは堅固であった家族や近しい人々との関係を破綻させる影響力を持つことだ．人は障害を持とうと老齢に達しようと社会的動物であることに変わりはない．障害を負った後，生活することになる「社会」にいかに適応していけるかが，その後の社会復帰を大きく左右する要因となる．

「共感能力」はイルカやゾウ，霊長類など主に集団生活を営む動物に備わっている．ヒトの場合は社会構造の複雑化に伴い，共同体維持のためより高度な「社会的知性」が求められるようになった．現在では共感能力に基づくそれらの「社会的知性」を「社会的認知機能」と総称している．共感能力の神経基盤として有力視されているのはミラーニューロンシステムである．ミラーニューロンは自分がある行為をしても，他者がその行為をするのを見ても活性化するニューロンで[19)]，ヒトではブロードマンの40野（下頭頂小葉），44野（Broca野），中心前回下部などにあるとされている．

ミラーニューロンの重大な特徴は，他者の脳の内部の状態を，自己の脳の内部の状態としてシュミレーションしているということである．つまり他者の経験を，あたかも自分の経験のように情報処理していると考えられている．では，このミラーニューロンシステムがなぜ共感能力の神経基盤だとされるのか．それは他者の感情を理解するためには，自身の身体内部で生じる変化を他者の状態と重ね合わせて知覚しなければならないからである．共感能力は内受容感覚を基礎として実現しているのである．

4．基盤的認知能力 ③—意識
(1) 意識の種類

大東[20)]の分類に従うと意識は以下の3つに分類される．

① 覚醒意識
② 対象意識
③ 自己意識

覚醒意識とは「そこに何かがある，誰かがいる」ということへの「気づき」である．対象意識とは「そこにあるのが何であるか，誰であるか」の「気づき」であり，他の認知能力が深く関与している．自己意識とは「自分自身，自分が何者であるか」についての「気づき」である．覚醒意識の神経基盤は，脳幹から視床にかけて分布する上行性網様体賦活系と呼ばれる神経ネットワークである．対象意識は認知能力とのかかわりが強く，広範な大脳皮質の損傷により障害を受けるとされる．一方，自己意識の神経基盤はいまだ議論の渦中にある．ボディ・マップや感情，特に内受容感覚と深い関連のあることが想定されており右半球優位であるとする見解が多い．

実は意識という「気づき」が及ぶ範囲は限定的である．われわれの認知は限られた「気づき」と，それ以上に膨大な無意識の領域で起こる心的プロ

表3 confusional state の主症状

- 首尾一貫性の消失：行為・思考の一貫性欠如
- 記憶錯誤：記憶の混乱
- エラーの添加：誤答内容の展開
- 周辺刺激への無関心：周囲情報からの推論欠如
- 書字障害
- 疾病無知覚：病態失認・病態無関知

（山鳥　重：神経心理学入門．医学書院，pp44-45, 1985 より一部要約）

セスにより支えられている．高次脳機能障害のリハはようやく意識の領域に踏み込み始めたところである．生活レベルにリハ効果を浸透させていくためには，やがて無意識の領域をも視野に入れることになるだろう．

（2）意識と注意

「意識」は医学的には「覚醒」とほぼ同義で用いられることが多い．一方で高次脳機能として「意識」を捉える場合，明るさ（覚醒度）だけを指標とするのでは不十分である．意識の及ぶ範囲や深さといった意識内容についての情報が，より重要な評価対象となる．ところで臨床の現場では，意識の問題とすべきか注意の問題とするべきか迷うケースに遭遇することは珍しくない．そもそも意識と注意とを明確に区別するのは難しい．盲視 blind sight のケースでは，病側視野に刺激を提示されても「見える」という意識的知覚は成立しない．しかし光弁別課題に対する正答率が有意に高いケースが存在することから，この患者の内的過程で少なくとも能動的注意は機能していることがうかがえる[21]．つまり，注意と意識とは乖離し得るのである．このことは両者が別の機能および神経基盤を持っていることをうかがわせる．

（3）意識の測定

意識障害の中には，意識と注意のはざまの障害と捉えられる病態がある．英語圏では confusional state，本邦では「軽度意識障害」「通過症状群」と呼ばれることもある（詳細は後述）．山鳥[22]は覚醒状態が保たれていても思考や行動の統一性に乏しい状態を「明らかな意識障害と完全な覚醒状態との中間の段階」と説明している．表3に特徴的とされる症状を挙げた．一般的な意識障害の評価スケールである Glasgow Coma Scale（GCS）や Japan Coma Scale（JCS）では，これらの症状は測定できない．患者はある程度睡眠リズムがしっかりしており，開眼時はセラピストの問いかけにもそれなりに応じることができる．しかし意識障害が存在すると，それ以外のすべての認知能力が悪影響を受けることから軽度の障害であっても見逃してはならない．表情変化の有無，ぼんやりした様子（覚醒状態），問いかけへの反応遅延，反応の緩慢さ，1問1答のような反応量減少，状況にそぐわない反応（反応の質量），話したり考えたりすることへの疲れやすさ，途中での身体愁訴の増加やイライラした様子（易疲労性），迅速な気づきがみられる範囲の狭小化，例えばベッド周囲に限られるなど（意識のおよぶ範囲）である．このように「意識」は多面的に評価する必要がある．

5. 基盤的認知能力 ④—注意
（1）注意の本質

注意の本質は選択性にある．状況に即応し適切な刺激あるいは空間方向へ意識を焦点化させる．注意の機能面に関しては諸説があるため，詳細は標準注意検査法（CAT）などの文献を参照いただきたい．ここでは注意の種類について解説する．

（2）注意の種類

注意は作用モードにより3つに分類される．
① 能動的注意（トップダウン的注意）
② 受動的注意（ボトムアップ的注意）
③ 学習された注意（予測的注意）

刺激に対し意図的，内発的に向けられる注意は能動的注意と呼ばれる．抹消課題などいわゆる机上課題で作用するのはこの能動的注意だと考えられる．外的刺激に誘発されて生じる注意は受動的注意と呼ばれる．受動的注意は定位反射を含んで

おり，危険をいち早く察知する生体防御システムと関連している．この2つのタイプの注意が競合する状況下では，通常，受動的注意のほうが優位に作用する．学習された注意は手続き記憶を背景に作用していると考えられる．学習が進んだ結果，次にどんな刺激がどこにどのように提示されるかを脳内で予測可能となり，無意識のうちに刺激提示に先行して注意が振り向けられるようになることをいう．

健常者ではこれらのタイプの異なる注意を状況に応じて適時切り替えている．脳損傷者ではこの切り替えが円滑に作用しない事態が生じる．受動的注意が過剰に作用していると外部刺激の干渉を受けやすく注意散漫となり，指示が入りにくくなり，課題に集中できない場面が多くなる．能動的注意が強すぎ過集中状態に陥っていると，受動的注意が抑制され，しばしば危険を察知できず不注意となる．患者は歩行時であれば，物の存在や突然の人の出現に迅速に気づけずぶつかりそうになるだろう．また学習による注意が生じなければ，運動学習は意図的学習段階（連合段階）にとどまり，なかなか自動化段階に移行しないという問題が生じる．

(3) 注意の容量

注意は無尽蔵に貯えられているわけではない．その容量には限界があり，それを超えると健常者でも不注意状態に陥る．Neisserら[23]が行った実験では，被験者はバスケットボールの試合の映像を見せられ，パスの数を数えるよう指示された．すると半数以上の被験者が，試合中ゴリラの着ぐるみを着た人物がコートを横切ったことに気づかなかったという．「非注意による見落とし」と呼ばれる現象である．われわれは普段から自分たちの注意力を過信している．だが注意のリソースは限られている．能動的注意を過剰に働かせていると，それ以外の刺激に対し注意を向けられなくなる．

注意容量の限界が示唆することはもう一つある．リハは患者に集中力を持続させるよう求める．それは集中力が学習の早期進展に欠かせないからである．しかし，生物は持っているエネルギーを限度いっぱい消費することはめったにない．われわれは状況に応じ，うまくエネルギーを節約して事に当たっているのである．

脳損傷患者の場合，注意のリソース自体が健常者に比べはるかに少なくなっている．また臨機応変に注意モードの切り替えやエネルギー節約を行う調整能力は，さまざまな理由により機能不全に陥っている．このため患者は疲れやすい．何かに集中することで，容易にエネルギーを消耗し易疲労性をきたす．そしてエネルギーはなかなか回復しない．リハを行う際には，患者の易疲労，イライラ，意欲の乏しさ，学習が進まない理由をよくよく観察しながら進めていく必要がある．集中できる環境下で実行可能となった能力を，日常生活でも同様に発揮できるわけではない．患者は常に緊張してその動作を行っている．もしその状態のまま退院に至れば，繰り返される日常生活の中で集中が続かなくなり転倒，あるいは疲れきり活動性低下をきたし，家に引きこもるようになる．最大限の能力を使いきることで目標が達成されても，日常生活ではいちいち疲労困憊に達しているわけにはいかない．リハはエネルギー消費の少ない自動化段階に至ることを目指すべきである．

4 基盤的認知能力の評価（表4，表5）

ここまで見てきたように，基盤的認知能力（意識，注意，記憶，感情）の障害は，それ以外のすべての認知能力に影響を及ぼす．急性期や回復期では複数の認知能力の低下が絡み合った複雑な症状を呈している場合が多いことから，各能力を個別に抜き出して評価することは容易な作業ではない．例えば，MMSEを失語症のある患者に実施しても，得点の低下は知的能力低下を示す指標には

表4　認知・行動チェックリスト

年　　月　　日　　氏名　　　　　　　殿

	項目		下位項目	観察点	重症度 (3, 2, 1, 0点)
1	意識・易疲労性	1.	覚醒	① 覚醒・睡眠サイクルが安定しているか，② 日中開眼が保たれているか，ねむそうだったりぼんやりしていないか	
		2.	反応・内容	① 刺激に対する反応が遅くないか，② 緩慢でないか，③ 反応量が乏しくないか，④ 反応内容が状況に合っているか	
		3.	見当識	① 今がいつで，どこにいるかわかっているか，② 自分の置かれた状況を認識しているか	
		4.	易疲労性	① 話したり考えたりすることに疲れやすさはないか，② 身体愁訴・イライラすることはないか，③ 途中で反応緩慢，エラー増加がないか	
2	自発性・感情	1.	意欲・発動性	① 自ら行動を開始したり，話しかけたりするか，② 物事に対し意欲的，能動的に取り組むか	
		2.	興味・関心	① 他者や周囲の出来事，社会の出来事に対する関心がみられるか	
		3.	感情	① 感情が平板化，パターン化していないか，② 表情や視線，仕草などで，状況に合った感情表出がみられるか	
		4.	感情制御	① 年齢相応の感情制御ができているか，② 固執性，多動性，衝動性，易怒性，抑うつ，退行性などの情動障害がみられないか	
3	注意	1.	選択	① 干渉刺激の多い状況下で，能動的注意を必要な対象に向けられるか	
		2.	強度・持続	① 注意の強度を一定時間以上維持し，作業を継続できるか，② 途中で成績が低下したり変動したりしないか	
		3.	分配・変換	① 2つ以上の作業を同時に行えるか，② 作業途中で必要な刺激に注意を変換し，また元の作業に戻れるか	
		4.	葛藤条件監視	① 病前の習慣的動作を抑制するように自己監視し，麻痺側身体に配慮した動作を行えるか	
4	記憶	1.	近時記憶	① 想起の手がかりとなり得る感情喚起を伴わない，2～3日前の出来事をしっかり覚えているか	
		2.	遠隔記憶	① 病気をする以前から昔のことまでの記憶がよく保たれているか	
		3.	展望記憶	① これから先に行うことを覚えておいて，実行することができるか	
		4.	手続き記憶	① 数回行えば，新しい作業手順を覚えることができるか	
5	状況判断	1.	危険判断	① 動作上の危険を予測し，動作や行動の自己修正を行い危険を回避できるか，② 自分の力では危険を伴う場合，他者の援助を求めることができるか	
		2.	自制的判断	① 長期的だがより好ましい利益を得るために，短期的，衝動的欲求を抑制して自制的な行動をとれるか	
		3.	社会的状況判断	① 社会生活上のマナーを守り，適切な行動を行うことができるか	
		4.	対人的状況判断	① 1対1，あるいは1対集団の人間関係において，相手の感情に配慮し，不必要なトラブルを回避するために適切な行動，言動をとっているか	
6	病識・適応	1.	病気理解	① 疾患名，またはどのような病気かを理解しているか，② 発症からの経過を認識しているか	
		2.	障害理解	① 自分の障害部位，障害内容，障害の程度を理解しているか	
		3.	能力理解	① 障害のために何ができず，何ができるのかを理解しているか，② 障害のために起こり得る日常生活諸問題を認識しているか	
		4.	環境適応	① 障害されている能力を保たれている能力で代償しているか，② 日常生活諸問題を解決するための工夫を行い，環境に適応しているか	
	合計得点				/72

表5 認知・行動チェックリストの評価基準

項目	下位項目		観察点
1 意識・易疲労性	1 覚醒	0点	日中傾眠傾向がある．開眼しているときは，表情はぼんやりとして眠そうである．
		1点	日中開眼が保たれているが，表情はぼんやりとしている．
		2点	日中開眼が保たれているが，時折ぼんやりしていることがある．
		3点	日中十分に開眼が保たれており，表情はしっかりしている．
	2 反応の速さ・量	0点	刺激（例：会話など）に対して，応答反応がほとんど得られない．
		1点	刺激に対して，反応がわずか（例：探索しようとするがすぐにやめてしまうなど），反応潜時が不自然に長い，過剰な応答（例：一方的に話し続けるなど），不適切な内容がみられる．
		2点	刺激に対して，時折反応が遅れたり，反応量が減少あるいは過剰となることがあるが，おおむね自然なやりとりが成立する．
		3点	刺激に対して，反応の速さ，量，内容ともに異様な印象を与えることはなく，自然なやりとりが成立する．
	3 見当識	0点	場所，時間の見当識が失われている（例：まったく答えられない，でたらめな内容を言うなど）．
		1点	場所，時間の見当識があいまいで，正答の時もあれば誤ることもある．または不正確（例：病院であることはわかっているが病院名を誤る，季節は合っているが月を誤るなど）である．
		2点	時間の見当識に微妙なずれ（例：月は合っているが日にちを誤るなど）がある．
		3点	場所，時間の見当識がよく保たれている（例：自分の病室が何階にあるか言える，日にち，曜日，おおまかな時間を把握しているなど）．
	4 易疲労性	0点	考えたり話したりするとすぐに疲労を示す，あるいはすぐに身体愁訴がみられ，持続できない．
		1点	考えたり話したりすることに疲れやすく，途中でぼんやりしたり，反応が緩慢になったり，反応量が減少したり，エラーが増える．
		2点	慣れた場面では考えたり話したりすることに明らかな疲労を示すことはないが，新奇な場面（例：初対面の人と話すなど）や長時間の作業では終盤にぐったりしてしまう．
		3点	慣れた場面はもちろん，新奇な場面であっても精神エネルギーを持続でき，多少の疲労感を感じることはあっても反応性に大きな低下はみられない．
2 自発性・情動	1 意欲・発動性	0点	日常的活動（例：ADLなど）を自ら開始しようとせず，促してもやろうとしない．何事にも意欲が乏しい．
		1点	日常的活動を自ら開始することはほとんどないが，指示や促しがあれば実行する．
		2点	ADLなどの必要な活動は自ら実行するが，新しい活動（例：宿題，自主トレ，グループ活動など）に対し意欲的でなく，促しが必要．
		3点	ADLだけでなく，新しい活動にも自ら積極的に行動を開始し，意欲的な取り組みがみられる．
	2 興味・関心	0点	何事に対しても，興味・関心が乏しい．
		1点	自分自身のことや，ごく近親な人（家族など）に対してのみ関心がみられる．
		2点	自分自身や身近な人だけでなく，病院職員やほかの入院患者に対しても関心がみられるが，社会的出来事への関心は乏しい．
		3点	自分自身や身近な人，病院で接する人々に対しても関心がみられる．また社会的出来事に対しても興味・関心が高い．
	3 感情	0点	喜怒哀楽などの感情表出がほとんどみられない．または快・不快な時だけ感情表出がみられる（原始情動のみ）．
		1点	喜怒哀楽の感情表出は示すが，喜びの時は笑う，不快刺激に対しては怒るなど場面に依存した反応でパターン化している．あるいは全般的に鈍化・平板化している．
		2点	喜び，楽しみ，怒り，恐れなどの感情表出が自然にみられるが，羞恥心，いたわり，期待，悲しみなどの社会的で複雑な感情表出はみられない．または悲観的，多幸的などの偏りがある．
		3点	細やかな喜怒哀楽の感情表出や，社会的で複雑な感情表出がごく自然にみられる．
	4 情動発現制御	0点	自分の感情表出を状況に合わせて制御することができない．固執・多動・衝動・易怒・抑うつ・依存・退行などの症状を強く認める．
		1点	自分の感情表出の制御がしばしば不適切である．固執・多動・衝動・易怒・抑うつ・依存・退行などの傾向をみとめる．
		2点	自分の感情表出の制御が不適切なことがある．固執・多動・衝動・易怒・抑うつ・依存・退行などの傾向が軽度に残っている．
		3点	年齢相応の感情表出がみられ，状況に合わせて制御することができる．
3 注意	1 選択	0点	必要な刺激に注意を向けることがしばしばできない．あるいは干渉刺激があると，必要な対象に注意を向けることができない．
		1点	干渉刺激が多くなるほど（例：個室でなく，人の多いリハ室など），注意散漫となり，必要な対象にしばしば注意を向けられない．
		2点	干渉刺激が多くなると気が散る傾向があり，必要な対象に十分注意が向けられているとはいえない．
		3点	干渉刺激が多い状況下でも，必要な対象に適切に注意を向けることができる．
	2 強度・持続	0点	一つの作業を持続して行うことができず，すぐに中断する．
		1点	一つの作業を数分持続して行えるが，最後まで持続できず，途中でやめたり休んだりする．
		2点	一つの作業を最後までやり終えることができる，あるいは30分程度持続して行えるが，途中で反応速度が遅くなったり成績が低下したり，エラーが増える傾向がある．
		3点	一つの作業を最後までやり終える，あるいは30分程度持続して行える．またその間，明らかな反応速度の低下や成績の変動，エラーの増加をみとめない．
	3 分配・変換	0点	二つ以上の作業を同時に行うことができない．どちらか一方の作業しか行えなかったり，しばしば何をしたらよいのか混乱を示す．
		1点	二つ以上の作業に同時に取り組みはするが，エラーが多く実用的でない．あるいは作業に過集中となり，指示やほかの刺激提示に対し注意を振り向けられない．
		2点	二つ以上の作業を同時に行うと，若干成績低下がある．あるいは，過集中傾向があり，ほかの刺激提示にすぐに注意を向けられなかったり，元の作業に戻るのに促しを要することがある．
		3点	二つ以上の作業を同時に行うことができ，明らかな成績低下はみられない．また実施中，ほかの刺激提示に対しても適切に注意を振り向けることができ，自発的に元の作業に戻れる．
	4 葛藤抑制	0点	その都度注意しないと，麻痺に配慮した動作など，動作内容や手順変更を必要とする状況下で，健常時の習慣的な行動パターンの出現を自己監視・抑制することがまったくできない．
		1点	注意しなくても，麻痺に配慮した動作など，動作内容や手順変更を必要とする状況下での習慣的な行動パターン出現を，自己監視・抑制することがたまにできるのである，浮動的．
		2点	慣れた環境下では麻痺に配慮した動作など，動作内容や手順変更を必要とする状況下での習慣的な行動パターンを自己監視・抑制することができるが，環境が変わると不確実．
		3点	多少環境が変化しても，麻痺に配慮した動作など，動作内容や手順変更を必要とする状況下で，健常時の習慣的な行動パターンを自己監視・抑制することができる．

（表5つづき）

4	記憶	1 近時記憶	0点	当日中の出来事の想起がまったくあるいはほとんどできない．または作話やあきらかな記憶の混同がみられる．
			1点	当日中の出来事を一部正確に想起可能だが，細部があいまい（例：人や場所を誤るなど）であったり，時系列を間違えたりする．
			2点	当日中の出来事の想起はおおむね保たれている．ただし2～3日以上前の出来事になると細部があいまいであったり，時系列に誤りがみられたりして，不確実になる．
			3点	2～3日前の出来事想起がよく保たれている．また，1～2週間程度前の新奇な出来事（例：頭部MRIの撮影，外泊など）の想起もおおむね可能である．
		2 遠隔記憶	0点	発症前数か月から数年にわたるあきらかな逆向健忘（発症以前の出来事の記憶障害）をみとめ，自伝的記憶が損なわれている．
			1点	発症前2週間以内の逆向健忘をみとめる．またそれ以前の記憶，とくに自伝的記憶にも不正確さや記憶錯誤をみとめる．
			2点	発症前2週間程度の記憶にあいまいさはあるが，それ以前の記憶，とくに自伝的記憶はおおむね保たれている．
			3点	発症以前の記憶がおおむね保たれており，とくに自伝的記憶についてはよく保たれている．
		3 展望記憶	0点	スケジュールや予定，約束事を覚えておくことができず，なにかするべきことがあったこと自体再認できない．
			1点	スケジュールや予定，約束事を忘れてしまうことがあるが，促せばなにかするべきことがあったと想起可能．ただし内容までは自力で想起できない．
			2点	スケジュールや予定，約束事を忘れてしまうことがあるが，促せばなにかするべきことがあったことや，内容の想起が可能である．
			3点	スケジュールや予定，約束事をたまに忘れてしまうことがあるが，日常生活上の支障となりうる問題は生じない程度にとどまる．
		4 手続き記憶	0点	平均より頻回に反復練習を行っても，新しい作業手順をほとんど覚えられない．
			1点	平均より頻回に反復練習を行うことで，新しい作業手順の一部を習得可能である．
			2点	平均より頻回に反復練習を行うことで，新しい作業手順の習得が可能である．
			3点	数回行えば，新しい作業手順をおおむね習得することができる．
5	状況判断	1 危険判断	0点	危険を予測してそれを回避する行動をとったり，他者の援助を求めることがない．
			1点	日常習慣的動作の中では，危険を予測して回避したり，他者の援助を求めることがあるが浮動的である．
			2点	日常習慣的動作の中では，危険を予測して回避行動や適時援助を求めることができるが，新奇な場面や環境下では十分に判断できているとは言えない．
			3点	日常習慣動作の中では，よく危険を予測して回避や援助を求めることができる．また多少の環境変化に対応して危険予測，回避行動をとることがおおむね可能である．
		2 自制的判断	0点	しばしば物品依存的（例：目の前に食べ物があるから食べるなど），あるいは即時の感情に依存した問題解決を選択，将来を予測した自制的な判断ができない．
			1点	しばしば場面依存的，あるいは感情依存的な近視眼的問題解決（例：目先の利益を優先など）を選択し，招来を予測した自制的な判断ができない．
			2点	ある程度近い将来を予測可能だが，自分中心の問題解決を選択しがちであり，あるいは他者依存傾向があり，より長期的な将来や社会的関係を考慮した自制的判断は十分に行えない．
			3点	数年後の将来など，長期的な予測や社会的関係（例：数年後の自分の状況だけでなく家族の状況も含めてなど）を考慮した自制的な判断をおおむね行うことができる．
		3 社会常識的状況判断	0点	集団生活上のマナーを理解せず，他者への配慮を示すことがない．
			1点	集団生活上のマナーの認識に乏しく，しばしば他者への配慮に欠けるが，指摘されればそのことに気がつき，一部修正することができる．
			2点	自分の病室や身近な周囲の人々に対しては，集団生活上のマナーを守り配慮した行動をとれるが，よく知らない他者（例：洗面所の掃除の人，調理師など）の存在に対する配慮は乏しい．
			3点	集団生活上のマナーをよく守り，普段接しない人々の存在にも配慮した行動をとることができる（例：洗面台が汚れたままだと掃除する人が大変だから使用後きれいにふき取るなど）．
		4 対人的状況判断	0点	他者の意図や感情への理解を示すことがほとんどなく，共感の行動が欠如している（他者視点取得ができない）．そのため他者との関係を築くことができない．
			1点	わかりやすい状況下では他者の意図や感情への理解を示すが，共感性が低く，しばしば協調的な行動をとれない．そのため援助なしに他者との円滑な関係を築くことができない．
			2点	他者の意図や感情，立場への理解を示し共感的な行動をとる．ただし自分の見方に偏った判断をしがちで，不適切な言動や行動をとることがあり，不必要なトラブルが生じることがある．
			3点	他者の意図や感情，立場に配慮した共感的行動をとることができ，他者との適切な関係を築ける．
6	病識・適応	1 病気理解	0点	自分が病気になったことの認識が乏しいかあいまいである（例：脳梗塞なのに胃潰瘍など状況に合わないことを言うなど）．
			1点	病気になった部位などの大雑把な認識にとどまる（例：脳の病気など）．
			2点	自分の病名を認識しており，どのような病気かある程度理解しているが，後遺症をもたらす，あるいは進行するという事実への深刻性には乏しい．
			3点	病名やどのような病気であるのかおおむね理解し，深刻性を認識している．
		2 障害理解	0点	自分に生じた障害をまったく認識していない．あるいは否認する．
			1点	自分に生じた障害を大雑把には認識している（例：足が悪いみたいなど）．
			2点	自分に生じた障害をおおむね認識（部位・内容・程度について）しているが，深刻性に乏しい．
			3点	自分に生じた障害をおおむね認識（部位・内容・程度について）し，その深刻性について認識している．
		3 能力理解	0点	障害により，現在の自分にできなくなったことをまったく認識していない．あるいは否定する．
			1点	障害によりできなくなったことを大雑把に認識している（例：一人で起きられない，歩けない，トイレに行けないなど）．
			2点	現在の自分にできること，できなくなったことを病棟生活のレベルではおおむね認識している．ただし環境変化に対応させた（例：自宅の場合でなど）認識は十分であると言えない．
			3点	障害がある現在の自分に何ができ，何ができないかをよく認識している．また環境変化により生じうる問題を予測，あるいは認識できる（例：自宅のトイレ動作は自立，外出先では介助バーがあるとは限らず，他者の介助が必要になるかもしれないなど）．
		4 環境適応	0点	残存能力の活用に乏しい．周囲の人の全面的な援助がなければまったく環境に適応できない．
			1点	よく整えられた環境に限り適応が可能だが，病識に乏しく残存能力の適切な利用や状況判断が不十分で，周囲の人からの働きかけや努力的配慮を必要とする．
			2点	日常的な生活環境の変化に対し残存能力を活用し，おおむね適応できる．ただし病前に比べ明らかに社会的活動範囲が狭まり，残存能力の有効活用が十分にできていない．
			3点	残存能力を有効かつ柔軟に利用し，日常生活環境の変化にはもちろん，新しい社会的環境への活動範囲の広がりにも自ら工夫して適応できる．

第3章　高次脳機能障害の理解　53

なり得ない．結果が全般的知的能力の低下を示しているのか，言語能力の低下を示しているのか明確に区別することはできないからである．

このように，客観的指標であるとされる机上検査を用いる場合にも，その結果が何を反映しているのか，分析・解釈する知識や技術が必要となる．とりわけ失語，失行などの個別的認知能力の障害に比べ，基盤的認知能力は日常生活にどのような影響を与えているのか判断しにくい．

行動観察による評価

現在われわれが開発中の「認知・行動チェックリスト」（**表4**）[24]について紹介する．本チェックリストは，基盤的認知能力を患者の日常行動から評価することを目指した．評価項目は，意識，感情，注意，記憶，判断，病識の6領域で，それぞれ4項目を設定している．訓練場面に限らず病棟での食事，整容，移乗，歩行，会話などの日常生活を観察し，そこで認められた行動から認知能力を項目ごとに評価する．評価者の経験年数で結果がばらつくことを考慮し，重症度を0～3点の4段階に設定，各段階の評価基準（**表5**）を定めた．

われわれの研究[24]では，非言語性認知能力検査であるレーヴン色彩マトリックス検査と有意な相関を認めた．このことは行動観察評価の一定の有効性を示すものである．しかし患者が示す行動をただ漫然と観察していたのでは，内的過程のどこに問題があるのか，推測することはできない．重要なのは，評価の視点を明確にすることであり，机上検査の結果と合わせて，行動観察から得られたデータを総合的に分析することである．高次脳機能障害へのリハは，多職種から構成されるチームの連携により行われる．本チェックリストはそうした連携のツールとして応用可能であることを付け加えておく．なお，今回掲載したのはその2012年版である．新たな知見や研究発展に伴い，随時バージョンアップを検討している．

5 まとめ

高次脳機能障害は回復しにくいといわれる．障害の背景にある構造や表面化する症状が多様で複雑すぎるからである．机上検査の数値だけでは説明がつかないことも科学的根拠の蓄積を困難にし，効果的なリハの開発を難航させている．しかし，誰もが知っているようにリハはあきらめることを学習することではない．また現存の知識・技術・仮説の不備不足に従順であることは「科学」ではない．今後，「身体」-「脳」-「環境」の相互関係に働きかけるために，高次脳機能障害のリハは大きな変化をとげるだろう．

【文献】

1) 山鳥　重，早川裕子，博野信次，他：高次脳機能障害マエストロシリーズ1 基礎知識のエッセンス．医歯薬出版，pp12-26，2007
2) ディビット・J・リンデン（著），夏目　大（訳）：つぎはぎだらけの脳と心―脳の進化は，いかに愛，記憶，夢，神をもたらしたのか？．インターシフト，pp70-109，2009
3) 山鳥　重：神経心理学の醍醐味．高次脳機能研究　**29**：9-15，2009
4) Yehuda Ben-Yishay，大橋正洋（監），立神粧子（著）：前頭葉機能不全 その先の戦略―Rusk通院プログラムと神経心理ピラミッド．医学書院，pp54-73，2010
5) 山鳥　重：「解説」高次脳機能障害とともにいかに生きるか―神経心理学の立場から．山田規畝子：高次脳機能障害者の世界 私の思うリハビリや暮らしのこと．協同医書出版社，p142，2009
6) Lezak MD, Howieson DB, Loring DW, et al：Neuropsychological Assessment 4th Ed. Oxford University Press, p414, 2004
7) 中沢一俊：記憶．甘利俊一（監），田中啓治（編）：シリーズ脳科学2 認識と行動の脳科学．東京大学出版会，p141，2008
8) 岩田　誠：臨床医が語る 認知症の脳科学．日本

評論社，pp145-152，2009
9) Baddeley AD, Hitch GJ：Working memory. In Bower GA（Ed）：The psychology of learning and motivation：advances in research and theory. Academic Press, Vol. 8, pp47-89, New York, 1974
10) Baddeley AD：The episodic buffer：a new component of working memory？ *Trends Cogn Sci* **4**：417-423，2000
11) 鎌倉矩子，山根 寛，二木淑子（編），鎌倉矩子，本多留美（著）：高次脳機能障害の作業療法．三輪書店，pp74-75，2010
12) 山鳥 重：神経心理学コレクション 記憶の神経心理学．医学書院，pp35-37，pp152-176，2002
13) アントニオ・R・ダマシオ（著），田中三彦（訳）：感じる脳 情動と感情の脳科学 よみがえるスピノザ．ダイヤモンド社，p127，2005
14) 寺澤悠理，梅田 聡，斉藤文恵，他：右島皮質損傷によってネガティブ表情の識別に混乱を示した1例．高次脳機能研究 **30**：349-358，2010
15) Calder A, Keane J, Manes F, et al：Impaired recognition and experience of disgust following brain injury. *Nat Neurosci* **3**：1077-1078, 2000
16) Naqvi NH, Rudrauf D, Damasio H, et al：Damage to the insula disrupts addiction to cigarette smoking. *Science* **315**：531-534, 2007
17) 大東祥孝：頭部外傷後精神病性障害（PDFTBI）と側頭極損傷—妄想知覚の発現機序仮説にむけて．精神経誌 **111**：452-459, 2009
18) 高畑圭輔，豊嶋良一：統合失調症と社会脳．臨床精神医学 **36**：971-979，2007
19) Rizzolatti G, Fadiga L, Gallese V, et al：Premotor cortex and the recognition of motor actions. *Brain Res Cogn Brain Res* **3**：131-141, 1996
20) 大東祥孝：意識の概念とその変遷—高次脳機能論．*Clinical Neuroscience* **11**：488-492，1993
21) Kentridge RW, Heywood CA, Weiskrantz L：Attention without awareness in blindsight. *Proc Biol Sci* **266**：1805-1811, 1999
22) 山鳥 重：神経心理学入門．医学書院，pp43-46，1985
23) Neisser U, Becklen R：Selective looking：Attending to visually specified events. *Cogn Psychol* **7**：480-494, 1975
24) 森田秋子，酒向正春，大村優慈，他：失語症例の回復期における認知機能の改善に関する検討—認知・行動チェックリストの試験的作成と運用．脳卒中 **33**：341-350, 2011

【参考文献】
1) 金子奈穂子，澤本和延：海馬ニューロンの新生と精神神経疾患．総合リハ **38**：114-120，2010
2) 角田 亘，安保雅博：先進的医療技術を駆使した治療戦略．総合リハ **37**：11-16，2009
3) 長谷公隆（編）：運動学習理論に基づくリハビリテーションの実践．医歯薬出版，pp34-49，2008
4) 彦坂興秀：神経心理学コレクション 彦坂興秀の課外授業 眼と精神．医学書院，pp206-231，2003
5) 加藤元一郎，鹿島晴雄：専門医のための精神科臨床リュミエール 10 注意障害．中山書店，pp35-50，2009

通過症状群の理解

森田秋子

1 回復期の高次脳機能障害の特徴

　脳損傷発症から1カ月程度で入院してきた患者の高次脳機能の状態は，その後の数カ月間に大きく変化していく．回復期リハビリテーション病棟入院の初回評価の印象や結果に，後々引きずられていくことは禁物である．注意障害，半側空間無視という診断名が患者をみる目に先入観を与える．症状は変化し軽減化しているのについ過小評価し，できるようになっていることを見逃してしまうようなことはあってはならない．回復期は，症状が固定化する以前の時期である．変化していくことを前提に，その変化を見逃さず，評価できる力をつけたい．

　同時に，この時期の高次脳機能の状態を通過症状群とひとくちに片づけてしまったのでは，有効

なアプローチにつながらない．混沌とした症状を分析的に評価し，それぞれの機能の変化を追うことが重要である．

2 通過症状群

脳血管障害発症直後は，なぜ大きく症状が変化するのか．回復の機序について考えておこう．脳損傷発症直後に生じた症状は早期には急激に回復し，徐々にゆるやかになり，やがてプラトーになる．発症直後の障害と回復には，神経細胞死，脳血流低下による機能不全，損傷部位から離れた遠隔領域の機能低下（diaschisis）などが関与する．そして回復には血流の回復，diaschisis の回復，さらに長期的な改善には新しい神経回路の形成などが関わる．この時期に出現する高次脳機能の問題は，種々の症状が複雑に組み合わさって出現する．それらの症状は経過とともに消失，軽減，あるいは固定化していく．この，症状がまだ浮動的で固定していない時期に生じる症状は，通過症状群（confusional state）と呼ばれる．通過症状群という言葉は大変便利であり，過剰に用いればこの時期の認知機能の変化をすべて通過症状群と評価しすませてしまうこともできる．しかしそれでは患者の症状を的確に捉えられない．通過症状群の中身をしっかりと評価していくことが重要である．

前項で示されたとおり，高次脳機能には階層性があり，回復の順序性を想定すると，この時期の症状を理解しやすい．多くの脳損傷患者でみられる症状を，意識，感情，注意，記憶の4領域および，この時期の評価に重要である病識（おおまかな病態への気づき）に焦点をあて，その推移をみていくことにする．

3 意識障害

意識障害は，脳損傷後にしばしば他の高次脳機能障害と重複して生じる．意識障害が消失するまで高次脳機能の詳細な評価はできないことが多いが，昏睡のような重度の意識障害が改善した後，なお軽症化した意識障害が高次脳機能障害を多彩にし，しばしばわかりにくくする．そのため意識障害の特徴を理解しておくことは，高次脳機能障害を的確に評価するうえで重要である．

Japan Coma Scale（JCS）は手軽に用いやすい意識障害のスケールである．JCS の3桁は刺激にも開眼しない状態であり，昏睡状態である．脳内部の大きな出血や浮腫により中脳にある脳幹網様体や視床下部が損傷，あるいは圧迫されている．その後，徐々に開眼がみられるものの安定せず昏睡と開眼をいききする状態，あるいは刺激により開眼する状態などへと改善していく．病型や損傷部位，大きさによっては，ここから1桁あるいは意識障害がないレベルへ一気に回復する患者も存在するが，意識清明といえる状態に至るまでになお数週間〜数カ月を要する患者は少なくない．視床や被殻に比較的大きな出血を呈したり，中大脳動脈（MCA）領域広範囲に梗塞を呈する患者などでは，意識レベルは薄紙を一枚一枚はがすように，一進一退を繰り返しながら少しずつ回復に向かう．この一進一退の中から，確実な変化を感じ取れるようになることが重要である．

JCS 1〜2桁の時期に出現する問題には，意識内容自体の変容，せん妄（delirium）や昼夜のリズムの乱れなどがある．これらの患者に対して，比較的安定した反応が得られる時に何を行うかよく計画しておくことが必要である．失語症などの言語障害が重度でなければ，開眼している時に質問に返答したり発言したりすることができるようになるが，意識障害があれば見当識が損なわれていたり反応が浮動的であることがある．全身状況を確認しながら，覚醒を改善させるための明確な刺激を与えることが必要である．視覚，聴覚，触覚，味覚など，障害特性に合わせた的確な感覚刺激が

有効である．

JCS 1桁は，常時開眼が保たれるようになっても意識が清明とはいえない状態である．目が開いていても，十分に覚醒しているわけではない．反応が浮動的，遅延する，少ない，不適切であり，全体に緩慢な印象を与える．また考えることに対して疲れやすく，易疲労性が高い状態を呈す．簡単な会話には応じることができるのに，質問が続くと何も考えられなくなってしまったりする．意識が改善すると徐々に表情が豊かになり，発話量が増え，さまざまな反応が増えてくる．何月何日まで意識障害があったと厳密に評価することは難しいが，「そろそろ意識の問題は消失したといってよい」という時期がやってくる．

4 感情障害

人の感情に，左右の側頭葉深部に存在する扁桃体の関与が明らかになっている．扁桃体は前頭葉，側頭葉，後頭葉などとネットワークを作り，感情の喚起や抑制に関与する．また前頭葉を中心としたネットワークが損傷されると，自発性や意欲の障害，感情のコントロール障害が生じることがある．この時期には突然の発病に対する混乱や動揺，いら立ちなど，心理的に不安定な要因があることや体調が不安定で気分がすぐれないことが多いことから，患者がイライラしていたり落ち込んでいても「当然のこと」だと評価されることが多い．たしかに心理的要因や体調の要因が加わっていることも多いが，脳の機能の低下によって，自分の感情をうまくコントロールできない脱抑制といわれる状態，発動性の低下，抑うつなどが生じていることが少なくない．脳損傷により生じている症状であると理解することにより，落ちついて対応することができ，症状を分析することが可能になる．情動や意欲の障害が前面に出ている時期はやる気のなさや拒否などが出現し，積極的なリハが開始できないことも多く，患者の状態に合わせた適切な働きかけが求められる時期である．脱抑制症状には，易怒性，衝動性，固執性，抑うつ性，多動性，退行性などがあり，症状や重症度により適切な働きかけ方は異なる．過敏で過剰な反応が強い時期には，感情をあおらないように抑制的に働きかけることが効果的である．逆に反応が減少し弱くなっている場合は，反応を引き出すような積極的な働きかけが有効である．

発症早期の感情障害は，変化・改善していくことが多い．改善のタイミングを見逃さず，訓練プログラムを適切に変更していくことが求められる．脱抑制症状がおさまると，リハが急激に進み始めるケースは少なくない．笑顔が増える，我慢できるようになる，気持ちを切り替えられるようになるなど，改善を示す兆候がみられる．顕著な脱抑制症状や重い意欲障害が継続する患者は予後不良の場合が多く，対応の配慮や環境調整の工夫が求められる．

5 注意障害

意識，感情の問題が前景に出ている時期には，当然のことながら注意機能に障害が生じやすい．意識，感情障害が落ちついた時期に，一気に正常に近い状態に回復する患者もいるが，反対に他の高次脳機能障害の存在が明らかになることも多い．注意障害は，脳損傷により生じる高次脳機能障害の代表的症状であり，従来前頭葉症状といわれてきたが，右半球損傷によって頻繁に生じ，またその他の部位でも多様な大脳ネットワークの損傷により生じると考えられている．注意障害の症状は複雑であらわれ方が多様である．注意機能の評価であるCAT（標準注意検査法）が標準化され，数値的に結果を出しやすくなり，注意の改善を客観的に追うことが可能になった．しかし失語症や半側空間無視などがある場合，その影響を考

慮して評価しなければならない．机上検査結果と合わせて，実際の行動場面で注意機能がどのように働いているかを評価していくことが重要であり，その場合，運動機能，その他の高次脳機能障害，患者の性格などによりあらわれ方が異なるので，それらの点も考慮し，なるべく注意機能に焦点を当てて評価できる視点を持つことが大切である．そのためにADLなどの行動から注意機能を評価できる視点を持つことが必要である．

例えば，片麻痺患者が車いすからベッドに移乗する場合，自分の患側の足や車いすのブレーキと同時に，移乗先のベッドの状態にも注意が払われなければならないが，注意障害によりフットレストに患側下肢を乗せたまま立ち上がろうとして転倒する．軽度構音障害の患者では，ゆっくり話せば十分に聞きとることができるが，注意障害のある患者では指摘されても早口になってしまい，何を言っているのかわからない．失語症はなく言語機能は良好であっても不注意により人の話をよく聞かず，指示に従えないことがある．こうした行動を評価する視点が整理されていくことが必要となる．

回復期リハビリテーション病棟入院時と退院時を比較すると，注意機能には大きな変化が生じていることが多い．正しい評価を行うことで，適切な指示の仕方，環境調整が可能になり，患者の最大能力を引き出すことが可能になる．日常生活の中で能力が引き出されることにより，さらに改善が生じるので，回復を見逃さないように関わっていくことが重要である．

6 記憶能力の低下

意識，感情障害を認めるうちは無論であるが，注意障害が残存している時期にも，記憶能力の低下を呈することが多い．記憶障害というより，注意障害による二次的記憶能力の低下というほうが適切な場合が多い．不注意のため，記銘する（覚える）ことが低下し保持，再生もできない．本人が気になっていることはよく覚えており，むらがある．注意の改善に伴い改善していくことが多い．海馬などの損傷などで生じる健忘症候群による記憶障害は，強い前向健忘を継続して呈し，通過症状群で生じる記憶能力の低下とは異なる経過を示す．

7 病識低下

脳損傷により，患者には運動，感覚，高次脳機能などの障害が生じているが，これらについて患者本人が正しく認識することは容易ではない．意識が戻ったばかりの状態では麻痺にさえ気がつかないことがある．運動障害は動かない身体が目に見えることから，重度の記憶障害がないかぎり比較的早期に認識できることが多い．しかし，病態否認など運動麻痺を認めることができない障害も存在し，言葉では麻痺を認めるようになった後も，麻痺を認識していないような，あるいは軽視しているような行動をとる患者がいる．また高次脳機能障害については正確に認識することが難しく，病識が改善しないことが少なくない．

病識が改善していくためには，少なくとも記憶が保たれていることが重要である（自分の状態に気づいたとしても覚えていることができなければ，次の時に同じことをしてしまう）．記憶していても認識が不十分であったり，深刻さが欠如しているために病識が改善できないこともある．情報を統合して考えたり推測したりすることができないために，病識が不正確のまま推移することもある．このような状態の患者に対して，リハを実施することにより病識の改善を促進できることがある．動作を行うこと，注意や記憶を必要とする課題を行うことにより，自分の状態に気がつくことができる．さらにセラピストの適切なフィード

バックにより認識が改善できる．適切な病識が高まることはリハの進行を促進する．たとえ障害が残存してもそのことを認識し，なんらかの代償手段をとることによって，適切な社会復帰を果たすことが可能になる．病識の改善は，リハの重要な目的の一つであるということができる．

個別的認知能力

森田秋子

1 認知機能の構造的理解

山鳥モデル[1]では，高次脳機能障害を基盤的認知能力，個別的認知能力，統合的認知能力の3層で捉えている．個別的認知能力はいわゆる「失語，失行，失認」などを指し，病巣と症状が比較的対応した症状であり，巣症状といわれることもある．

個別的認知能力は，出現率が低いものを合わせればきわめて数多く存在する．臨床に役立てることを考えれば出現率の少ない症状を細かく覚えるより，頻繁に出現する症状の組み合わせを理解し，症状群を的確に捉える力をつけることが重要である．このような立場から，本章では個別的認知能力を損傷病巣別に捉えることにする．以下，左半球を損傷されることによって生じる左半球症状群，右半球を損傷されることによって生じる右半球症状群，頭頂葉から後頭葉にかけての病変で生じる視覚認知症状群に分けて考える．

2 左半球症状群

1．左半球損傷と生じる障害

大脳左半球で生じる高次脳機能障害を考える．主な病巣として，脳出血の好発部位である被殻，視床および周辺の放線冠，また中大脳動脈梗塞により前頭葉，頭頂葉，側頭葉，一部後頭葉を想定する．左半球中心前回にある運動野から放線冠，内包，中脳大脳脚へと続く錐体路に損傷が及べば，右片麻痺を伴う．反対に前頭極，頭頂葉，側頭葉，後頭葉に損傷が限局していれば麻痺は生じない．被殻や視床損傷例でも，内部に損傷が限局し内包への影響がなければ麻痺のない例が存在する．病巣から，運動障害と高次脳機能障害をおおまかに推測できるようになると，患者の全体像がつかみやすい．

2．失語症
(1) 回復期における失語症の特徴

左半球損傷により最も頻繁に生じる高次脳機能障害は失語症である．左前頭葉のブローカ野，側頭葉のウェルニッケ野，頭頂葉の角回は，それぞれ運動言語中枢，聴覚言語中枢，文字言語中枢といわれ，これらあるいはその周辺のネットワークの損傷で幅広く失語症が生じる．失語症は知能や聴覚障害，発声発語器官の障害ではなく「聞く，話す，読む，書く」に代表される言語機能の障害である．

回復期の失語症患者の特徴を示す．

1）左半球損傷右片麻痺患者に高い出現率で失語症が認められる．運動麻痺や失語症が軽症な患者は急性期病院から直接自宅退院できるため，回復期リハビリテーション病棟入院患者には軽度失語例は少なく，中等度から重度障害の患者が多い．

2）失語症以外の高次脳機能障害の重複例が多い．通過症状群を中心とした基盤的認知能力低下が合併することが多く，また次章で述べる観念運動失行，観念失行，構成障害などの合併率が高い．

3）通過症状群を呈していると，失語症に加えて軽度意識障害，感情障害，注意障害，記憶のあいまいさ，判断力不十分，病識不十分などがみられ，失語症状を複雑にする．そのため失語症と通過症状群などで生じる基盤的認知能力は分けて評

価し，それぞれの推移を評価していくことが重要である．

4）基盤的認知能力に十分な回復がみられない患者の場合，残念ながら失語症の回復が困難である場合が多い．一方，基盤的認知能力がもともと良好あるいは回復した患者では，その後長期にわたり回復が持続する患者が少なくない．

5）失語症はいくつかのタイプに分類することが可能であるが，回復期にはきれいに分類されないことも多い．無理に分類することは意味がないが，あらわれている症状からどのタイプが疑われ，どこがあてはまらないなど，分析を行うことは訓練を進めるうえで重要であり，まずは分類を試みるべきである．以下に，よくみられる回復期の失語症の障害構造の推移を述べる．

(2) 回復期における失語症の障害構造の推移

初期から流暢性の評価を行うことが重要である．意識障害により発話量や句の長さが不明確で，流暢性の評価が行いにくい場合は注意が必要である．意識が回復した後，発話がほとんどみられない患者は非流暢タイプであることが多い．非流暢タイプでは初期から理解が良好でブローカ失語と診断できる患者もいるが，理解も不良で全失語症状を呈する患者が多い．系列語や歌唱の産生から斉唱，復唱が可能になり徐々に発話量が増える．また単語の聴理解，漢字単語の読解が可能になっていく．このような経過をたどり，全失語からブローカ失語へと変化していく患者をみかけることが多いが，全失語にとどまる患者も少なからずいる．重度失語症が残存しても，基盤的認知能力が改善することで，書字，身振り，描画，コミュニケーションノートなどの代償手段を用いて，コミュニケーションが拡大する．なお本格的な回復は退院後となる患者が多い．

流暢タイプの患者の場合，初期から失名詞失語や伝導失語と判断できる患者は軽症例であり，回復期に入院することは多くない．これらの患者は心理的問題への対応や職場復帰などの目標を持っている場合が多い．入院期間は長期にはならず，退院につなげ，その後のフォロー体制を整えることが重要である．退院後の言語聴覚療法継続が難しい場合は，入院期間を延長し機能回復を図るべき患者もいるが，できるかぎり退院後のサービス体制を整えるべきである．

多くの流暢タイプの患者は理解障害を伴い，病識低下を呈し，初期には発話がジャルゴン（意味をなさない音の羅列となる発話）になることが多い．初期から，意味の障害（意味理解障害，意味性錯語）あるいは音韻の障害（音韻性錯語など）のどちらかを特徴的に示す患者もいるが，両方の障害を併せ持ち，新造語やジャルゴンを生じ，さらには注意障害や病識低下を重複し，捉えにくい障害を呈する．徐々に，意味の障害あるいは音韻の障害が際立ち超皮質性失語，伝導失語へと分類できることもある．

失語症の訓練を行う言語聴覚士(ST)にとって，失語症の症状を構造的に捉えタイプ分類を試みることは，適切な訓練を行ううえで必須である．患者の理解や発話を滞らせている障害構造に目を向け，患者の障害を科学的に分析しアプローチできるSTであってほしい．一方，チームへの発信は専門的な分析ではなく，有効なコミュニケーション方法や，訓練中に聞き出した患者の思いや困っている点の伝達に重点を置くべきである．

3．観念運動失行

麻痺や失調，不随意運動などの運動障害がないにもかかわらず，目的に添って運動を遂行できない状態であり，病巣は左頭頂葉（縁上回，角回，上頭頂小葉，皮質下白質）であり，左側の病巣で両側上肢に出現する．社会的慣習動作や模倣障害（バイバイと手を振るなど），手指の構成模倣障害（指でキツネを構成するなど），道具使用の模倣障害（歯ブラシで歯を磨くまねをするなど）が主症

状であり，身振り失行とも呼ばれる．

最近では，行為実現に複数の機能と一連のプロセスが関与していることが指摘され，行為の認知，意味記憶，身体情報処理，行為制御などを考慮する必要が指摘されている[2]．左半球損傷により高頻度で出現するが，特に回復期に入院する失語症患者には高率で認められる．

検査には，標準高次動作性検査（SPTA）がある．以下に特徴を記す．

1）意図的場面（検査場面）で顕著に出現し，自動場面（生活場面）で出現しにくいといわれADLへの影響は少なく予後は良好といわれるが，巧緻性の高い動作には影響が残るという報告もある．

2）基盤的認知能力が低下している場合には，動作が混乱するなど少なからずADLに影響がある．

3）失語症患者では身振り（ジェスチャー）ができないなどの影響がある．

4．観念失行

道具の使用の障害，あるいは道具を用いた一連の系列動作の障害である．使用失行ともいわれる．病巣は左頭頂後頭葉といわれるが前頭葉でも生じる．左側の病巣で両側上肢に出現する．出現率は観念運動失行と比較して若干低いかほぼ同率であり，回復期では頻繁に出会う．道具使用障害として，歯ブラシを用いて歯を磨くことができない，系列動作障害として，茶筒から葉を急須に入れ，お湯を入れ，注ぐことが，手順通りできないなどの症状がみられる．最近では行為の意味の理解，動作準備，道具把持，対象選択，使用手順，道具操作，効果検証，終了判断のように，行為過程からエラータイプを分類することが，リハに有効である可能性が指摘されている[3]．検査としてはSPTAがある．

1）急性期には，右麻痺により突然左上肢を使用する状況のため，スプーン，歯ブラシ，ひげ剃りなどに顕著な使用障害を認める．

2）基盤的認知能力の回復に伴い回復し，予後は比較的良好である．ただし，複雑な道具の使用には障害が残存する可能性がある．

5．その他の左半球損傷による高次脳機能障害

(1) 肢節運動失行

手指の運動が拙劣になり，つまんだりねじったりすることがうまくできない．拙劣症ともいわれる．左半球損傷例が多く，対側の右手にのみ症状が出現する．例は少ないが，右半球損傷により左手に出現することもある．

(2) 構成障害

観念失行や観念運動失行に重複することが多い．2次元や3次元の形を組み立てられない．右半球で生じる構成障害は半側空間無視（USN）の影響を受け左側の見落としによるものが多いが，左半球損傷ではおおまかな形は描けるが，細部が不正確となることが多い．

(3) ゲルストマン症候群

左半球角回の損傷により生じることがある．失書，失計算，手指失認，左右失認の4兆候がすべて認められた場合に診断する．出現率は少ないが，回復期ではみかけることは少なくない．急性期に出現し，軽症化していくことが多く，ADLに影響することは少ない．

③ 右半球症状群

1．右半球損傷と生じる障害

右半球で生じる高次脳機能障害を考える．病巣は左半球同様，右被殻，視床および周辺の放線冠，前頭葉，頭頂葉，側頭葉，一部後頭葉とする．錐体路に損傷が及べば左片麻痺が生じる．

2．左半側空間無視

右半球損傷で最も頻繁に出現する高次脳機能障

害は左半側空間無視である．慢性期の右半球損傷では40％前後に認められ，急性期には70％以上に出現するという報告もある．「大脳病巣反対側の刺激に気づかず，反応しない症状」[4]である．視野障害（左同名半盲，1/4盲）が合併することがあるが，神経症状である視野欠損とは異なる症状である．

大部分は右半球損傷により左側に生じる．左半球損傷で右無視が報告されることがあるが，左無視に比較し軽症で予後が良好とされる．検査としては行動性無視検査（BIT）があり，線分二等分検査，線分や文字の抹消検査，図形模写検査などの検査が含まれている．半側空間無視は検査により成績が異なり，同じ検査を用いても結果が浮動的であり捉えにくい．複数の検査を組み合わせ，有無や重症度を判定することが必要である．半側空間無視の機序にはいくつかの説があり，複数のタイプがある可能性が指摘されている．患者個々の症状を注意深く観察し，特徴を見極めることも重要である．日常場面の観察所見を合わせ，半側空間無視がどのような場面でどのようにあらわれるのか，総合的に判断していかなければならない．

3．身体イメージの障害

外界の左側を見落とすだけでなく，右半球損傷患者はしばしば自己の身体の左側を無視したり，正常に認識できない症状を示す．

（1）半側身体失認

自己の左半身に対する関心が欠如しており，しばしば無視する．感覚障害が症状を亢進する可能性があるが，感覚障害だけでは説明できない行動をとる．

自分の病態に気づかない事態であり，高次脳機能障害のかなり広い領域において認められる[5]．

（2）片麻痺に対する病態失認

麻痺に対し無関心であり，時に麻痺を認めなかったり軽視したりする．右島回後部の関与が指摘されている．Bisiachの4段階評価を示す．

0：一般的な質問に対して自分の運動障害について述べる．

1：上下肢に関する質問をされた場合のみ，自分の運動障害について述べる．

2：診察で障害の所見が示された時のみ，自分の運動障害について述べる．

3：運動障害を認める所見が得られない．

重度の病態否認は急性期に出現して消失，軽症化することが多いが，麻痺の軽視傾向，深刻に受けとめにくいなどの障害などが残存している場合がある．右半球損傷患者の場合，言語機能や記憶は比較的良好で，言葉では理解しているように説明できるものの，行動を観察していると十分に理解できていないと思われる行動がみられる場合がある．言語で表出された内容に振り回されず，行動で評価することが重要である．

（3）半側身体パラフレニー

麻痺肢を自分のものと認めない，他の人のものと主張する，擬人化する，憎悪するなどの症状であり，急性期に生じ消失することが多いが，残存することもある．

（4）プッシャー症候群

右半球の広範囲の損傷後に出現する．感覚情報の統合が崩れ，身体の位置関係を修正することが難しくなる．立位時に非麻痺側である右手で平行棒などを強く押し，麻痺側に重心が偏り，バランスを崩す．「押す人症候群」「体軸傾斜症候群」などと呼ばれることがある．プッシャー症候群を示す多くの患者に，左半側空間無視を認める．運動障害として知られるが，高次脳機能要因が絡んでいると推測される．右頭頂葉の損傷によると考えられてきたが，最近では右半球島などの関与が指摘されている．

4．運動維持困難・ペーシング障害

運動維持困難（MI：motor impersistence）は，

定常的動作を維持できない症状であり，閉眼や挺舌などを行わせ，一定時間以上持続できない（15秒以下）場合，障害を疑う．また2動作を同時に維持できない場合も異常とする．

動作をゆっくりと行うことができない症状をペーシング障害と呼ぶ．運動の速度の調整ができず，速くなってしまう．自分の名前をなるべくゆっくりと書くことを求め，40秒以下で障害を疑う．ペーシング障害があると，生活場面で動作性急，衝動的，せっかち，じっとしていられないなどの症状を呈す．運動失調などの症状とは別のものである．

5．社会的認知能力の低下

右半球を損傷されると感情や表情を適切に表出できない，あるいは適切に感じとれないという症状を示すことがある．必ずしも右半球損傷による場合だけでなく，前頭葉，側頭葉などの障害で生じることもある．さらに，他者の意図や感情を理解することの障害により社会的生活を営むうえで困難を生じる，社会的認知能力の低下を示すことがある．情報を統合して推測することができず，その場の雰囲気をつかめない，相手に共感することができないなどの症状である．また感情の平板化や鈍麻傾向を呈す，興味の乏しさや偏りを認める．表情変化が乏しく表情の読みとりが下手，発話において抑揚が減弱するなどの症状を認める．

4 視覚認知症状群

大脳後頭葉には視覚野があり，視覚野と周辺部位，あるいは視覚野を中心とするネットワークの損傷により，種々の視覚認知障害が出現する．基盤的認知能力が保たれている患者では，自分で症状に気づき障害を訴えることから症状を発見しやすいが，そうでない患者の場合，発見が遅れやすい．大脳後方病変を持つ患者の場合，まず視覚認知能力を確認しておくことが重要である．

1．視覚失認

視力・視野に異常がないにもかかわらず，対象を視覚情報によって，同定，認識できない症状である．病巣は両側後頭葉といわれている．触ったり，机に置く時に発した音を聞いたりすることにより，たちどころに何であるかわかる．

2．相貌失認

熟知している人の顔を認識できない．右あるいは両側の紡錘状回，舌状回が病巣とされる．髪型や歩き方，声を聞けば，誰だかわかるため，発症からしばらくは本人が症状に気がつかないことが多いといわれる．

3．地誌的失見当

熟知した場所を見てもどこかわからない街並失認と，熟知した場所で道に迷う道順障害がある．右紡錘状回，舌状回，後部帯状回が責任部位として有力であるが左頭頂後頭葉の報告もある．

4．バリント症候群

①対象物を注視することの障害（視線が固着し意図的に他の対象物に移動できない症状）である精神性注視麻痺，②対象物を手でつかもうとすることの障害（注視した対象物を手でとらえられない症状）である視覚失調，③1カ所を見ている時に周囲が見えなくなる（1つの対象物を注視すると周囲の他の対象物を認知できなくなる症状）視覚性注意障害の3徴候を生じるとされる．両側頭頂後頭葉損傷で生じるといわれる．

5．皮質盲

両側視放線または一次視覚皮質の損傷により視力が消失する．高次脳機能障害ではなく神経症状である．対光反射は保たれ，明暗などは識別可能

なことがある．見えていないにもかかわらず盲を訴えない Anton 症候群を生じる場合がある．

6. 変形視

大きさ，形，位置，数，色，動きが実際と変化して見える，遠近感の異常，静止しているものが動いて見える，二重に見える，脈打って見える，水平線が傾斜して見えるなどの症状が生じる．

7. 幻視

刺激対象が存在しないのに視知覚が生じる．

8. 視覚認知障害への対応

視覚認知障害は見逃されていることが多いと感じる．「見えにくい」と本人が訴える場合もあるが，視覚についての訴えがない場合も多く，単なる認知機能低下と考えられていることが多い．麻痺は生じていないことが多く歩行は可能であり，日常生活場面でうろうろする，物の扱い方がおかしい，不正確などを認める．自分では障害に気づきにくいため，不安で自信を失いやすい．早期に発見し，見えにくいために行動障害が生じていることを周囲が理解して接することが最も重要である．視覚認知障害は標準高次視知覚検査（VPTA）の中の図形の異同弁別，錯綜図を用いることで簡単な鑑別診断ができるので，疑わしい場合には実施してほしい．

5 前頭葉症状群

前頭葉で生じる症状には，自発性低下，脱抑制，人格障害，注意障害，記憶障害，遂行機能障害，思考・判断障害などがあり，ここまでに説明してきた基盤的認知能力に含まれるものや，さらに高次の機能と考えられる統合的認知能力に含まれるものが多い．前頭葉は脳のすべての部位とネットワークを持ち，さまざまな情報の処理，統合を行っていることによると考えられる．これらの症状については，繰り返しになるのでここでは触れない．

前頭葉性行為障害については触れておくことにしたい．前頭葉内側面にある，帯状回，補足運動野，脳梁などの損傷により，以下の行為障害が生じることがある．

1) 強制把握（把握反射）：高次脳機能障害ではないが，関連して生じることがあるので評価しておくべきである．手掌面に加えられた触刺激により把握が出現する．

2) 本能性把握反応：目に入ったものを本人の意思と関わりなく探索し握る．

3) 道具の強迫的使用：道具を見ると，握るだけでなく使用してしまう．

4) 拮抗失行：右手が意図した動きを行おうとすると，左手がそれに反した行為をする．

5) alien hand sign（他人の手徴候）：左手が意思とは無関係にまさぐる，つかむ，引っ張るなどの単純な動きをする．

これらの症状は，臨床上比較的多く認められる．基盤的認知能力が改善すれば，自力でコントロールできるようになり，ADL に支障がないことが多いが，基盤的認知能力の低下が残存する場合は行動の妨げとなる．

【文献】

1) 山鳥 重，早川裕子，博野信次，他：高次脳機能障害 マエストロシリーズ 1 基礎知識のエッセンス．医歯薬出版，pp12-26，2007
2) 望月 聡：「観念性失行」/「観念運動性失行」の解体に向けて—症状を適切に把握するために．高次脳機能研究 **30**：263-270，2010
3) 原麻里子，前田眞治：道具の使用障害におけるエラータイプ分類と関連病巣．高次脳機能研究 **30**：336-348，2010
4) 石合純夫：神経心理学コレクション 失われた空間．医学書院，pp2-46，2009
5) 大東祥孝：病態失認の捉え方．高次脳機能研究 **29**：295-303，2009

第 **4** 章

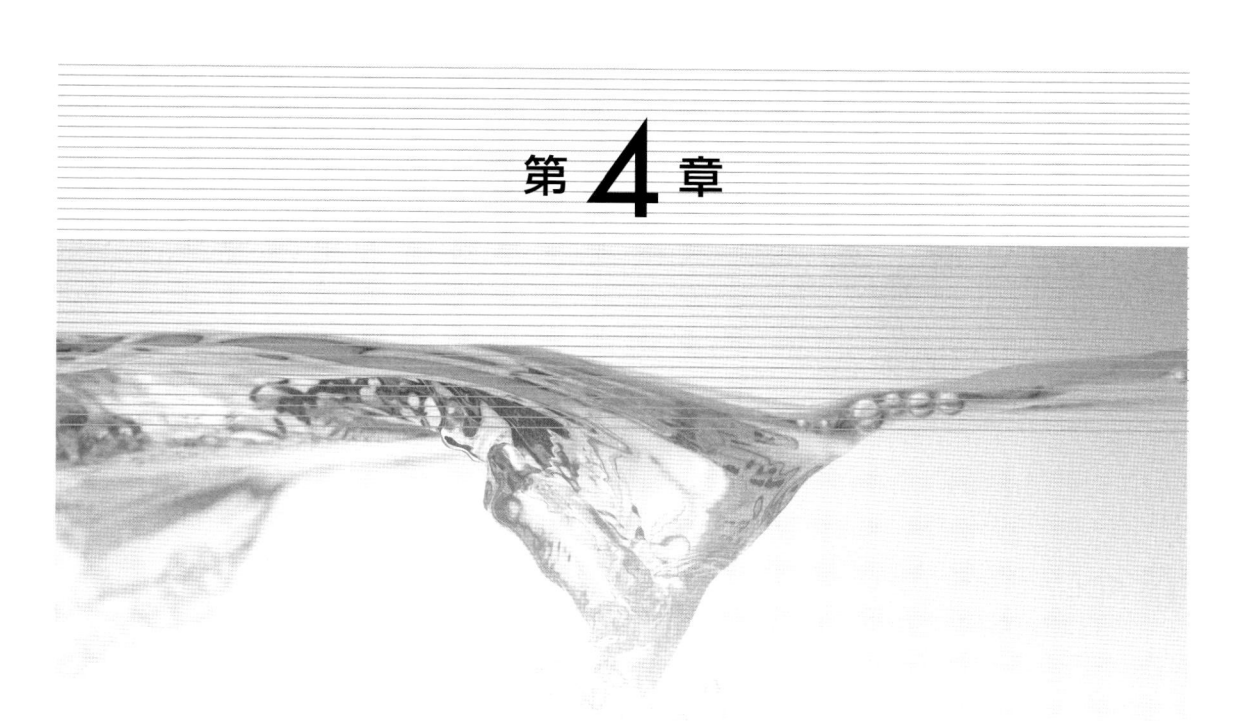

ADL の理解

4 ADLの理解

二瓶太志
健育会リハビリテーション統括室，作業療法士

1 ADLとは何か
―日常生活活動（ADL）の概念

「ADLは，一人の人間が独立して生活するために行う基本的な，しかも各人ともに共通に毎日繰り返される一連の身体動作群をいう．この動作群は，食事，排泄などのそれぞれ目的を持った作業（目的動作）に分類され，各作業はさらにその目的を実施するための細目動作に分類される．リハビリテーション（以下，リハ）の過程やゴール決定にあたって，これらの動作は健常者と量的，質的に比較され記録される」

ADLの介助量や自立度はリハの目標や評価，効果判定の指標として用いられている．ADL能力の向上は，回復期リハビリテーション病棟の重要な目的の一つである家庭復帰を左右する大きな鍵であり，各専門職が協業しチームで支援していくことが何よりも重要である．

2 ADLの範囲
―ADLとAPDL，IADL

ADLの範囲は，家庭における身の回りの動作（self-care）を意味し，広義のADLと考えられる応用動作（交通機関の利用，家事動作など）は生活関連動作（APDL：Activities Parallel to Daily Living）と呼ばれている．またADLでの動作を応用し，動作の範囲をさらに広げた活動動作は手段的日常生活動作，または道具的日常生活動作（IADL：Instrumental Activities of Daily Living）と呼ばれ，APDLとIADLはほとんど同じ意味で用いられる（**表1**）．

回復期リハビリテーションの目的である家庭復

表1 ADL，APDL，IADLの内容について

ADL	APDL, IADL
■基本動作（起居，座位と移乗，移動） ■食事（嚥下，食事動作） ■コミュニケーション（表出，理解，対人・社会交流） ■排泄（排泄コントロール，排尿・排便動作） ■更衣（上衣，下衣，下着，靴下，靴，装具） ■整容（衛生管理，身だしなみ・美容，歯磨き，洗顔，洗眼，整髪，爪切り，化粧など） ■入浴（移動，洗体，浴槽内出入り，清拭など）	家事（調理，掃除，洗濯），育児，買い物，屋外歩行，車運転，交通機関利用，庭仕事，布団の準備，金銭管理，外出，就業，趣味，読書，電話使用，パソコン…など

帰に，直接的に影響を与えるのはADL能力の向上である．APDL，IADLは個人因子の意味合いが強く，「自分らしく生きることへの復帰」や「職業復帰」「地域社会への復帰」などに向けて，たいへん重要な意味を持っている．障害が軽症な患者は急性期病院から直接自宅退院することも多いが，中には家庭復帰や社会参加に向けて，ADLの仕上げとともに家事や復職に必要なAPDL，IADLの評価・練習のために回復期リハビリテーション病棟に転院となることも少なくない．これらの患者は，必要があれば退院後も外来や訪問など生活期のリハへ引き継がれ，支援していくことが必要である．

3 ADLの具体的内容と各項目の理解

1. 基本動作

基本動作の具体的な内容として，「起居」，「座位と移乗」，「移動」が挙げられる．「起居」には，寝返り，起き上がり（布団操作含め）が含まれ，「座位と移乗」では，座位保持，起立，立位保持，移乗（車いす，トイレ，浴槽，自動車などへ移ること）が含まれる．「移動」では，屋内や屋外の歩行のみではなく，車いすの駆動，床上動作（床上でのいざり，床からの立ち，座り），四つ這い移動，電動車いす駆動なども含まれる．

2. 食事動作

基本的欲求の一つで生命維持に欠かすことができない活動である．一方では，人にとって食事は味わい，楽しむために食べるという側面を持っており，味覚探索活動である[1]．食事動作は栄養補給だけではなく，感覚や情動，記憶などのさまざまな情報の影響を受ける．また食事は文化的，社会的スキルの要求される活動である．

食事動作は「嚥下」と「食事動作」に分けられる．「嚥下」とは，食物を認知し口へ取り込まれた食べ物や飲料水を口腔から咽頭・食道を経て胃に送り込む反射性の運動である．「嚥下」は先行期，準備期，口腔期，咽頭期，食道期に分けて捉えられる．われわれは食事行為において，無意識にその食べ物に合わせた知覚システムを働かせ（体幹，頭頸部，舌，歯，唇，口蓋，鼻などの運動や感覚器官の調整），食物を口腔に取り込み，咀嚼し，味わう．一方，「食事動作」とは，道具の把持と操作および口までの運搬する過程である．安定した効率のよい食事動作を行うために，安定した座位姿勢と手と口との適切な協調関係が重要である．

3. コミュニケーション

コミュニケーションとは，自分の考えや持っている情報を聞き手に伝達（表出）したり，伝達された情報を処理（理解）し，それに基づいてなんらかの行動を起こす（交流）過程のことをいう．コミュニケーションは言語コミュニケーションと非言語コミュニケーションに分類することができる．言語コミュニケーションとはまさしく「ことば」，つまり言語や文字によるコミュニケーションである．非言語コミュニケーションとは指差し，ジェスチャー，表情，絵，サインなどである．ひとは他の動物と違い複雑で多様な「ことば」を使いこまやかな関係を作るが，「ことば」が通じなくても，さまざまな代替手段を活用してお互いにわかり合い，共感できることが大きな能力である．

4. 排泄

排泄は「排泄機能」と「排泄動作（トイレ動作）」にわけて捉えられる．ここでは「排泄機能」とは尿意や便意を感じることができ，適切にコントロールすることができること（意識的に我慢することや排出することができる）をさす．尿意，便意を感じて適切に表出できるということは，排泄における介助量に大きく影響を及ぼし重要である．「排泄動作（トイレ動作）」とはズボンやスカー

ト，下着などの上げ下げ（下衣更衣），清拭（陰部を拭くこと），後始末（流すこと）を含む．また排泄動作には「しゃがみ方式」と「座位方式」があり，さらに男性の場合には「立位での排尿」方式が挙げられる．排泄の手段には，トイレ（洋式・和式），ポータブルトイレ，留置カテーテル，間欠導尿，摘便，オムツなどがあり，内服や座薬によるコントロールを行うこともある．ひとは臥位や立位では肛門直腸角は鋭角を保つため，直腸に便がたまっても構造的に便が出にくい仕組みになっており，トイレでしゃがんだり便座に座る姿勢では，この角度が鈍角となり便を排出しやすい状況となる．そのため排便姿勢においては，便座と殿部とが適合し安定した座位の中で，体重が足底にかかり，前傾姿勢をとることが重要となる．

5．更衣

ひとが衣服を身につけるのには，体温調節や外界から身を守るなどの身体保護と性別，身分，好みなどをあらわすシンボリカルな機能の側面が挙げられる．衣服は，大きくは上衣（肌着，上着，前開き，かぶりなど），下衣（パンツ，ズボン，スカート，靴下など），靴（装具も含む）に分けられ，帽子や手袋なども含まれる．また，衣服は各個人や季節によって大きく異なることも特徴である．特に冬は重ね着をするため難易度が上がり，介助量も増大する．

更衣動作の特徴としては，自律的でかつ効率的な熟練技能である．われわれが効率よく衣服を着脱できるその背景には，衣服が動作時に皮膚表面に伝える触・圧刺激の変化に，皮膚表面と関連する運動器官が的確に反応できるシステムが働いているからにほかならない[1]．

6．整容

身体を清潔で快適に保ち，見栄えよくするためのあらゆることが含まれるため，個別性・多様性が高い．具体的には，口腔内衛生（歯磨きなど），洗顔，洗眼，鼻をかむ，耳掃除，整髪，手洗い，爪切り（手足），保湿，殿部や背中の皮膚管理（日焼け，褥瘡予防，香水，アクセサリー）などが挙げられる．身なりを整えることは身体の清潔を保つことだけでなく，他者に見られる，または見せるために自己を整えるという意味を含み，心理的・精神的自立に結びつき，社会の中で自律した個人として相互の関係を維持するために重要である．習慣化することにより，生活にリズムや弾みをつける意味も持っている．ちなみに，手洗い動作は両手動作で左右交互にその役割（こするほうの手と受けるほうの手）を交替して，さまざまに形を変えながら行われる探索活動と捉えられる．

7．入浴

日本人にとって文化的かつ日常的な活動であり，保健衛生的効用とともに精神的な意味を持っている．「裸のつき合い」という言葉が示すように，親しみが深く，交流の場といったような意味合いも持っている．しかし，入浴は，更衣動作，移動，洗体などの複合動作であり，ADLの中で最も難易度の高い動作である．入浴動作は，脱衣所での更衣（狭い，寒い，濡れている体），浴室内移動（裸足歩行，シャワーキャリー，ストレッチャー，リフト），洗体・洗髪，浴槽内移乗（立ちまたぎや座りまたぎ），浴槽内への沈み込み・立ち上がり，身体清拭（濡れている体・髪を拭く，乾かす）にわけて捉えることができる．

4 成人片麻痺者におけるADLの理解

われわれが何気なく遂行しているADLの諸活動は，ほとんどの部分が無意識下で行われるまでに自動化，効率化されている[1]．生まれた時から今日に至るまで多大な時間を費やし，心身のさまざまな発達，繰り返された運動学習などにより習

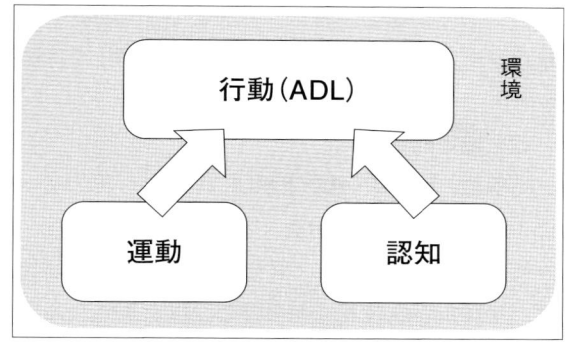

図1 行動（ADL）は運動と認知
行動（ADL）は運動と認知が基盤となり成り立っている

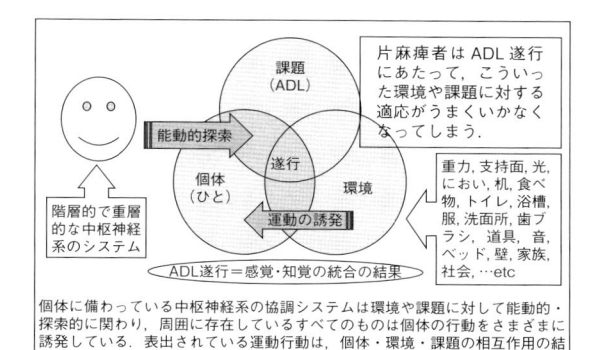

図2 運動行動の相互作用
（山本伸一，他：活動分析アプローチ—中枢神経障害の評価と治療．青海社，p57，2005年より一部改変）

得された複合的な系列的活動であり，運動機能と認知機能を基盤として成り立っている（**図1**）．前項で示したように，ひとは身体，脳を持ち，自己を取り巻く環境に適応しながら，ADLなどの課題に対して能動的な探索を行う．効率的にADLが遂行されるためには，身体と脳を持った個体（ひと）・環境・課題の適切な相互作用が重要な要素となる（**図2**）．

本項では，脳損傷後に片麻痺を生じた患者のADLについて考えていくこととする．発症後多くの片麻痺者は，突然生じた片麻痺という新しい自分の身体の状態や，同時に生じた高次脳機能の障害に直面し，いやおうなしに必要に迫られるADLを遂行するために，非麻痺側を駆使して諸活動の再獲得に向けて自ら努力する．しかし，ぎこちなさや非効率的な動作が目立ち，質的に充実しているとはいいにくい．運動機能と認知機能に障害を受けた片麻痺者は，個体（ひと）・環境・課題の適切な相互作用関係が崩れた状態となりやすい．片麻痺者がADLなどの遂行にあたって，運動機能と認知機能にそれぞれどのような障害の影響を受けているのか，環境と課題との相互関係性の中でどう再組織化されているのか，このような視点から片麻痺者のADLを捉えていくことが，病態の理解や適切なアプローチ方法の選択につながる．

成人片麻痺者のADLの分析

(1) はじめに

『典型的な左片麻痺者（上下肢・手指ともBr. Stage Ⅲ）が右手足で車いすを駆動している．しかし，座位姿勢は崩れ，車いすは左へ曲がっていってしまい，壁にぶつかっている．さらには修正ができず介助を要している』

このような場面を回復期リハビリテーション病棟の廊下で見かけたことがないだろうか．この片麻痺者のリハ目標が「車いす駆動でADLが自立すること」であった場合，チームではどうアプローチし，どう改善を図っていくのだろうか．それを明らかにするためには，この片麻痺者の車いす駆動をよく観察・分析し，心身機能と環境の関係の中で，どのような問題が影響しているのかを評価していく必要がある．大切なことは，「ADLを支える運動機能と認知機能がそれぞれにどのように障害の影響を受け，どう再組織化されているのか」という視点から考えていくことである．

提示例では，運動機能の側面からは麻痺や座位バランスの低下だけではなく，廃用による右上下肢の駆動力の低下も影響している可能性が考えられる．また認知機能の側面からは，左半側無視をはじめ，注意障害，視覚認知（移動中に刻々と変化する周辺視野における側面の肌理の変化を捉え

る能力や空間の構成を捉える能力など）の障害，記憶力・思考力（駆動の方法や対処の方法を学習して覚えたり，工夫する能力）の低下などの問題の影響が考えられる．あるいは環境や課題の探索が行えていないことも考えられる．つまり，車いす駆動といった活動や廊下の構造などから受けとる知覚情報量が少なくなっており，視覚をはじめとした感覚の情報の偏りや質的変化により，活動が過度に努力的になり，不適応を起こしていることも考えられる．さらには環境的要因として，車いすの座高や座面の状態など，本人にとって駆動しやすい設定となっていないかもしれない．その原因は一つとは限らず，こうしたさまざまな要因が影響し合ってADL行動の遂行が困難となっている可能性がある．

　その一方，運動機能と認知機能は互いに補い合って運動行動を組織化している．運動機能の障害が大きくても認知機能が良好であれば，その運動機能障害を代償する手段を工夫して安全なADL遂行が可能となることもある．ADLに対し効率的にアプローチするためには，運動機能，認知機能の側面からADLを評価し（**表2**），環境の影響や課題との相互関係性も加味したうえで，どの要因がより大きく影響しているのかを分析し，優先順位を考えチームで共有しアプローチしていくことが必要である．

　ここで忘れてはならないのは「個人因子」である．一人ひとり，異なった興味と価値感を持ち，人生背景も異なるため，たとえ同じ脳血管障害による障害であったとしても，個々の希望や必要とされる活動は一様ではない．おしゃれに対する価値観が強い片麻痺者であれば，歩けなくても自ら好きな衣服を選んで更衣ができるということがQOL（Quality of Life：人生の質）の向上のために重要である場合もある．片麻痺者に対する回復期のリハでは，家庭復帰のため，そして人としての尊厳の維持のため，ADLの自立度の向上を図っていく必要がある．常に，患者ごとのQOLや満足度，生きがいを考慮してADLやAPDLの目標を考えていかなければならないと考える．

(2) 基本動作
① 臥位・寝返り・起き上がり
1）片麻痺者の動作分析

　片麻痺者はベッド上では頭部，肩甲帯部，仙骨部，足踵部が支持基底面を押しつけたような高緊張をとっていることが多い（**図3**）．身体の各部位を強く連結し，基本的には身体を小さく縮めようとする屈曲傾向が認められたり，柵にしがみつくなど外部環境との接触抵抗に固持して，なるべく強くかつ変化しない抵抗を求めようとする傾向が認められる[1]．寝返りや起き上がりでは，うまく体幹の回旋やベッド上で転がりが起こせず，非麻痺側の手で柵を引き込み反り返るように行うことが多い．そのような体の使い方のため，寝返りや起き上がりの際には麻痺側上肢は後方にひかれ忘れてしまい，麻痺側肩を痛めてしまう危険性がある．またベッド上で落ちつかず，危険への配慮もできずベッドから転落してしまうこともしばしばみられる．

2）運動と認知の影響

　運動面の理由として，上下肢や体幹の麻痺や感覚障害によりベッド上の姿勢が不安定になる．背臥位では，他の姿勢と比べて支持基底面が広い姿勢で，一見安定しているようにみえるが，人の脊柱と胸郭は船底型をしており，左右へ寝返りをしやすい構造となっているため，不安定さを感じている可能性が考えられる．寝返りや起き上がりでは，床面との関係の変化を直接的，能動的に探索できず非麻痺側の過剰な努力によって行おうとするため，連合反応が出現しやすく麻痺側上肢は後方にひかれやすい．

　認知面では，身体失認の影響があるとさらに麻痺側の上下肢管理を忘れやすく，意識障害，注意障害，病識低下，見当識障害，感情障害などの高

表2 ADLを運動，認知面から捉える

項目	具体的動作	運動	認知
基本動作	ベッド上で落ちつかない．転落してしまう	麻痺や感覚障害による支持面の不安定さの可能性	意識障害，病識低下，注意障害，見当識障害，感情障害などの可能性
基本動作	移乗や座位保持の際に手すりへの過剰な依存（手すりにしがみつく，つっぱる）がみられる	廃用症候群や麻痺，感覚障害などによる立位，座位の不安定性の可能性	注意障害，半側身体失認，視覚認知の問題やこれらによるボディシェーマ障害によるプッシャー症候群などの可能性
基本動作	車いす駆動；駆動するがまっすぐ進まない．麻痺側に曲がっていってしまう	麻痺や廃用症候群のために駆動力が不十分な可能性	半側空間無視や視覚認知の問題などの影響の可能性
基本動作	歩行：ふらつきがあり自分の部屋などに気づかず通り過ぎてしまう．よく知った場所でもわからなくなってしまう	麻痺や感覚障害，廃用症候群などによるバランス能力の低下，視野障害の影響の可能性	半側空間無視，注意障害，地誌的障害（地誌的失見当，地誌的記憶障害）などの可能性
食事	食べこぼしていても気づかない	口腔顔面の感覚障害の可能性	注意障害，半側空間無視，半側身体失認の可能性
食事	スプーンや箸など食具の扱いが拙劣．手で食べようとする．皿をそのまま口へもっていってすするように食べようとする	麻痺による上肢・手指の操作性の低下の可能性	失行症（観念失行）などの可能性
コミュニケーション	言葉がうまく表出できない，理解できない，字が読めない，コールが押せず独力行動にいたってしまう	構音障害，コールを押すのに必要な運動機能の低下の可能性	意識障害，病識低下，失語症，失行症（観念失行），注意障害，記憶力障害などの可能性
コミュニケーション	表情の変化が乏しい．発症による悲壮感がない，もしくは話し出すととまらない，テンションが高い，過度に反応したり，笑ったりする	顔面の運動麻痺の影響の可能性	脳卒中後うつ，病識低下，劣位半球損傷に伴う表情・感情の表出，理解の障害などの可能性
排泄	下衣更衣ができない．麻痺側が挙がりきらない，忘れる．パンツやパットが丸まる	麻痺などによる立位バランスや上肢機能の低下，感覚障害，片手動作の習熟度が不十分な可能性	半側身体失認，半側空間無視，注意障害などの可能性
排泄	後始末で流せない．流すのを忘れてしまう	麻痺などによる座位・立位バランスの低下や上肢機能の低下により水洗コックやボタンに手が届かない可能性	注意障害，半側空間無視などの可能性
更衣	かぶりの服で手を通す場所や順番を間違えたり，首の通しや抜くのが努力性である	麻痺などによる体幹や上肢の関節可動域低下，感覚障害，衣服の構造や素材に合わせていける身体反応の柔軟性・協調性低下の可能性	更衣失行，記憶力障害，注意障害，半側身体失認の可能性
更衣	ボタン，ホックがはめられない．ファスナーが上げられない	麻痺による手指巧緻性，両手協調性の低下の可能性	更衣失行，注意障害などの可能性
整容	麻痺手を洗おうとしない．麻痺手を洗面台へ挙げようとすると肩の疼痛を訴える．非麻痺手で麻痺手を洗おうとすると手が握りこんでしまったり後方へひかれ遂行が困難となってしまう	上肢の関節可動域制限，麻痺による連合反応，両手の協調性低下の可能性	半側身体失認，半側空間無視，注意障害の可能性
整容	歯磨きやひげ剃り，整髪，化粧で麻痺側を残してしまう	麻痺や関節可動域制限による上肢のリーチ範囲低下の可能性	半側身体失認，半側空間無視，注意障害などの可能性
入浴	洗体動作で足部や背部，麻痺側を洗い残してしまう．非麻痺側の上肢が洗えない	上肢のリーチ範囲低下，感覚障害，タオルを持った手と対象となる体との協調性の低下の可能性	半側身体失認，半側空間無視，注意障害の可能性
入浴	浴槽を座位でまたぐ時，麻痺側下肢が挙がらずに後方につっぱり体が倒れやすい	廃用症候群や麻痺などによる座位の不安定性，連合反応の可能性	プッシャー症候群などの可能性．さらに恐怖心の影響の可能性

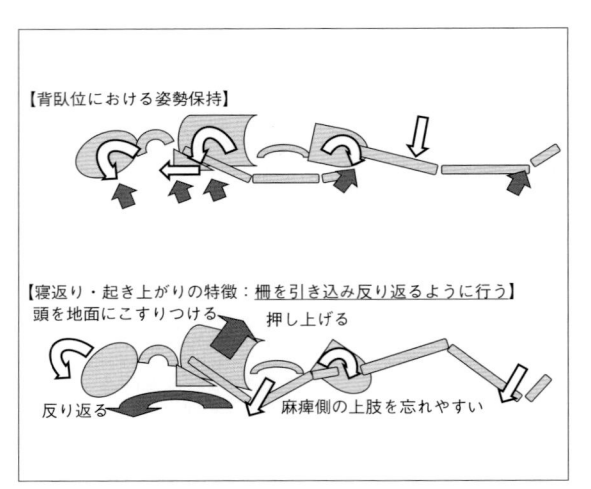

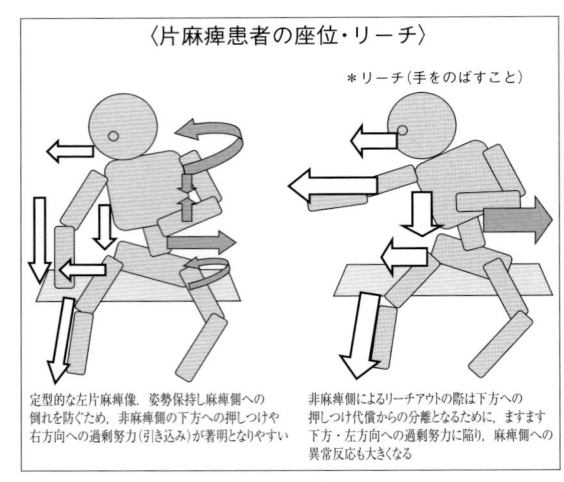

図3 片麻痺者の臥位・寝返り　　　　　　　　　　　図4 片麻痺者の座位・リーチ
(山本伸一, 他：活動分析アプローチ—中枢神経障害の評価と治療. 青海社, p3, 2005より一部改変)

次脳機能障害を伴うと，さらにベッド上での自己身体の定位が困難となり，適切な判断ができず，危険行動が引き起こされてしまうことがある．

3）アプローチと対策

ベッド上での安楽な姿勢を得られるように，支持面の拡大を図るような徒手的な介入やポジショニングを検討することが有効である．大切なことは，病棟のケアスタッフとも連携しリハ時以外の際にもポジショニングの統一を図ることである．また排泄コントロールの問題や生活リズムによって危険行動をとってしまう片麻痺者に対しては，そのリズムを評価してあらかじめ時間誘導を行ったり，離床プランを作成することが効果的である．

高次脳機能障害のため自発コールが困難な片麻痺者では，基本動作能力と起居パターンに応じた特殊センサーの利用も有効である．ただセンサーに頼るのではなく，どうしたら安全な基本動作が獲得できるのか，自発コールが獲得できるのか，危険行動を事前に回避できるのかなど，チームでの定期的な評価やアプローチが重要となる．

② 座位

1）片麻痺者の動作分析

重力の中で片麻痺という体に適応してなんとか座位を保持しようとしており，定型的な姿勢をとりやすい．姿勢保持し麻痺側への倒れを防ぐため，非麻痺側の下方への押しつけと麻痺側背部の高緊張や体幹のねじれ，麻痺側の体幹や上肢，下肢の屈曲傾向をとっていることが多い．非麻痺側上肢には過剰努力（引き込み）の傾向が認められることが多い．非麻痺側によるリーチ（手を伸ばす）の際は，下方への押しつけや引き込み代償からの分離となるため，ますます下方・麻痺側方向への過剰努力に陥り，麻痺側の定型的な異常反応も大きくなりバランスを崩しやすい（**図4**）．結果，車いすやベッド上端座位，椅子上で座位崩れを起こしてしまう．重症例では，自己修正が困難なプッシャー症候群を呈することがある．プッシャー症候群とは『運動維持困難，病態失認，認知症などの脳全般的障害と関連し，視覚，迷路，固有感覚の統合がうまくいかず，体の位置関係を修正することが難しくなっているもの』である．プッシャー症候群を認めると，介助量も大きくなりその対応に苦慮することが多い．

2）運動と認知の影響

運動面では下肢や体幹の麻痺や感覚障害の影響とともに，廃用症候群による非麻痺側の筋力低下

の影響も考えられる．認知面では，半側無視や身体失認，視覚認知の障害などを合併すると視覚，迷路，固有感覚の統合がうまくできずボディシェーマ（身体図式）が不適切になりやすい．プッシャー症候群はこれらが影響していると考えられる．

　3）アプローチと対策

　姿勢保持のためのバランス練習とともにシーティングが有効である．立位や歩行練習などダイナミックな活動を行うことで座位が安定することもある．ミーティングについては病棟スタッフとの連携が重要である．

　③ 立ち上がり，移乗

　1）片麻痺者の動作分析

　片麻痺者の立ち上がりについては，端座位の問題の影響を受け立ち上がろうとするため，足部の支持基底面に重心がうまくのらずに麻痺側後方に押し込み，非麻痺側上肢で柵を力強く引き込むような形態をとりやすい（**図 5**）．麻痺側は過緊張となり定型的な屈曲傾向を強めやすい．そのような状態であると，麻痺側の下肢は支持性が発揮されず，麻痺もあるため体重がかかると支えきれずに膝折れをしてしまうことがある．非麻痺側も膝折れしてしまうこともある．また移乗では移る先にうまく殿部を向けることができないなど，拙劣で非効率な動作となる．さらには，手すりや介助バーなどを過剰に引っ張り，しがみついたりつっぱったりし，座位保持と同様にプッシャー症候群を呈して介助量の増大を引き起こす．

　2）運動と認知の影響

　運動面では，麻痺による下肢や体幹の支持性の低下と非麻痺側の過剰な努力による連合反応の影響が考えられる．また非麻痺側の膝折れについては廃用症候群の影響も受ける．

　認知面では，ボディシェーマの障害などにより，移る先や移った後を想定して適切な動作イメージをすることができずに拙劣で非効率な動作となっ

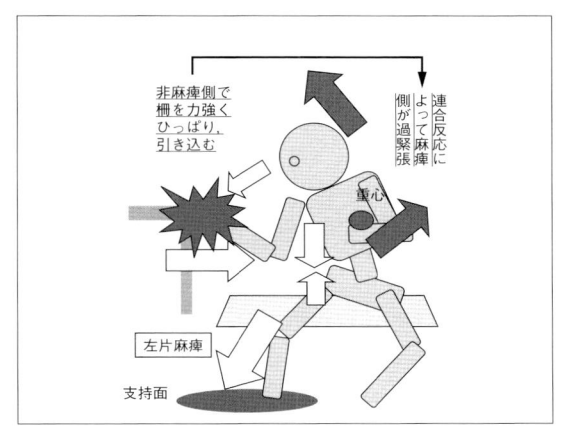

図 5　片麻痺者の立ち上がり，移乗動作

たりする．フィードフォワード系の先行性随伴性姿勢調節の機能が適切に働かずに，身体の準備ができていないことも影響している．また手すりや介助バーなどの支持物との相互関係性が作れず不適応になり，プッシャー症候群を助長し，介助量の増大を引き起こすことがある．

　3）アプローチと対策

　運動機能の改善を図りつつ，言語理解のよい片麻痺者であれば有効な口頭指示を工夫することが有効である．言語理解が困難な片麻痺者であってもジェスチャーで事前に移る先を伝達することで，効率的に動作が遂行できることがある．ただたとえ，口頭指示やジェスチャー指示の理解が可能な片麻痺者であっても，それらの指示を与えることが不適切な運動パターンの助長につながってしまう場合もあるため，十分な評価が必要である．手すりに対して不適応を呈してしまう片麻痺者に対しては，手すりへの適応を促すようなアプローチを行うことが介助量の軽減には有効である．

　これらプッシャー症候群が出現しにくい方法やかかわりのコツを工夫し，病棟スタッフと共有することでより介助量の軽減が図れ，望ましい動作が繰り返され効率よく学習を促すことができる．

④ 移動—車いす座位，車いす駆動

1）片麻痺者の動作分析

病院の車いすは，椅子というより車（運搬車）としての機能が重視され，たたんでスペースを少なく保管することを優先した素材と構造となっている．そのため，本来必要な座位保持のための機能が不十分であり，座位バランスの悪い片麻痺者にとって姿勢の保持がしづらく仙骨座りとなり，体幹も左右へ崩れやすい傾向がある．車いす上で落ちつかなかったり，アームレストや廊下の手すりにしがみついてしまうこともある．また麻痺側上肢が大腿とアームレストの間に挟まれるなど，自己にて管理ができず浮腫に悪影響を及ぼしてしまうことがある．車いすの駆動でよく認められる問題は，車いすの安全操作，つまりブレーキとフットレストの操作のし忘れである．

2）運動と認知の影響

車いす座位保持，駆動にあたっては，運動面の座位保持能力の低下の影響も考えられるが，認知面における視覚認知の問題の影響が特徴的である．座位が安定しないことに加え，「車」という要素にも適応できず，視覚的な側面の肌理の変化（オプティカルフロー）を適切に捉えることが困難となり，より不安定になると考えられる．上肢の管理は，運動面では上肢の麻痺とともに感覚障害の影響が大きく，認知面では半側身体失認や半側空間無視，注意障害などの影響の可能性が考えられる．車いす駆動のブレーキやフットレスト操作のし忘れは，運動面では麻痺側のブレーキに手が届かない，筋力が弱いなどがあり，認知面では注意障害や半側空間無視，記憶障害のために，操作を忘れる，学習できないことなどが原因として考えられる．

3）アプローチと対策

シーティングによって椅子という側面での安定性を図るとともに，必要に応じ車という要素に対しても適応を図ることが有効である．上肢は，カットアウトテーブルやクッションを使用し良肢位に保持できるようにポジショニングを行う．写真などを活用し，病棟生活で誰が介助しても設定が統一されることが重要である．ブレーキ操作に対しては，ブレーキを握りやすく長さを延長したり，片麻痺者が気づきやすいように視覚的な目印を貼ることが効果的な場合もある．

車いす駆動は，多くの片麻痺者にとって新しい動作学習である．獲得には認知機能がそれなりに保たれている必要がある．車いす駆動は，転倒のリスクが低く歩行より安全で獲得も早いことが多いが，実用性ではスペースなど環境面においてデメリットも多い．また歩行とは運動のメカニズムが違い，車いす駆動がうまくなっても歩行はうまくならないということを忘れてはならない．歩行獲得が目標であれば，車いす駆動を練習せず，直接歩行でのADL獲得を目指すほうが効率的なことが多い．しかし，片麻痺者によっては，歩行獲得までの間の廃用予防，行動範囲拡大，精神面の賦活などを目的に車いすを活用できることがあり，個々の片麻痺者の障害の状態や性格などを踏まえて検討していかなければならない．

⑤ 移動—歩行

1）片麻痺者の動作分析

ここでは片麻痺者の詳細な歩行分析は割愛するため，本書第5章や成書を参照してほしい．片麻痺者の歩行は，体をこわばらせ，非麻痺手は杖を力強く握り，麻痺側上肢は弛緩か屈曲パターンをとり，麻痺側下肢は分回しで振り出し，足部は内反，目線は足元ばかりをみて固定的であるといった典型的な姿が印象的である．方向転換や角を曲がる際にもうまく体を扱うことができずに，拙劣で非効率となってしまう．

また自分の部屋など場所がわからなくなったり，見過ごしてしまったり，廊下の幅に対して極端に壁に近づいて歩いたりすることがみられることもある．さらには，杖の扱いも拙劣となり歩行

とのリズムがばらばらになってしまうことがある．歩行は本来，目的動作ではなく手段である．物を持って歩いたり，狭いところや人混みを歩いたりなど，多様性と応用性が求められる側面がある．屋外では，凹凸や坂道があったり，風が吹いたり雨が降ったり，車や自動車が後方から迫ってきたりもする．屋内や単に誰もいない平地の直線は安全に歩くことはできても，応用的な歩行になると途端に対応できず，介助や見守りを要する片麻痺者は多い．

以上の理由も含め，回復期における片麻痺者の歩行の重大な問題は転倒のリスクである．転倒のリスクがあるのにもかかわらず，独力行動をとり歩き出してしまう．転倒を引き起こすもう一つの理由は，関係者による自立の判断の未熟さがある．回復期リハビリテーション病棟では，歩行能力が改善し自立と判断されれば，一人で病棟内を歩くことが許可される．その時期の判断が早すぎることにより転倒に至ることがある．この判断はきわめて難しく，リハチームの大きな課題である．結果として転倒に至った場合，骨折や硬膜下血腫などの重症転帰を生じることがあり，可能な限り防いでいかなければならない．

２）運動と認知の影響

運動面では廃用と麻痺による下肢や体幹の支持性と随意性の低下により，歩行の際の麻痺側下肢の支えや振り出しが困難で全体的に努力性になりやすい．

認知面では視力，視覚認知や聴覚の問題とともに，半側空間無視，注意障害，構成障害，地誌的障害（地誌的失見当，地誌的記憶障害）などの影響が考えられる．全身をこわばらせて歩行するため頭頸部や視線が固定的になりやすく，さらに高次脳機能障害が加わることにより，受けとる感覚入力が少ないばかりではなく，異質な情報が入ってきてしまう．これらによって，姿勢制御と周囲環境への適応が困難となり，不安定でぎこちない歩行となってしまい方向転換も非効率的となる．応用歩行の困難さにはこれらが原因である可能性が高い．杖の扱いが拙劣となってしまう背景については，失行症や記銘力低下の影響が考えられる．また独力行動を起こしてしまう片麻痺者は意識障害や病識低下，注意障害，認知症などの問題を抱えていることが多い．

歩行の自立度向上については，認知面がどの程度保たれているかが非常に重要である．麻痺が重度で歩行が不安定でも，認知面が保たれあらかじめリスクに対処することができれば，歩行自立が獲得できることがある．逆にいえば，認知面の障害のためリスクに対して配慮が困難な場合，運動機能がかなり良好でなければ歩行自立の獲得は難しい．

３）アプローチと対策

回復期では，機能回復による歩行の安全性や歩容の改善を図ることが重要である．さらに不安定さを補いよりよい回復を促すために，杖や装具を用いることがある．杖や装具はさまざまな種類があり，対象者の残存機能や筋緊張の状態などを評価して，適切な装具や杖を選択していく．応用歩行に対しては，視覚認知の問題に対してアプローチをしていくことが有効である．歩行時の麻痺側肩関節の亜脱臼などの不安定性に対し，スリングを用いることが多いが，デメリットもあるため，必要性について専門的な評価が必要である．杖を使用した片麻痺者の歩行の手順には，３動作と２動作があり，３動作は杖→麻痺側下肢→非麻痺側下肢の順に振り出す３段階で行いより安定性が高い．２動作は杖と麻痺側下肢を同時に振り出す→非麻痺側下肢を振り出すのように２段階で行い，３動作より不安定となるが効率性がよく歩行スピードがあがりやすい．

独力行動による転倒のリスクに対しては，コール獲得の可能性を追求するとともに，特殊コールを利用したり，生活リズムを評価してあらかじめ

誘導を行ったり，歩き出しても安全な環境（導線に椅子などのつたえるものを設置する）を整えることが有効である．また自立歩行の判断にはより適切な評価基準をチームで設け，適切な判断ができることを心がけていくことが必要である．

(3) 食事
① 片麻痺者の動作分析
ここでは食事動作の障害に焦点を絞って話を進める．片麻痺者の食事動作の問題は，食事に向かっていくはずの体幹の動き，頭頸部と手の協調関係，その影響を受けての口腔内の自律的，協調的な反応や嚥下能力などの低下が問題となる．その結果，食べこぼす，スプーンや箸などの食具の使用が拙劣になってしまう，皿の固定ができずにうまくすくえない，茶碗やコップに麻痺手がぶつかりこぼしてしまう，食べ残しに気づかない，よそ見をしてしまう，一点食いとなってしまう，詰め込みすぎてしまうなどの問題行動がみられる．食事行為が努力的でゆとりがなく，楽しく味わうことができない．また食事を食べようとしないことが問題となる場合もある．

② 運動と認知の影響
運動面では，麻痺による座位保持の不安定さや上肢操作のしにくさから代償的な活動となりやすく，麻痺の程度によっては両手動作が困難となるため皿の固定ができない．また感覚障害や連合反応により麻痺手が動いてしまうのに気づかず，皿などにぶつかり倒してしまう．認知面では，姿勢の不安定性の影響もあり，味覚や嗅覚などの知覚的な探索や統合が不十分となり質の変化が生じることが問題である．さらには，失行症，半側空間無視，注意障害，ペーシング障害，視覚認知の問題などが考えられる．食事を拒否する状態については認知症や，今や脳卒中患者の6割が合併するという脳卒中後のうつ，重度の認知機能低下などの影響が考えられる．

③ アプローチと対策
先行期での問題が全体に影響を及ぼしやすいと考えられる．したがって，アプローチではこの先行期をどう整えるかが重要になってくる．まずは，上肢活動と頭頸部の協調的な働きのために，座位保持能力の向上と頭頸部の自由度の改善を図りつつ，シーティングなどによって安定した食事姿勢を整えていくことが大切である．

次に重要なことは，片麻痺者が能動的に食事動作を起こしていくうえで，手がかりとなる情報をできるかぎりさまざまな形で提供することである．視覚的な情報を整え，事前に食事のメニューを片麻痺者と確認し匂いをかいでもらうなどして味覚・聴覚的な予期を促すことも有効である．その他，口腔内や舌の探索を促すために，徒手的に柔軟性の改善を図ったり刺激することも効果的である．麻痺が重度で片手動作となってしまう片麻痺者の場合は必要に応じて，滑り止めマットや自助食器の活用など環境調整をしていく．失行，視空間失認，注意障害，ペーシング障害などの高次脳機能障害に対しては，皿の配置や食具，座席など適切な環境を調整し，適切なかかわり方を病棟スタッフへ伝達していく必要がある．

食事の拒否に対しては，医師や看護師，管理栄養士も含めたチームによる多角的な視点からアプローチを進めていく必要がある．他の患者と食事の席を共にして，なごやかで楽しい食事場面を作ることが食事の拒否の改善につながることもある（集団力動の活用）．

(4) コミュニケーション
① 片麻痺者の動作分析
片麻痺者のコミュニケーション障害には，言語に関与する神経や筋の障害（構音障害），言語中枢の障害（失語症）に大別される．これらに加え，感情の障害による影響を受け，コミュニケーションにおいて人と適切に「交流」する技能が障害されることもある．具体的には，「ことば」を表出し

たり理解することや字を書くことが困難となる，必要なコールが押せない，左側から声をかけても気づかずにアイコンタクトができない，ベッドを見たとたん，待てずにセラピストが指示をする前に移ろうとする，多幸的となり話し出すととまらないなどといったような，多様な問題がみられる．

また脳卒中が重症で，重度の呼吸障害や嚥下障害を伴う場合，気管切開により発声ができずコミュニケーションが困難になる．脳幹損傷などによる閉じ込め症候群（locked-in syndrome）では，随意運動の遠心路が障害され，意識は清明で精神活動は良好であるが，眼球運動以外に意思を伝える方法がなく，無言，無動で閉じ込められた状態となる特異的な症状を示すことがある．

② 運動と認知の影響

運動面では，構音障害の影響が考えられる．口唇部・舌などの麻痺や感覚障害の影響や頭頸部などの筋緊張の不均衡による影響を受けて構音がうまくいかない状況である．

認知面では言語中枢の障害として，左（優位）半球損傷（特に前頭葉，側頭葉）にて合併することのある失語症の影響が考えられる．失語症患者の行動特性として，周囲環境，対人関係における過敏性がみられることもある．また右（劣位）半球損傷では，半側無視の影響だけではなく，表情・感情の表出，理解の障害による影響により，感情の平板化や多幸的，退行的となったり，表情認知の低下，共感の障害により意思疎通がしづらく，病識や他人への配慮も乏しくなってしまうことがある．

③ アプローチと対策

構音障害に対しては発話練習や徒手的なアプローチなどで筋緊張の調整をしていくことが有効である．失語症を呈する片麻痺者に対しては，病棟スタッフをはじめ，家族もどのようにコミュニケーションをとったらよいのか困惑することが多い．言語聴覚士（ST）が中心となり機能訓練を行うとともに，コミュニケーション障害と残存機能を見極め機能改善を図りつつ，作業療法士（OT）も協力して有効なコミュニケーション環境を整えていく必要がある．カレンダーや病前の写真，趣味作品など，会話が誘発されやすくなるような物的環境とともに，病棟スタッフへ適切なかかわり方や代償手段の共有を図るなど人的環境も整備していく．家族に対しても症状の理解に対する情報提供とコミュニケーション方法のコツなどを指導していくことが重要である．

コミュニケーション障害や高次脳機能障害について，家族は専門的な知識や理解が当然乏しいため，患者の障害を受けとめることができず，コミュニケーションがうまくとれないまま不安な日々を過ごしている．家族が患者を受けとめていく第一歩として，運動機能やADL能力に加え，高次脳機能障害やコミュニケーション障害について正しく理解し向き合えるように支援していくことが重要である．

(5) 排泄

① 排泄機能障害について

発症直後の排尿機能では，膀胱麻痺を起こし，排尿筋無反射に起因した尿閉をきたす（脳ショック膀胱）が，急性期を過ぎても回復せず持続する場合は上位排尿中枢（脳幹網様体）や，これより上位の排尿促進領域の障害が推測される（神経因性膀胱）．これらに対しては，留置カテーテル，間欠導尿，内服で対応するとともに，失禁への対応や対策として，時間誘導を工夫したり，オムツ，リハビリパンツ，パット，尿瓶，ポータブルトイレなどを，対象者の認知機能やコミュニケーション能力，基本動作能力，病棟スタッフのマンパワーによって選択していくことが有効である．

次に排便機能については，姿勢の不安定性や麻痺などによる体幹筋の活動低下により，前傾姿勢もとりづらく腹圧がかけづらい．また便座の知覚も不十分なため，便座の形状に合わせた座位が困

難で，外肛門括約筋や肛門挙筋の随意的な弛緩が行えない．さらに入院生活という心理的なストレスも影響し便秘傾向となったりすることがしばしばみられる．これらに対しては，腹部のマッサージ，内服，座薬，摘便で対応するとともに，便座上での姿勢の安定向上を図ることも有効である．

②排泄動作について
1）片麻痺者の動作分析
片麻痺者の排泄動作において苦慮するのは，便座への移乗や下衣更衣の立位保持，排泄中の座位保持の際に手すりへの過剰な依存（手すりにしがみつく，つっぱる）を示す片麻痺者への対応である．適切に便座へ殿部を向けられなかったり，下衣更衣や清拭が重介助となり，二人介助を要することも少なくない．立位保持が可能であっても，麻痺側の下衣が上げきらなかったり，そのことに気づかなかったりする．排泄中にも座位が崩れていたり，清拭ではペーパーをうまく切れなかったり，手が肛門まで届かずふき残してしまったりする．排泄終了を知らせるコールの操作や後始末（流す）ができないこともある．リハ時には安定して動作ができていても，実際に尿意や便意が切迫した時にはうまく動作が遂行できなかったり，夜間や早朝の寝起きの際には動作が不安定となることも珍しくない．

2）運動と認知の影響
移乗時の手すりへの過剰な依存傾向の背景には，運動面では廃用による筋力低下や麻痺による支持性やバランス能力の低下が考えられる．認知面でのボディシェーマの崩れ，手すりと自己との定位や適応の障害，恐怖心の影響も大きい．視覚認知の側面からは，トイレという狭い空間内での活動であることがそれらの問題を助長させる．

下衣更衣では，運動面では麻痺による上肢のリーチ範囲の狭小や殿部の感覚障害，認知面では注意障害，半側身体失認の影響が考えられる．ペーパー操作の拙劣さについては，運動面では片手動作の習熟不足，認知面では失行症の影響が考えられる．コールや後始末の忘れについては，運動面ではコールや水洗コックまでリーチする能力の低下や，認知面では失語症，注意障害，記憶力低下などの影響が考えられる．

3）アプローチと対策
移乗時の手すりへの過剰な依存傾向に対しては，廃用が原因であればまずそれに対応する．手すりとの適切な位置関係や関係性を構築し適応できるようなアプローチも重要である．実際のトイレ場面で，ケアスタッフへ適切なかかわり方など介助指導を行って伝達していくことが有効である．下衣更衣の困難さに対しては，その原因を評価し治療計画を立てていく．手すりに寄りかかって下衣更衣を行う方法で実施することも多いが，個々の片麻痺者の予後予測のもと適切な方法を選択する必要がある．清拭や後始末（流す）についても，片麻痺者ごとにさまざまな方法があり，水洗レバーの位置や種類もさまざまであるので，能力と環境に応じた対応や方法の選択が必要である．また自宅退院にあたっては，排泄機能や起居・移動能力の予後，自宅環境，マンパワーを踏まえて，日中だけではなく夜間も含め，適切な排泄方法や手段を選択していくことが必要であり，退院に向けて事前に病棟生活の中で取り入れて習慣化していけるとよい．

(6) 更衣
①片麻痺者の動作分析
更衣の際に座位・立位が崩れたり，服の前後左右を間違えるなど服の構成が理解できずに向きを整えられなかったり，袖や襟の場所が探索できなくなってしまう．麻痺側の上下肢を通すのを忘れたり，麻痺手を袖に通そうとするが，逆に麻痺手が後ろにひかれてしまう屈曲パターンを伴い，うまく通せないことがある．両手動作や巧緻動作に支障があるとボタンやホック，ファスナー，ブラジャー，靴下，手袋なども困難となる．また片麻

痺者は麻痺側下肢の装具の着脱に苦労することも多い．さらに片麻痺者や家族は着やすさを優先して衣服を選ぶため，着たいデザインの服が着れなくなり，個人のシンボリカルな側面での制限を受けることも多い．

② 運動と認知の影響

運動面では，麻痺や感覚障害によって，更衣を構成する能力である ① バランス能力，② 四肢・体幹の関節可動域，③ 皮膚表面への触・圧知覚に対する身体反応の協調，④ 上肢操作能力，⑤ 手指巧緻動作（ボタン），⑥ 衣服の構造や素材に合わせていける身体反応の柔軟性が低下する[1]．

認知面では，構成障害，半側空間無視，半側身体失認などの影響により，⑦ 自己身体の理解と衣服の上下・左右・前後や手順の適合が拙劣になる[1]．衣服の着脱時のみにみられる着衣失行という症状もある．動作手順の学習には注意障害や記憶力障害の影響もある．

③ アプローチと対策

対象者の更衣動作を困難とさせている原因を評価してアプローチしていく必要があるが，更衣動作で特徴的なのは前述の ③ 皮膚表面への触・圧知覚に対する身体反応の協調障害と，⑥ 衣服の構造や素材に合わせていける身体反応の柔軟性が低下することである．衣服に対する協調的な身体反応が引き出されやすいように誘導しながら，動作学習を進めることが有効である．

また ⑦ の認知機能要素に対しては，衣服の構造を共に確認し探索したり，手がかりとなる目印を決めたりするとよい．高次脳機能障害のある片麻痺者には，エラー学習を防ぐため，片麻痺者に求める動作が難しくなりすぎないように，介入するポイントや手順などを明確に示し，病棟スタッフとも連携していくことが有効である．一般的には，ひらきの服は上衣，下衣とも麻痺側から着て非麻痺側から脱ぐ手順が効率的であり，かぶりの服は着衣は麻痺側手⇒非麻痺側手⇒頭の手順，脱衣はその逆が効率的であることが多い．装具は足組みで行うと挿入しやすい．しかし，片麻痺者の麻痺の程度，関節可動域，認知能力などを考慮して，個々に手順や実施する姿勢（座位，臥位）を検討していくことが必要である．衣服自体が多様であり，伸縮性の乏しい服，下着（ブラジャー），厚手コート，手袋，靴下，靴などは着づらいことが多いため，個別性や季節も考慮に入れ，広い視野をもって評価と練習を行っていくべきである．

最近では装具に柄や色が選択できたり，衣服にも片麻痺者にとって左右がわかりやすくおしゃれなデザインの衣服が制作されるなど，コスメティックな要素も楽しめるようになっており，片麻痺者の自己表現が可能になるという点で有効である．

(7) 整容

① 片麻痺者の動作の現状

回復期リハビリテーション病棟で関わることの多い手洗い，口腔ケア，洗顔・ひげ剃り・整髪，そして化粧について述べていく．

片麻痺者の手洗い動作では，麻痺手を洗おうとしない，洗うのを忘れてしまう，麻痺手を洗面台へ挙げようとすると肩の疼痛を訴える，非麻痺手で麻痺手を洗おうとすると手が握りこみ後方へひかれてしまう，遂行が困難となるなどがみられる．行う姿勢も洗面台や蛇口に対して麻痺側が後退していることが多い．

口腔ケアでは，重度の片麻痺者の口腔内環境は乾燥していたり舌苔などが付着するなどし，ケアが不十分であると不衛生になることが少なくない．口腔内で水をまとめられずうまくゆすげなかったり，口から歯磨き粉を含んだ唾液がこぼれてしまうなどの問題もみられる．歯を噛みしめてしまい，開口ができずに口腔ケアが困難となる片麻痺者もいる．動作の手順や歯ブラシなどの道具の使用方法を間違え，磨き残しに気づかない，動作を過剰に続けるなどの症状がみられることがあ

る．

洗顔，ひげ剃り，整髪では，洗い残しや剃り残しに気づかなかったり，ひげ剃り機やくしの扱い方がわからないことがある．化粧については，回復期ではどうしても後回しにされやすく，発症まで毎日行っていたのに行わなくなってしまうことが多い．

② 運動と認知の影響

手洗いについては，運動面では上肢の関節可動域制限，感覚障害，麻痺による連合反応・両手の協調性低下などの影響を受ける．手洗いは洗うほうと洗われるほうの手が，左右交互にその役割を交替してさまざまに形を変えながら行われる協調的な探索活動であり，また水への適応行動という側面を持っている．それらの相互関係性がくずれることの影響もある．

認知面では半側身体失認，半側空間無視，注意障害など高次脳機能障害の影響のため，洗い忘れに気づかないことがある．

口腔ケアは，運動面では麻痺や感覚障害の影響で口腔壁や舌の筋緊張が不均等で非対称となるために，口腔内圧がうまく保てなくなってしまう．また歯をかみしめてしまう症状については，開口障害でなければ，頸部，口腔内の不安定性や口腔内の過敏性の影響を受ける場合がある．認知面では失行症や注意障害，保続などの影響がある．

洗顔，ひげ剃り，整髪については，運動面では，麻痺や関節可動域制限，筋力低下による上肢のリーチ範囲狭小や感覚障害の影響が考えられる．認知面では，口腔ケアと同様，失行症や注意障害，半側空間無視や半側身体失認などの影響を受ける．

③ アプローチと対策

手洗いに対しては，片麻痺者が蛇口に対してきちんと正中位をとり，麻痺側の体幹が能動的に水に向かっていける姿勢反応を促し，水やせっけんの粘性を生かしながら，両手の協調的な探索と役割交替を促す誘導を行うことで改善が図れることがある．上肢（特に肩関節）や手指の可動域制限や疼痛がある場合は，方法を検討しチームで統一して関わり，麻痺側の手を洗う習慣をつけていく必要がある．

口腔ケアは，まずは片麻痺者の嚥下機能に応じて，誤嚥に配慮した方法を選択することが必要である．リハで口腔内壁や舌の筋緊張の不均等の調整を図りつつ，片手動作となってしまう片麻痺者の場合は，片手での歯磨き粉操作方法を工夫，練習していく．また開口がうまく誘導できずにかみしめてしまう片麻痺者に対しては，頸部の安定性を補償しながら，過敏性に対して道具の素材や温度などに配慮して徐々に開口を促しながら行っていくとよい．洗顔，ひげ剃り，整髪は，皮膚からの感覚情報を捉えて自己身体を探索する要素を促して行うことが有効である．鏡などの代償を用いて気づきを促すことも有効である．失行により歯ブラシやひげ剃り機，くしの扱い方がわからない場合は，エラー学習しないような環境設定や適切なかかわりを病棟スタッフ内で統一する．

化粧は女性らしさという意味，個人の尊厳の保持や精神面，認知面の賦活などの意味を持ち，有効な活動である．顔面への感覚刺激自体や，そのできばえに自ら注目したり，いつもと違う様子を他患やスタッフに認められたり称賛されることなどを通して，覚醒の向上や注意力，気分転換，生きる活力の促通などの効果が期待できる．

整容動作は，毎朝行うなど生活リズムに沿って実施することが大切である．更衣も合わせて，朝に身なりが整うことにより，気持ちよく一日がスタートすることができ，主体的で能動的な生活を取り戻す第一歩となる．

(8) 入浴

① 片麻痺者の動作の現状

片麻痺者の入浴は，入浴前後の更衣，浴室内移動，洗体動作，浴槽移乗に分けて述べていく．

入浴前後の更衣は，普段の更衣と異なり衣服が滑りにくく普段より介助量が増えやすい．浴室内移動は，麻痺の程度により裸足歩行かシャワーキャリー，もしくはストレッチャーのどれかを選択することが多い．裸足歩行では，普段の歩行より足部が内反尖足となる傾向が強まり，さらに入口の段差のわかれめなどの視覚的刺激により顕著になってしまう．洗体動作については麻痺手が使えたとしても，力の入れ具合の調整がうまくできずに洗体タオルが手の中から抜けてしまったり，スムーズにこすれなかったりすることがある．麻痺手が使えないと非麻痺側のみで行うため洗い残してしまうこともある．その場合，背中，非麻痺側上肢，殿部，麻痺側下腿・足部が洗いにくいことが多い．浴槽内移乗は浴槽またぎの方法として，立位で行うか，座位で行うか，リフトを用いるかのいずれかである．片麻痺者は麻痺の程度にもよるが座位で行うことが多く，麻痺側の下肢の浴槽またぎが難しいことが多い．浴槽への沈み込みについては，浮遊感や不安感などからつっぱってしまったり，体をこわばらせてしまうなどの不適応行動となってしまい，介助量が増大してしまう．浴槽の中で体が浮き安定しないこともある．

② 運動と認知の影響

　入浴前後の更衣については更衣の項目を参照していただきたい．大きく異なる点は，入浴後は汗や水滴などで濡れた体での更衣となるため抵抗感が強いことである．

　浴室内移動は，運動面では麻痺などによる歩行の不安定性が影響する．床が濡れているということがさらに心身の緊張を高めたり，浴室の構造的なわかれめ，壁や浴槽から視覚的圧力を受けるなど認知面の影響が特徴的である．

　洗体動作は，運動面では麻痺や感覚障害などの影響から皮膚からの感覚情報の変化を捉えにくいことの影響がある．片麻痺者の皮膚表面は，姿勢筋緊張の亢進に伴い可動性の低下や消失によりたるんでいるなど，皮膚の粘弾性が乏しい状態となりやすい．そのため洗体動作に必要なタオルを持った手と，タオルがあたる対象となる体との協調性が生まれにくく動作が拙劣になる．洗い残しについては，運動面のバランス能力や可動域制限などによるリーチ範囲の狭小化とともに，認知面では注意障害，半側空間無視，半側身体失認，失行症などの高次脳機能障害の影響を受ける．

　浴槽内移乗は，運動面では非麻痺側の筋力低下や麻痺による体幹や下肢の支持性低下の影響のため，立位でまたぐための立位バランス低下が影響する．座位またぎでは，連合反応や筋緊張の亢進のため麻痺側下肢の挙上がしづらくなることが多い．認知面においては，適切に浴槽内へ体を沈めていくためには水の流動による抵抗感，浮力を体性感覚情報として捉えられることが必要となるが，うまく捉えられない片麻痺者が存在する．

③ アプローチと対策

　入浴前後の更衣については，濡れた体での更衣であることを配慮し設定を検討していくことが必要である．浴室内移動については，実際の場で練習を繰り返し，慣れることが重要である．自己身体と浴室の環境との定位を学習することも有効である．シャワーキャリーについては，片麻痺者の体格や座位保持能力から大きさやリクライニング機能，座面の形態を選択する．リクライニングのシャワーキャリーを使用しても座位保持が困難であったり，褥瘡の悪化するリスクが高い場合などにはストレッチャーを選択することがある．

　洗体動作はまずは皮膚の粘弾性を引き出し，そのうえでタオルとの協調的な関係性が生まれるように徒手的に誘導を行う．洗い残しに対してはループ付きタオルや洗体ブラシを活用する．座位や立ち上がりが不安定な場合はシャワーチェアを活用していく．

　浴槽内移乗の方法については，対象者の基本動作能力を考慮して選択する．座位，立位で行う場

合は非麻痺側からアプローチしたほうが手すりを活用しやすく，手すりの位置や浴槽の深さにもよるが，非麻痺側下肢からまたぎ，次に麻痺側下肢をまたぐほうが安定して行いやすい．重介助な場合はリフトを使用する．浴槽への沈み込みの拙劣さについては，水の流動の抵抗感や浮力を知覚できるように誘導していくことも有効である．また浴槽内で体が過度に浮かないよう，水の量の調整も大切である．

浴室内では片麻痺者は裸であり入浴動作はさまざまな行為を含んでいる．そこで初めてみえる対象者の障害像や技能の特徴があり，新しい気づきが得られることも少なくない．また日本人の特徴として入浴は交流の場でもあるため，拒否傾向のある片麻痺者との関係性が構築される第一歩が生まれたりすることもある．入浴は体も温まり気持ちがよく，片麻痺者にとって，なかなか得ることができない安らぎや精神的発散の場になることがある．

在宅復帰にあたっては，自宅で入浴を行う場合は家族への介助指導が必要である．自宅を想定し福祉用具の使い方や，脱衣所や浴室の中でどのように片麻痺者の一連の動作を誘導すればよいか，実際の入浴場面に参加してもらいながら指導していくことが有効である．

5 ADL の 3 つのレベル

ADL を捉えていく時，「できる ADL」「している ADL」「する ADL」の 3 つのレベルがある．「できる ADL」とは訓練時，評価時に行うことができる ADL で片麻痺者の最大能力を示していることが多い．「している ADL」とは病棟での実生活で実行している ADL のことで，「できる ADL」と比較し自立度が低いことが多く，日内変動や日格差もあることが特徴である．「できる ADL」と「している ADL」に差が生じる要因として，寝起きや意識障害などによる覚醒の影響や，疲労，心理的要因，認知症，尿意や便意による切迫感などがある．また訓練室とは異なる病棟の環境（障害物が多い，他患やスタッフなどが移動していたり突発的に飛び出してきたりもする，夜は暗い，マンパワーや介護者の技術など）による影響も考えられる．

セラピストの責務は片麻痺者の機能を正しく評価し改善を図ることであり，「できる ADL」を最大限引き出し，チームへ情報提供を行っていくことは重要である．そのため，理学療法士（PT），OT，ST の間で質の高い連携が必要となる．同時に，セラピストも病棟生活で行われる「している ADL」拡大のため，環境や介助方法の工夫に参加し関わっていくべきである．訓練室や訓練時間にだけでできるようになった「ADL」には何の意味もない．「できる ADL」を「している ADL」に拡大するためには，いくつかのポイントがある．

まずは活動量（頻度）を増やすことである．ある程度の熟達がなければ動作は学習されない．次に環境調整である．目に入る刺激の量や物の配置や種類など，片麻痺者の運動面や認知面を考慮して適切に工夫することで，病棟生活にて適切にかつ安全に能力を発揮することができるようになる．特に高次脳機能障害のある片麻痺者の場合，環境の変化，状況への適応や切り替え，応用が拙劣であることが多いので，病態に応じた丁寧な手順を踏むことが必要である．一方，病室でこそ片麻痺者に最も適した環境を整備することができ，「している ADL」から先に向上する例も少なくない．看護師，介護士との連携はリハの醍醐味である．24 時間の情報を持つ病棟スタッフと良い連携を深めることで，効率よく「している ADL」を拡大させていかなければならない．「できる ADL」ばかりをみて機能主義に偏るセラピストは他職種から評価されない．また「している ADL」である生活だけをみていては，科学性が欠如し専門職とはいえない．機能と生活の双方をみることができ，

優先順位を見極めたうえで双方へアプローチしていけることが必要なのである．

最後に，「するADL」とは目標としての，将来の実生活での「しているADL」のことである．リハを進める際には，ボトムアップ式にただ毎日の練習を積み重ねるのではなく，将来のQOLの高い生活の具体像である「するADL」の向上に向けて，トップダウン式に計画的に「できるADL」の訓練をし，「しているADL」を指導していくことが重要である．

6 ADLの評価

ADLの評価はその目的によってさまざまな方法やバッテリーが挙げられる．障害の程度と予後の判定を目的としたものでは，自立度をみる評価法であるバーセル・インデックスBI（Barthel Index）（**付表1**）[2]や，介助量をみる評価法である機能的自立度評価法FIM（Functional Independence Measure）（**付表2**）[3]が有名である．

BIは「できるADL」，すなわち自立度を評価する評価法であり，10項目の総合点が100点になるように各項目に採点が配置されている．100点満点だからといって独居可能というわけではない．有利性は単純なところで，患者に関わるすべての人に容易に理解され，各項目をよく理解さえすれば，誰でも正確に迅速に評価できる．ただ，身体のどこに欠陥があるかというようなことを表示するには関さない．BIは最大能力の評価であるため，セラピストの責任として定期的にBIを評価しておくことが大切である．また運動と認知が絡むので，PT，OT，STが協議し合って採点していくことが望ましい．

一方，FIMは「しているADL」，すなわち介助量を評価する評価法であり，18項目（運動13項目，認知5項目，各7点満点），126点満点で採点する．1週間以内に10点以上低下する状態を「急性増悪」とみなせるとされている．特徴としては，認知項目（理解，表出，社会的交流，問題解決，記憶）があることである．国際的にも広く使用され，年齢は7歳以上のいずれの疾患にも適用可能である．評価者はリハ専門職に限らないが，評価にあたっては一定の訓練・研修が必要とされている．さらに，日内変動，日格差のある「しているADL」を評価するため，複数のスタッフの情報を集積して採点できる（最低点をとる）ということも特徴の一つである．したがって，多職種連携のツールになりやすく，しかも細かく観察できるためチームアプローチにつながりやすい．

このBIとFIMの点数には乖離がみられることがある．例えば，「日中は訓練室や病棟での歩行は自立レベルであるが，夜間は眠剤を内服しているため歩行にふらつきがみられ，中等度の介助を要する」場合，BIでは歩行は15/15点の満点であるが，最低点をとるFIMでは3/7点と減点となってしまう．こういったBIとFIMの点数の乖離に，片麻痺者のADLにおける問題点や退院に向けての課題があることが多く，その背景の分析と把握が重要である．

これらBIやFIMの他にも，ADLをはじめとした遂行技能（動作の遂行能力）の質を評価するAMPS（運動とプロセス技能との評価）や，生活の満足度の把握のための，日常生活の満足度の自己評価法COPM（カナダ作業遂行測定），OSA2（作業に関する自己評価改訂版）などもある．リハでの治療方法や練習方法を選択するための動作分析も重要である．対象者のADLの現状や問題点を明確にするために，必要かつ適切な評価法を選択していく必要がある．

7 おわりに

片麻痺者の効率的なADL改善のためには，セラピストが専門的な視点から運動機能，認知機能

を統合し，環境，そして課題との相互関係性の中でADLを捉えていき，そのうえで病棟の看護師，介護士などのケアスタッフと連携を密に図っていくことが欠かせない．ひとは奥深い生きものである．片麻痺者も例外ではない．一筋縄ではいかないことが多くあるのが現状である．検査バッテリーでは高次脳障害を認めても，実際のADLなどの生活場面では思いのほかうまく遂行できていたり，またその逆もある．片麻痺者の困っていることやニーズは生活の中にある．だからこそ，われわれセラピストは機能とともにその片麻痺者の人生や生活を，ADLをみていく必要があると筆者は思う．

【文献】

1) 山本伸一，伊藤克浩，小菅久美子，他：活動分析アプローチ—中枢神経障害の評価と治療．青海社，p3，p57，2005
2) 社団法人日本作業療法士協会（監）：作業療法全書 改訂第3版 第3巻 作業療法評価学．協同医書出版社，p26，2010
3) 千野直一（編），里宇明元，園田 茂，道免和久（著）：脳卒中患者の機能評価—SIASとFIMの実際．シュプリンガー・フェアラーク東京，p144，1997

【参考文献】

1) 山本伸一，伊藤克浩，小菅久美子，他：活動分析アプローチ—中枢神経障害の評価と治療．青海社，pp2-4，pp56-64，pp81-106，pp188-226，2005
2) 柏木正好：環境適応 第2版—中枢神経系障害への治療的アプローチ．青海社，pp9-23，pp130-154，2007

付表1　Barthel Index

項　目	点数	判　定	基　準
1．食事	10	自立	皿やテーブルから自力で食物を取って，食べることができる．自助具を用いてもよい．食事を妥当な時間におえる．
	5	部分介助	なんらかの介助・監視が必要（食物を切り刻むなど）．
2．いすとベッド間の移乗	15	自立	すべての動作が可能（車いすを安全にベッドに近づける．ブレーキをかける．フットレストを持ち上げる．ベッドへ安全に移る．臥位になる．ベッドの縁に腰かける．車いすの位置を変える．以上の動作の逆）．
	10	最小限の介助	上記動作（1つ以上）最小限の介助または安全のための支持や監視が必要．
	5	移乗の介助	自力で臥位から起き上がって腰かけられるが，移乗に介助が必要．
3．整容	5	自立	手と顔を洗う，整髪する，歯を磨く，髭を剃る（道具は何でもよいが，引出しからの出納も含めて道具の操作・管理が介助なしにできる）．女性は化粧も含む（ただし，髪を編んだり，髪型を整えることは除く）．
4．トイレ動作	10	自立	トイレへの出入り（腰かけ，離れを含む），ボタンやファスナーの着脱と汚れないための準備，トイレット・ペーパーの使用，手すりの使用は可．トイレの代わりに差込便器を使う場合には，便器の洗浄管理ができる．
	5	部分介助	バランス不安定，衣服操作，トイレット・ペーパーの使用に介助が必要．
5．入浴	5	自立	浴槽に入る，シャワーを使う，スポンジで洗う，このすべてがどんな方法でもよいが，他人の援助なしで可能．
6．平地歩行（車いす駆動）	15	自立	介助や監視なしに45 m以上歩ける．義肢・装具や杖・歩行器（車付きを除く）を使用してよい．装具使用の場合には立位や座位でロック操作が可能なこと，装着と取りはずしが可能なこと．
	10	部分介助	上記事項について，わずかな介助や監視があれば45 m以上歩ける．
	5	車いす使用	歩くことはできないが，自力で車いすを45 m以上駆動できる．角を曲がる，方向転換，テーブル，ベッド，トイレなどへの車いす操作ができる．患者が歩行可能なときは採点しない．
7．階段昇降	10	自立	介助や監視なしで安全に階段昇降ができる．手すり・杖・クラッチの使用可．杖を持ったままの昇降も可能．
	5	部分介助	上記事項について介助や監視が必要．
8．更衣	10	自立	通常つけている衣類，靴，装具の脱着（細かい着方までは必要条件としない：実用性があればよい）が行える．
	5	部分介助	上記事項について，介助を要するが作業の半分以上は自分で行え，妥当な時間内に終了する．
9．排便コントロール	10	自立	排便コントロールが可能で失敗がない．脊髄損傷患者などの排便訓練後の座薬や浣腸の使用を含む．
	5	部分介助	座薬や浣腸の使用に介助を要したり，時々失敗する．
10．排尿コントロール	10	自立	昼夜とも排尿コントロールが可能．脊髄損傷患者の場合，集尿バッグなどの装着・清掃管理が自立している．
	5	部分介助	時々失敗がある．トイレに行くことや尿器の準備が間に合わなかったり，集尿バッグの操作に介助が必要．

（社団法人日本作業療法士協会（監），生田宗博（編）：作業療法学全書 改訂第3版 第3巻 作業療法評価学．協同医書出版社，p26，2010）

付表2　FIM

氏名 _____

		日付・評価者	/ /		/ /		/ /		
		評価項目	点	コメント	点	コメント	点	コメント	評価内容
運動項目	セルフケア	食事							そしゃく，嚥下を含めた食事動作
		整容							口腔ケア，整髪，手洗い，洗顔など
		清拭							風呂，シャワーなどで首から下（背中以外）を洗う
		更衣・上半身							腰より上の更衣および義肢装具の装着
		更衣・下半身							腰より下の更衣および義肢装具の装着
		トイレ動作							衣服の着脱，排泄後の清潔，生理用具の使用
	排泄コントロール	排尿管理							排尿の管理，器具や薬剤の使用を含む
		排便管理							排便の管理，器具や薬剤の使用を含む
	移乗	ベッド・椅子・車いす							それぞれの間の移乗，起立動作を含む
		トイレ							便器へ（から）の移乗
		浴槽・シャワー							浴槽，シャワー室へ（から）の移乗
	移動	歩行							屋内での歩行
		車いす							屋内での車いす移動
		主な移動手段	□歩行　□車いす		□歩行　□車いす		□歩行　□車いす		
		階段							12-14段の階段昇降
認知項目	コミュニケーション	理解							聴覚または視覚によるコミュニケーションの理解
		表出							言語的または非言語的表現
	社会的認知	社会的交流							他患，スタッフなどとの交流，社会的状況への順応
		問題解決							日常生活上での問題解決，適切な決断能力
		記憶							日常生活に必要な情報の記憶
		合計点							

採点基準	運動項目			採点基準	認知項目		
	介助者	手出し			介助者	手出し	
7：完全自立	不要	不要					
6：修正自立	不要	不要	時間がかかる，補助具が必要，安全性の配慮				
5：監視・準備	必要	不要	監視，指示，促し	5：監視・準備	必要	不要	監視，指示，促し
					必要	必要	90％より多く自分で行う
4：最小介助	必要	必要	75％以上自分で行う	4：最小介助	必要	必要	75％以上，90％以下自分で行う
3：中等度介助	必要	必要	50％以上，75％未満自分で行う				
2：最大介助	必要	必要	25％以上，50％未満自分で行う				
1：全介助	必要	必要	25％未満しか自分で行わない				

©Springer-Verlag Tokyo 1997

（千野直一（編），里宇明元，他（著）：脳卒中患者の機能評価―SIASとFIMの実際．シュプリンガー・フェアラーク東京，p144, 1997）

第5章

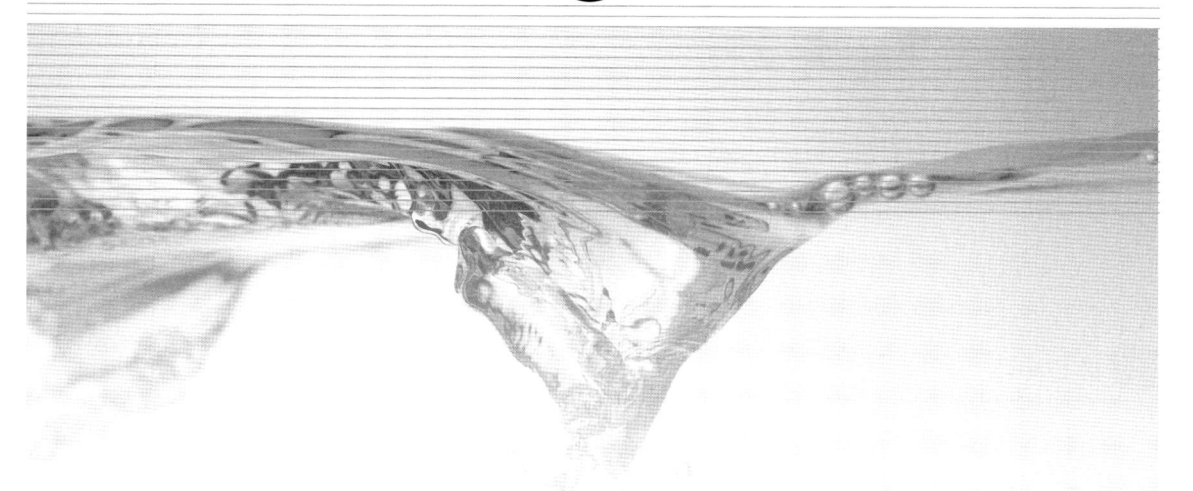

歩行の理解

5 歩行の理解

濱中康治
JCHO 東京新宿メディカルセンター，理学療法士

1 はじめに

　歩行は移動動作（locomotion：ロコモーション）の一種であり，日常生活活動の1項目ではあるが，リハビリテーション（以下，リハ）における歩行動作の再獲得は患者・家族のニーズが高く，回復期におけるリハの重要な命題である．

　歩行は，在宅での生活を可能にするために重要な動作であり，脳損傷者の回復期リハにおいては，歩行動作の再獲得の可否が自宅退院の可否を決定することが多い．歩行が困難な患者の移動手段には，車いすが選択肢の一つであるが，わが国の住宅事情を考えると，車いすでの生活には環境的阻害因子が多い．道路から玄関までのアプローチには段差があることが多く，スロープが設置されているところは限られている．玄関と居室がフラットな欧米式の造りの住居は日本ではまだ少なく，玄関と居室の間には上がり框がある．屋内に土足であがる風習はないため，屋外用の車いすと屋内用の車いすを使い分けなければならない．住居内には5cm程度の敷居があることが多く，多くの脳損傷者が行う片手片脚での車いす駆動では，その段差を乗り越えることは至難の業である．畳敷の和室は車いすで駆動すると表面が激しく傷む．また多くの住居の廊下幅は90cm以下で，車いすの回転スペースとしては不十分である．このように，例を挙げるときりがないが，わが国の住環境では，かなり住環境を整備しないかぎり，脳損傷者が車いすを移動手段として自立した生活を送ることは難しい．また歩行の自立が困難な患者でも，QOLを高めるために介助下での歩行再獲得が望まれることがある．例えば街中では，車いすでは利用できないバリアフルな環境が多く存在し，介助下でも歩行できることが活動の範囲を大きく広げる条件となる．

　生活の中で「歩く」ことは，退院後の身体機能，認知機能の維持にも大きな影響を与える．脳損傷者の多くは，活動性の低下や加齢による影響が重なり，退院後は身体機能，認知機能，ADL能力が徐々に低下するが，生活の中での移動手段として「歩行」を用いている患者は，低下の程度は比較的ゆるやかである．したがって，回復期のリハにおいて，歩行能力を最大限に改善し，退院後の生活につなげることは非常に重要な意味を持つ．

　理学療法士（PT）は歩行の再獲得に向けて，主導的に働きかけることになるが，病棟での生活場面や自宅退院後の生活場面での歩行が可能になることが重要であり，理学療法場面で「できる歩行」を病棟や他の場面での「している歩行」「する歩行」につなげるためには，PTだけでなく看護師や介護士，作業療法士（OT），言語聴覚士（ST）など

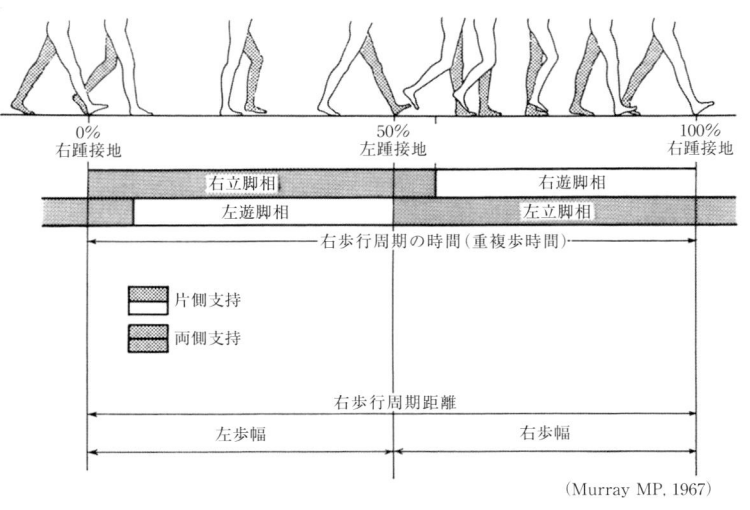

図1　歩行周期
(中村隆一，他（著）：基礎運動学 第6版．医歯薬出版，p365, 2003)

の他職種の歩行に対する理解と取り組みが必要となる．

本章では，PTにとっては基礎的な内容が中心になるが，回復期リハにおいて必要な，歩行に関する基礎的な理解とリハの介入について，私見も交えながら述べる．より専門的な知見については，成書を参考にしていただきたい．

2 歩行とは

歩行は最も高度に自動化された基本的な移動動作であり[1]，ヒトは生後10〜15カ月で二足歩行を獲得し，生後7年で成人とほぼ同様の筋群の活動制御が確立される[2]．歩行は細部にわたるまで決定した一定のパターンが次々に反復・連続したものであり，全身の筋骨格系の共同的な働きによって行われ，それには中枢神経系が協調的に作用している[1]．歩行は随意運動ではあるが，随意的要素以外にも種々の反射的要素，不随意的要素が多分に加わった精巧な動作である[3]．

歩行が遂行されるためには前進・安定・適応の3条件が必要である[3]．すなわち床面に対して水平方向に身体を移動することと停止すること（前進），重力に抗して鉛直方向に身体を支えること（安定），個人の達成目標と環境要求（障害物を避けることや路面の凹凸に対応することなど）に応じて速度や運動の方向を変更するように歩行パターンを適合させること（適応）が求められる[3]．前進・安定の要素を獲得することは，「歩行の機能性（動作としての歩行）」に大きく関与し，適応の要素は「歩行の安全性」に関与するといえる．前進・安定の要素の獲得は身体的な介助が必要かどうか，適応の要素の獲得は歩行時の見守りや声かけが必要かどうかに関わる，と考えると理解しやすいであろう．歩行の再獲得について論じるうえで，まずは正常歩行における歩行動作の捉え方を理解しておきたい．

1. 歩行周期の理解

一側の踵の接地から同側の踵が再び接地するまでを，1歩行周期と呼ぶ（**図1**）．歩行周期は踵が床に接地する時に始まる立脚相（stance phase）と，足趾が床を離れる時に始まる遊脚相（swing phase）から構成されている．立脚相はさらに踵

接地（heel contact），足底接地（foot flat），立脚中期（mid stance），踵離地（heel off），足趾離地（toe off）があり，立脚中期までを抑制期（遊脚相で失われた体幹の平衡を元に戻そうとする時期），立脚中期以後を推進期（足趾が地面を蹴って推進力がかかる時期）という．自由速度での歩行では1歩行周期のうち約60％の時間を立脚相が占める．

遊脚相は脚が体幹の後方にある加速期（acceleration），脚が体幹の直下にある遊脚中期（mid swing），脚が体幹の前方に振り出されている減速期（deceleration）に分けられる．自由歩行では1歩行周期のうち，約40％の時間が遊脚相にあたり，遊脚相よりも立脚相のほうが占める割合が大きい．立脚相と遊脚相は左右の足にそれぞれあり，立脚相と遊脚相の移動期には両足とも接地している時期（同時定着時期：double stance phase）がある．同時定着時期は1歩行周期に10％ずつ2回，合計20％になる（図1）[4]．歩行速度が速くなると立脚相と同時定着時期の占める比率が減少し，遊脚相の比率が増加する．同時定着時期がみられず，同時遊脚時期が出現すると走行（running）と呼ばれる．

歩行動作は一般的に，時間-距離因子で評価されることが多く，そのためには以下の用語を理解する必要がある．一側の踵の接地から同側の踵が再び接地するまでの距離，すなわち1歩行周期で進む距離のことを重複歩距離（ストライド長：stride length）という．踵接地から他側の踵接地までの動作を1歩（step）と呼び，この距離を歩幅（step length）という．歩行時の両足の横幅を歩隔（stride width）と呼ぶ．単位時間内の歩数を歩行率（walking rate，またはcadence）と呼ぶ．

自由歩行時の平均歩行速度は4.5 km/h，平均的な重複歩距離は自由な速度では身長の89％，速い速度では106％，平均的な歩幅は男性で74.2 cm，女性で63.5 cm，歩行率は男性で110 steps/min，女性で116 steps/minであったが，これらは移動目的により変動する[1]．街中をぶらぶらと散策する場合と朝の通勤のために歩く場合とでは，速度および歩行パターンが変化することは容易に想像できる．ヒトが速く歩こうとする場合，一般に歩幅を長くし，歩行率を増す．しかし，いったん歩幅が上限に達すると，さらなる歩行速度の上昇は歩行率に依存するようになる[3]．歩行者用信号は1.0 m/sec，つまり3.6 km/h以上の速さで歩かないと途中で赤信号になってしまう場合が多いので，覚えておいてほしい．屋外歩行の実用性は安定性も重要であるが，10 mの距離を概ね10秒以内で歩行できる歩行速度を有することが一つの判断基準となる．

2．正常歩行における筋活動・神経系の制御機構

前述したように，ヒトの歩行は前進，安定，適応の3つの要素が必要である．脳損傷者の歩行を考える場合，安定要素に関わる筋活動をまず理解することが必要である．

ヒトの歩行とは，言い換えれば，両脚での立位と片脚での立位を交互に保持する活動である．ヒトの自然立位は筋活動が起こらないと仮定すると，その身体各部位の位置関係から前方に倒れる．そのため，重力に抗して立位姿勢を保持するには身体の後面の筋群の活動が必要であり，立位時には主要姿勢筋（prime postural muscle）と呼ばれる頸部筋，脊柱起立筋，大腿二頭筋，ヒラメ筋など抗重力筋が活動することが必要不可欠である．

歩行時には，脊柱起立筋は歩行周期全般にわたり活動し，慣性と重力によって体幹が前方に屈曲することを防ぎ，同時に左右への動揺も抑えている．片脚立位保持には，それらの抗重力筋の活動に加え，骨盤の水平位保持のために側腹部の筋群や立脚側の股関節内・外転筋群の活動量が増加する．立脚相の初期には大腿四頭筋とハムストリングスが同時収縮し，膝関節の安定性を高めている．

踵接地時には足関節背屈筋群の遠心性収縮によって足関節の安定性が高まり，立脚中期までの重心の移動を円滑にしている．また立位保持時の身体重心の動揺に抗して重心を支持基底面内に抑えるために，足関節や足部に関与する筋群の間欠的な筋活動が起こる．

歩行における前進要素は，主に立脚初期の大殿筋と立脚後期のハムストリングスでの股関節伸展，ヒラメ筋・腓腹筋による足関節底屈が協調的に機能することで床を後方に蹴り出し，その床面からの反作用を受けることで行われる．その反作用を受けて，腸腰筋による股関節屈曲が起こり遊脚相へと移行する．また立脚相の後期から遊脚相にかけて，前脛骨筋は尖足にならないように足関節を背屈位に保ち，つま先離れを容易にしている．また大腿四頭筋とハムストリングスは，いずれも遊脚相から立脚相への変換期に働き遊脚相での下肢の振り子運動を減速させ運動の方向を変える．

上述のように，自然歩行時の下肢筋活動を筋電図でみると，常にすべての筋が作用しているわけではなく，歩行周期の限られた相で一部の筋のみが活動する．足，膝，股関節，骨盤帯が協調的に動くことで，身体重心の上下・左右移動を最小限に抑えながらエネルギー効率のよい歩行を可能にしている．それらの調節には脊髄の中枢性運動パターン発生器（CPG：Central Pattern Generator）の他，伸張反射，交叉性伸展反射，緊張性迷路反射，緊張性頸反射，種々の立ち直り反射など多くの反射が協調的に働いている．それらは筋，関節と前庭器官からの固有感覚，視覚などの情報により再調整される一連のプログラムされた運動である．

3 歩行の予後予測

脳損傷者のリハにおいては，発症後のできるだけ早い時期から予後予測を行い，その予測をリハチーム内だけではなく，患者やその家族と共有することで，リハを効果的かつ効率的に実施するとともに，早期から入院期間の設定や退院先の決定をすることが求められている．特に歩行に関する予後を早期に明らかにすることは，退院先や退院後の生活様式を決定するうえで重要な要素である．しかし，実際にはさまざまな年齢，機能障害レベル，併存疾患を持つ患者に対し早期にその予後を予測することは容易ではない．以下に臨床的に有用な歩行の予後予測方法について述べる．

1．二木らによる予後予測方法

歩行の予後予測に関してはこれまでさまざまな要因からの予測方法が報告されているが，長年にわたり広く用いられている方法に二木[5]が発表した予測方法がある．その報告によると，発症時にベッド上生活（ベッド上での起座，座位保持）が自立している患者は，1カ月以内の歩行自立が可能でかつ大部分が屋外歩行まで可能になり，入院（発症）2週後までにベッド上生活が自立した患者は，大部分が2カ月以内に屋外を含めて歩行が自立，入院（発症）1カ月後までにベッド上生活が自立した患者は，大部分が3カ月以内に歩行が自立し，その半数が屋外を含めて自立するとしている．

また基礎的ADL（食事，尿意の訴え，寝返り）の実行が1項目以下で，かつ60歳以上の患者や，Japan Coma Scale（JCS）でⅡ桁以上の遷延性意識障害，中等度以上の認知症，両側障害，高度の心疾患などがあり，かつ60歳以上の患者は，歩行の自立が不可能で大部分が全介助にとどまるとしている（図2）．ただし，入院後1カ月の時点において59歳以下で全介助の患者，および60歳以上だが遷延性意識障害，認知症，両側障害，高度の心疾患を有さず，かつ基礎的ADLを2項目以上実行している患者では，明確な予測は困難であったとしている．

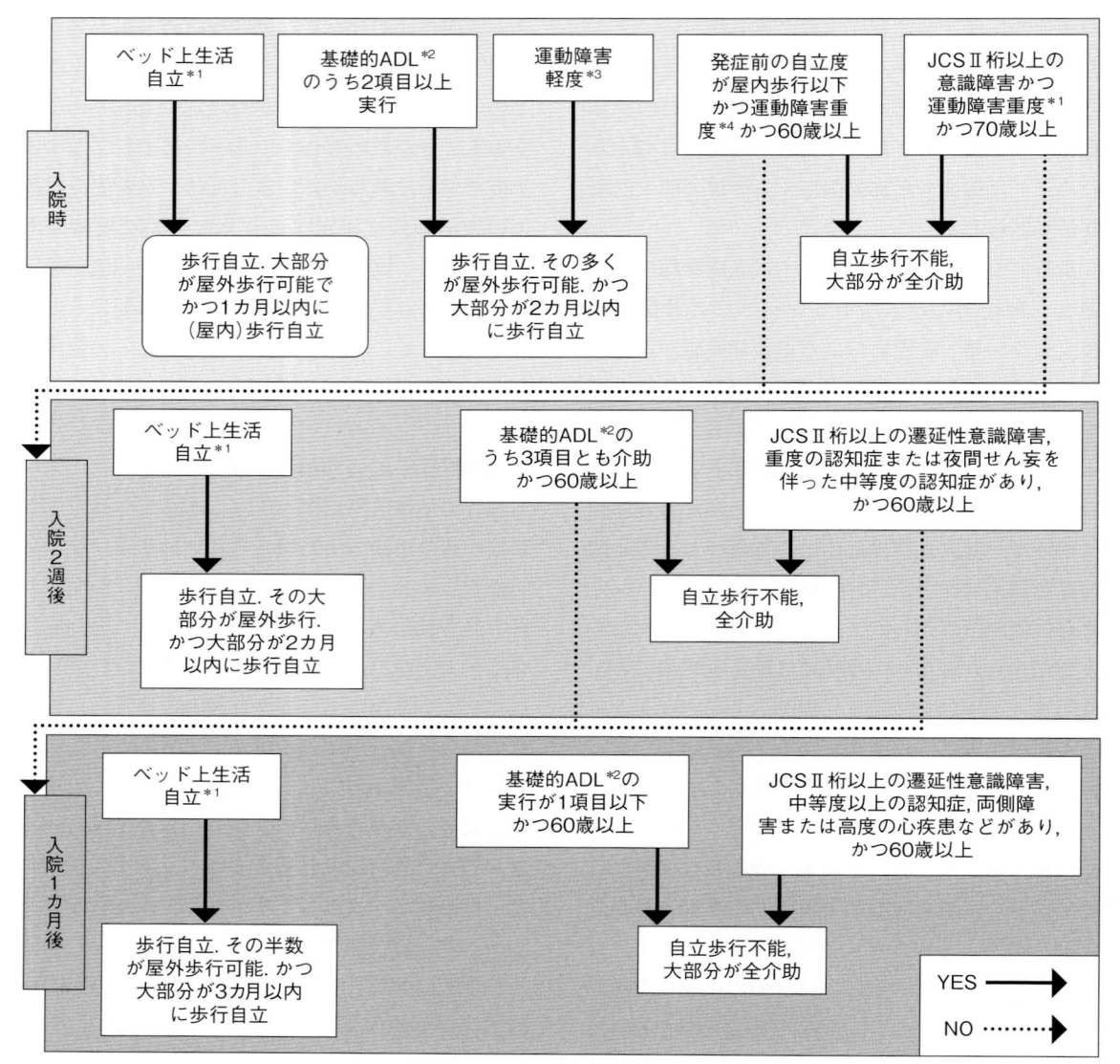

図2 二木の予後予測
(二木　立：脳卒中リハビリテーション患者の早期自立度予測．リハ医学　19：201-223，1982の表22を図式化)
[*1]介助なしでベッド上の起座・座位保持が自立　　[*2]基礎的ADL：食事・尿意の訴え・寝返り
[*3]下肢 Brunnstrom Stage IV以上　　[*4]下肢 Brunnstrom Stage III以下

2．脳画像所見による予後予測

近年はMRIなどの画像診断装置の発展，脳科学研究の進展があり，脳局在の機能分布が解明されてきているため，脳画像所見による予後予測が広く行われている．前田[6]は病巣部位別に小さい病巣でも運動予後が不良な部位，病巣の大きさと比例して運動予後がおおよそ決まるもの，大きい病巣でも運動予後が良好なものと3項目に分類してまとめている（**表1**）．報告によれば放線冠，内包後脚などの錐体路を含む病巣では小さい病巣でも運動機能の予後は不良であることが多く，後大脳動脈領域の梗塞では視覚的認知の障害や記憶障

表1 病巣部位と予後予測

1. 小さい病巣でも運動予後の不良な部位
   - 放線冠（中大脳動脈穿通枝領域）の梗塞
   - 内包後脚
   - 脳幹（中脳・橋・延髄前方病巣）
   - 視床（後外側の病巣で深部関節位置覚脱失のもの）
2. 病巣の大きさと比例して運動予後がおおよそ決まるもの
   - 被殻出血
   - 視床出血
   - 前頭葉皮質下出血
   - 中大脳動脈前方枝を含む梗塞
   - 前大脳動脈領域の梗塞
3. 大きい病巣でも運動予後が良好なもの
   - 前頭葉前方の梗塞・皮質下出血
   - 中大脳動脈後方の梗塞
   - 後大脳動脈領域の梗塞
   - 頭頂葉後方〜後頭葉，側頭葉の皮質下出血
   - 小脳半球に限局した片側性の梗塞・出血

（前田眞治：我々が用いている脳卒中の予後予測Ⅳ．臨床リハ 10：320-325，2001）

害は生じるものの，運動機能の予後はよいものが多い．被殻や視床では大きさにより予後が異なる．ただし，視床の損傷で関節位置覚を障害されたものでは歩行予後は悪い．脳幹の損傷では，その範囲によって腹側の損傷では運動機能予後が悪く，背側の損傷では知覚機能予後が悪い．小脳は大脳に比べて小脳半球の代償機能が大きいため，小脳の損傷は比較的良好な改善が得られることが多く，よって初期症状からの予後の判断は困難であると述べている．

3．歩行予後予測の実際

実際の臨床経験を振り返ると，歩行の自立にマイナスであるとされる要因を持っていても，歩行が自立に至る患者は少なくなく，マイナス要因を持っているからといって，「この患者は歩けるようにならないだろう」と思ってしまうことは性急である．筆者の経験では，特に年齢が若い患者では長期回復例は少なくないので，根気強くリハを継続する必要がある．

一方，病前より歩行機能の低下がある場合，発症以前より良好な歩行能力を獲得することは困難であり，また繰り返される脳卒中によって両片麻痺となった患者では，歩行の回復が不良であることが多い．変形性関節症による疼痛や糖尿病や脊椎疾患などによる神経障害，認知症，心疾患などの存在はリハの阻害因子であり，予測を誤らせる原因となることがある．

このように，臨床症状や画像所見，併存疾患の有無とその程度，病前のADL実施状況などを含め幅広く情報を集め，予後予測の根拠となる知見を統合して検討し，総合的に判断して予後予測の精度を上げる必要があるといえよう．

4 歩行補助具の特徴と選定

歩行補助具は歩行時の不安定なバランスの補償，支持基底面の増大・再配置，下肢荷重負荷の軽減，歩行速度の向上などを目的として用いられる．歩行補助具の種類によって，それらの効果の程度は左右される．

脳損傷者が歩行補助具を使用する場合，骨折などの整形外科疾患と異なり，下肢の障害だけでなく，上肢体幹を含めた運動麻痺およびバランス障害の程度に応じて使用する歩行補助具を選択する必要がある．また失行などの高次脳機能障害による影響を考え，歩行補助具が適切に使用できるかどうかを評価する必要がある．脳損傷者の身体機能，高次脳機能および退院後の生活様式を踏まえたうえで歩行補助具を選定し，必要に応じて変更していくことが重要である．

脳損傷者に対して用いられる歩行補助具には主に以下の種類がある（図3）．

1.1 本杖

わが国では握りの形状がT型をしたT字杖（T-cane）が代表的である．杖の長さは，一般的

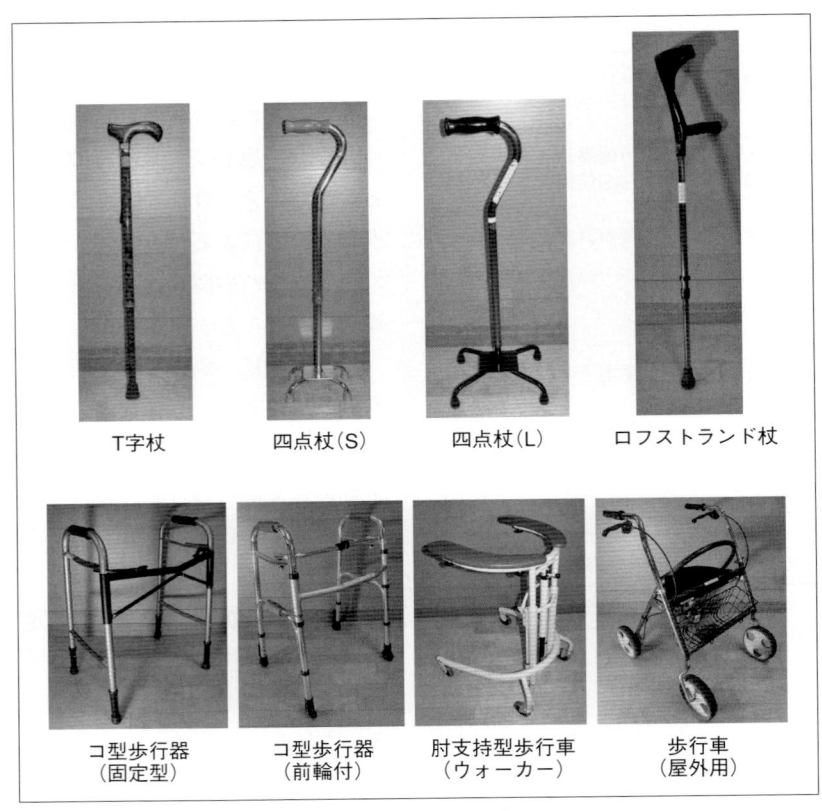

図3　歩行補助具の種類

には杖をつま先の前方15 cm，外側15 cmに接地した際，肘が20°ないし30°屈曲位になる高さ（おおよそ大腿骨の大転子の高さ）に合わせて調整する．他の歩行補助具と比較すると免荷機能は少ないが，路面の凸凹にも適応できるため，屋外レベルまで歩行範囲が拡がるような，麻痺側下肢の体重支持力やバランス能力が比較的保持されている脳損傷者が適応となる．

2．多脚杖

わが国では四点杖が広く使用されている．脚部を3～4本備え支持面積を増して安定性を高めており，T字杖に比べて免荷機能に優れている．下肢の運動麻痺が中～重度で，歩行時の上肢依存度が高い脳損傷者や平行棒外の歩行練習開始初期に使用されることが多い．また手を離しても杖が自立して倒れないため，屋内のつたい歩き時に併用しやすい．長さの調節はT字杖と同様に行う．この種の杖は，多脚で支持面が広いため平地での安定性は高いが，わずかな路面の凹凸でも安定性が減少するため，屋外での使用には適さない．

3．ロフストランド杖

手部の他に前腕部で体重支持を行う杖である．上肢をしっかり固定できるので支持性に優れている．運動失調や上肢筋力低下例，また関節リウマチなどの合併で手関節や手指への負荷を軽減したい場合でも利用されることがあるが，脳損傷者に対して利用する頻度は少ない．

4．歩行器・歩行車

歩行器・歩行車は，患者を囲む形の広い支持面

を持っているため杖よりも支持性があり，失調症状などで立位・歩行時のバランスが悪い場合で利用できるが，脳損傷者への適応を考えた場合，両上肢の使用が必要なことから，上肢機能が保たれている場合に適応範囲が制限される．歩行器には，前腕を歩行器の上に置き寄りかかるように身体を預けて移動するもの（肘支持型歩行車）と，両手で歩行器のパイプを握って移動するもの（コ型歩行器）とがある．手で使用する際には，杖と同様に大転子の高さが目安であるが，寄りかかって使用する際には胸の高さとなる．歩行器や歩行車は床面が平坦に作られている場所で有効性を発揮する．しかし，杖などの補助具に比べて大きくかさばること，車輪が付いているタイプのものは車いすと同様に段差に弱いという欠点があり，自宅内での使用が困難な場合も多い．屋外用として開発されている歩行車（いわゆるシルバーカー）もあるが，両上肢の使用が必要であり，脳損傷者には適さないことが多い．

5 下肢装具の特徴と選定（図4，図5）

脳損傷者は運動麻痺により，下肢筋の随意性や筋力の低下から，体重支持能力，振り出し能力が障害されることが多く，歩行時には下肢装具が必要となることがある．脳損傷者に対し下肢装具を使用する目的としては，①立脚相（体重の支持）の安定，②内反尖足や下垂足を矯正し，つま先離れを容易にする，③立脚相にみられる膝関節の過伸展や骨盤の後退を軽減する，④足関節や膝関節への負担軽減などが挙げられ，その脳損傷者の体重支持能力と振り出し能力に合わせて，適切な下肢装具を選択する．

近年はさまざまな機能を有する下肢装具が発表され使用されている．脳損傷者に用いる一般的な下肢装具には主に以下の種類がある．

1. 長下肢装具（KAFO：Knee Ankle Foot Orthosis）

膝継手をロックすることで膝関節の可動範囲を制限して，立位歩行時の体重支持機能をサポートする．膝継手についてはさまざまな種類があるが，それについては他書を参考にしていただくとしてここでは割愛する．主として Brunnstrom Stage Ⅰ・Ⅱレベルの重度の麻痺を合併し，立位・歩行時の麻痺側立脚相に著しい膝折れ，あるいは膝関節の過伸展がみられる場合に用いられる．この装具の欠点としては，①重量感があるため，歩行時に必要以上に代償動作を伴うことがあること，②大腿上部まで覆うその大きさのため，たとえ長下肢装具によって立位や歩行動作が安定したとしても，ADL場面での使用には適さないことなどが挙げられる．またリハがすすむにつれて体重支持能力の改善が図られることが多いため，短下肢装具へ移行できるようにしておくことが必要である．

2. 両側支柱付短下肢装具（AFO：Ankle Foot Orthosis）

足継手により足関節の可動範囲を制限することが可能で，下肢の振り出し機能をサポートすることができる．また足関節の可動範囲を制限することで膝関節の安定性を高め，麻痺側下肢の立脚相を安定させる作用もある．Brunnstrom Stage Ⅲ・Ⅳレベルで立位・歩行時に重度の内反尖足があり，下肢の振り出しが妨げられている患者に適応がある．また変形性膝関節症で麻痺側の膝関節に著しい関節の変形をきたし，痛みを有する脳損傷者に用いることも多い．足継手として一般的に多く用いられているものに，ダブルクレンザック足継手やクレンザック足継手がある．この種類の装具の欠点としては必要以上に足関節の可動性を制限することで，正常歩行から逸脱した動作パターンとなることがある．近年では正常歩行時の底屈運動

第5章　歩行の理解　95

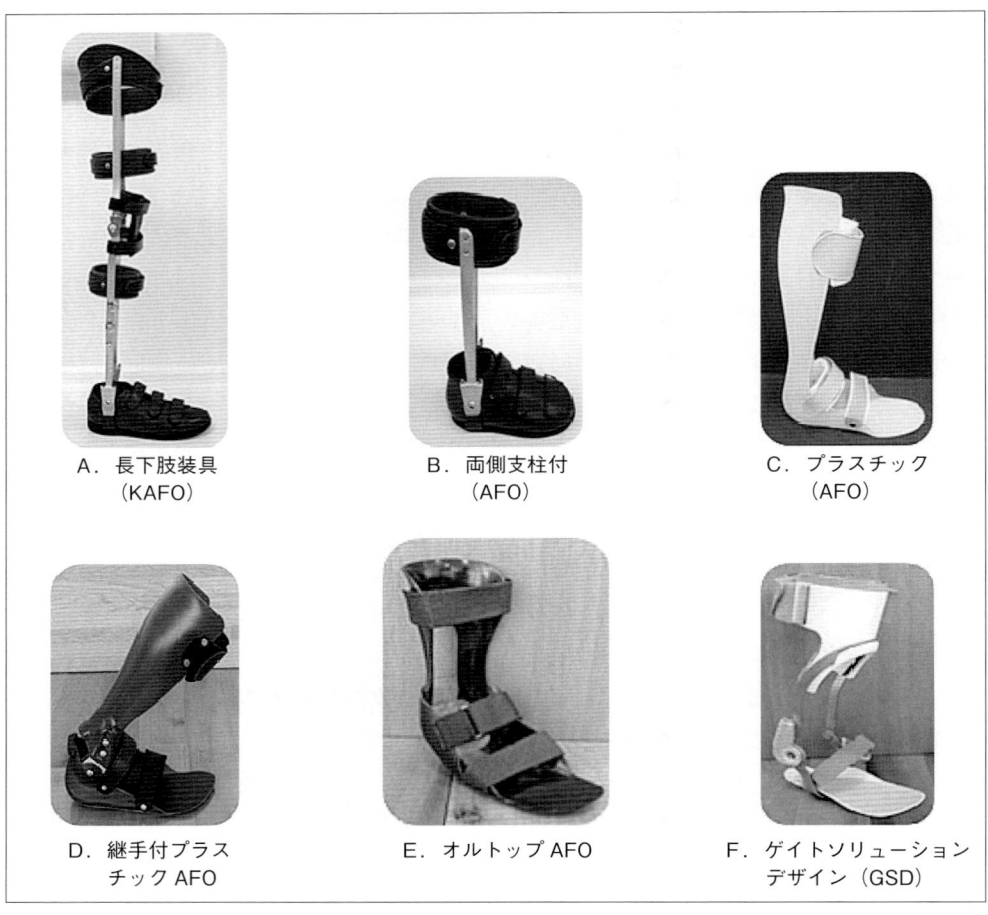

図4 下肢装具の種類
（船橋市立リハビリテーション病院，村山稔氏提供）
KAFO：Knee Ankle Foot Orthosis　AFO：Ankle Foot Orthosis
GSD：Gait Soulution Design

A．長下肢装具（KAFO）
B．両側支柱付（AFO）
C．プラスチック（AFO）
D．継手付プラスチックAFO
E．オルトップAFO
F．ゲイトソリューションデザイン（GSD）

に近い制動が可能な油圧式の足継手（ゲイトソリューションデザイン：GSD継手）が開発され，多くの施設で用いられ始めている．

3．プラスチック短下肢装具（PAFO：Plastic type Ankle Foot Orthosis）

プラスチックの撓みを利用したシューホン型装具やオルトップ短下肢装具，足継手を有する足継手付プラスチック短下肢装具（タマラック足継手，ジレット足継手など）がある．両側支柱付短下肢装具と同様の機能を有するが，プラスチックの特性上，両側支柱付短下肢装具と比べるとその矯正能力は劣る．臨床では立位・歩行時に軽度〜中等度の内反尖足，下垂足を呈する脳損傷者に適応がある．

6　脳損傷者にみられる異常歩行動作と介入の要点

脳損傷によって生じることの多い異常歩行の特徴と，その症状に対する理学療法介入の要点について述べる．ただし，異常歩行の程度は，脳損傷

図5 下肢装具の適応

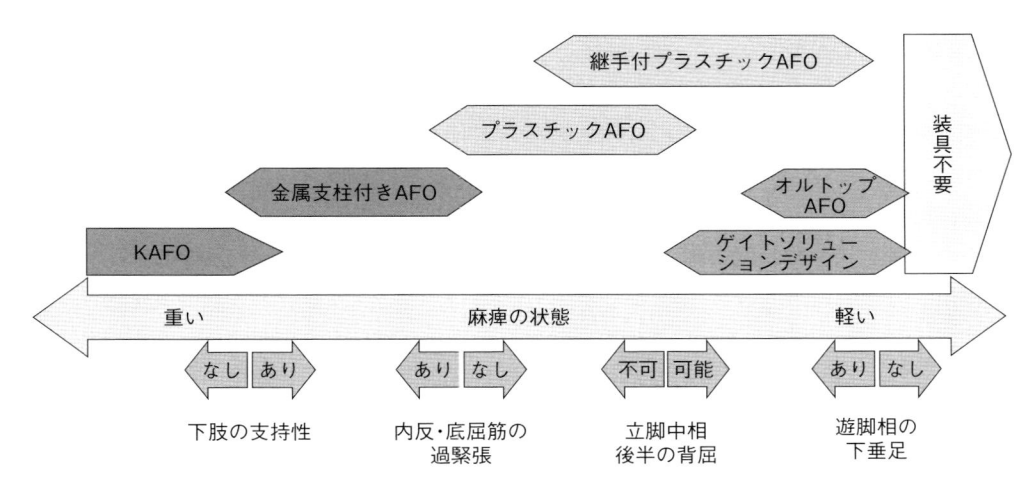

適応範囲は種類により異なり,それぞれが重複している.処方の際には,どのタイプの装具が現在適しているか,今後の状態の変化やADL場面を考慮し,適切と考えられる装具を決定する必要がある.

者の運動麻痺・感覚障害の程度,非麻痺側機能,体幹機能,姿勢調節能力,病前の運動機能などの個体差により千差万別であることを認識し,しっかりと脳損傷者一人ひとりの機能的な問題点を捉え,動作上の問題点について客観性のある仮説を立て,アプローチを展開する必要があることを理解していただきたい.また歩行の機能的改善を目的とした,より具体的なアプローチ方法については成書を参考にしてほしい.

1. 片麻痺歩行

脳損傷後の片麻痺患者において,急性期から回復期の初期では歩行時に「膝折れ」が生じることがある.「膝折れ」とは運動麻痺や感覚障害により,立脚相で下肢に体重をかけると体重を支えきれず,膝がガクンと屈曲してしまう現象で,下肢Brunnstrom StageⅠ,Ⅱの脳損傷者で多くみられる.この症状を呈する脳損傷者には,長下肢装具を装着し平行棒内での立位歩行練習や多脚杖を使用した歩行練習を実施する.具体的には,立位後に長下肢装具の膝継手のロックをかけ,麻痺側下肢への荷重練習(左右・前後への重心移動練習,非麻痺側下肢のステップや挙上による荷重など)を実施し,荷重に対する下肢や体幹の反応を高めながら歩行へとつなげていく.立ち上がりの際に平行棒を強く引っ張る,立位後に平行棒を押すなど,非麻痺側の上肢での過活動状態がみられる脳損傷者に対しては,フリーハンドで動作を誘導し,股関節の内外転や屈曲伸展の刺激を入力することを意識しながら,重心移動練習を実施する.また長下肢装具は膝伸展位で固定され,歩行時に機能的な脚長差が生じる(脚が長くなった状態になる)ため,麻痺側下肢振り出し時に下肢の分回しや体幹の後傾,側屈,非麻痺側下肢の伸び上がりなどの代償動作がみられることがある.そのような場合には,非麻痺側の靴を補高することで振り出しを容易にし,代償動作の軽減を図ることもある.この時期の歩行練習で注意したいのは,定型的に揃え型での歩行を学習させず,できるだけ前型での歩行を促すことである.非麻痺側を麻痺側よりも前に出すことで立脚相の股関節伸展を賦活でき,その後の遊脚相股関節屈曲筋群での振り出し,遊脚相への移行を円滑にできる.その際,装具の足継手の背屈制限は解除し,重心の前方移動を妨

第5章 歩行の理解

げないようにする必要がある．

　また脳損傷者の多くは，運動麻痺によって足関節の随意的な運動が困難となり，歩行時に内反尖足といわれる状態を呈することが多い．この内反尖足は運動麻痺がBrunnstrom StageⅢの脳損傷者に最も多くみられ，装具の使用を検討し，杖や平行棒を使用した歩行練習をすすめることが多い．立脚相で内反尖足が出現すると，身体重心の前方移動が阻害されて骨盤の後退を引き起こす．骨盤の後退によって，立脚中期での重心線が膝関節の後方を通ることになることで膝関節が過伸展位になりロッキングしやすくなる．また内反尖足により，遊脚相への移行期でのつま先離れが悪くなることで，下肢の振り出しに努力を要する状態となり，体幹の側屈や後傾，非麻痺側つま先での伸び上がり，麻痺側股関節の過屈曲などの代償動作がみられる．足関節だけでなく膝関節の分離した運動が困難な脳損傷者では，遊脚相で麻痺側下肢を棒のように分回しながら歩行する様子（分回し歩行：circumductive gait）がみられる．また，足関節の随意的な背屈ができず，筋緊張が低下して下垂足といわれる状態を呈することもある．下垂足の状態を呈する脳損傷者の多くは，下肢全体の筋緊張が低く荷重時の筋収縮が十分に得られず，立脚相で膝折れや膝関節のロッキング，骨盤の後退が起こることが多い．また，遊脚相への移行期でのつま先離れの悪化から，内反尖足と同様にさまざまな代償動作の誘因となる．このような異常動作の改善のポイントとしては，短下肢装具を装着するなどして，立脚相初期での踵接地を可能にすることである．踵接地を確保し，踵接地後の股関節伸展のタイミングを早めに誘導することで，各関節の周辺に床からの反力を通過させる．また踵接地のためには，遊脚後期でのハムストリングスの伸張性を確保し，膝伸展位で踵接地を迎える必要がある．踵接地を可能にするために，下肢装具の足部の初期背屈角度をかなり多めに設定する場合もあるが，その場合，立脚相で膝関節が過度な屈曲位となってしまうため，結果として全身的な抗重力伸展を得られにくくなる．したがって，足部だけではなく，全身をみて装具の初期背屈角度や踵の補高などを検討する必要がある．

　運動麻痺がBrunnstrom StageⅣ～Ⅴの脳損傷者は，プラスチック短下肢装具を使用するか，もしくは下肢装具を使用せずに歩行できる場合も増えてくる．その状態の脳損傷者に多くみられる，立脚相での膝関節の過伸展の原因は，骨盤の後退（内反尖足に起因する足部からの運動連鎖による骨盤後退，もしくは立脚相初期の股関節伸展筋群の筋収縮の遅れや不足による骨盤後退）が主要因であることが多く，膝関節へのアプローチではなく，装具の調整や股関節伸展筋群，体幹筋群の強化で改善されることが多い．また立脚後期から終期の蹴り出しが麻痺側のみならず，非麻痺側も困難である場合が残存していることが多いため，内反尖足が強くなく，踵接地が確保されていれば，蹴り出しを意識して積極的に裸足での練習を実施する．

　脳損傷後の片麻痺患者の歩行時の異常点については，上述のように麻痺側下肢の立脚相の問題に起因することが多い．それに対しては，適切な装具や歩行補助具を選択するとともに，麻痺側荷重時の体幹筋を含めた適切な筋収縮の促通による麻痺側立脚相の安定性改善，荷重時の体幹，下肢アライメントの再学習，荷重時の姿勢反応の促通，麻痺側から非麻痺側，非麻痺側から麻痺側への重心移動能力の改善による麻痺側下肢の振り出し能力の改善を図る．重心移動能力の改善が不十分な状態で，麻痺側下肢の振り出し動作のみの改善を図ると，過剰努力を伴った麻痺側下肢の振り出しを学習してしまう恐れがあるので注意を要する．

2．パーキンソン病様歩行

　大脳基底核の多発病変や両側大脳半球の損傷に

よって，運動の開始・制御，筋緊張の調節，姿勢反射に問題を生じ，パーキンソン病と同じような振戦，無動，固縮，姿勢調節障害などの症状を呈し，歩行時のすくみ足現象，突進現象を認めることがある．すくみ足現象とは，動作開始時や歩行リズムが乱れた時に下肢の屈筋と伸筋が同時に収縮して両足が床にはりついたようになって動けなくなる症状のことである．すくみ足現象にはリズム形成障害が関与しており，メトロノームや声かけによる聴覚的リズム，横断歩道や階段などの視覚的リズムのある環境では，正常に近い歩行が可能になることがある．突進現象は歩行速度の制御ができずに，体幹の前傾が強くなり，徐々に速くなってしまう症状である．このような症状を呈する脳損傷者には，抗パーキンソン薬や運動療法による症状改善を図るだけでなく，生活環境面の調整を行う必要がある．運動療法としては，体幹回旋能力を改善すること，視覚・聴覚的なリズムをつけて動作を促すこと，動的バランスの改善（身体重心の移動能力の改善）を意識した運動課題を低難度のものから徐々に実施していくことで，動作の安定性向上を図る．

3．失調性歩行

小脳や脳幹部，視床の損傷によって協調運動障害・平衡障害などが生じると，体幹の動揺が大きく，代償的に歩隔（足と足の間の距離）を大きくして，よろめくように歩行する様子がみられる．そのような歩行を酩酊歩行（titubation）やよろめき歩行という．小脳では，小脳虫部の損傷により強い平衡障害や体幹失調による歩行障害がみられる．小脳半球の病変では協調運動障害は明確にみられるが，平衡障害は軽度な場合が多い．

この異常歩行の改善には，適宜歩行器など支持基底面が広くバランスを補償できる歩行補助具を使用しながら，協調運動障害や平衡障害への対応，特に同時収縮を意識した運動課題で体幹や股関節周囲筋の固定性を高め，支持基底面の中央部で重心を保持する能力の改善を図ることが必要である．

7 高次脳機能障害に対する理解

歩行動作はこれまで述べたように中枢神経系の働きにより各筋が巧みに収縮することで成立しており，再獲得には身体機能に規定される要因の影響を強く受ける．しかし，行動としての歩行を考えてみると，ヒトは日常生活の中で歩くこと自体が目的ではなく，なんらかの目標を達成するための手段として歩行しており，個人の達成目標と環境要求に応じて速度や運動の方向を変更するように，歩行パターンを適合させることが必要である．例えば，ベッドで臥床中に尿意を感じ，排尿したいという欲求が生じる．社会性や礼節が保たれている人であればトイレでの排泄行動を想起するだろう．移動能力に問題を抱えていることを自覚していれば，尿器での排泄を選択するかもしれない．トイレはどこにあってどうやって行くか，状況の理解，記憶，判断力が求められる．「いまにも漏れそう」と感じれば歩行速度を上げることも必要であろう．他の患者の通行に注意しながら急いで歩き，トイレ内の湿った床で転ぶことがないように注意しながら便座に座り排泄する．これはほんの一例にすぎないが，この「トイレでの排泄」という一連の行動を考えても，行動としての観点からみると，生活場面での歩行は高次脳機能と分けて考えることができないことがわかる．脳損傷者のリハにおいて，生活場面に歩行を取り入れ，「できる歩行」を「している歩行」「する歩行」にしていくことがリハの目標であり，リハに従事するスタッフとして課せられた命題であるならば，身体機能面への介入を専門とするPTであっても，高次脳機能に関する理解を深め，高次脳機能障害を持った患者の治療にあたるべきである．

高次脳機能障害を臨床的に捉えるうえでは，山鳥[7]の提唱する行動・認知の階層性モデルが最も理解しやすい．第3章で紹介しているのでそれを参照していただきたいが，このモデルでは認知活動を下支えする基盤的認知能力と，いわゆる巣症状をさす個別的認知能力を分けて考えるところに特徴がある．ここでは，階層性のモデルをもとに高次脳機能障害（特に基盤的認知能力と左右半球損傷に伴う個別認知能力障害）と歩行の関係を概説する．

1．基盤的認知能力と歩行

高次脳機能の中でも，リハを進めるにあたり基盤的認知能力（意識，感情，注意，記憶）が保たれているかどうかが重要である．

（1）意識障害と歩行

意識の問題は反応を浮動的にしたり，遅延させたりする．回復期においては，たとえ開眼反応があっても必ずしも「清明」であるとはいえない．意識の問題を併せ持つことで，高次脳機能障害の本質が不透明になるので，質，量，時間，範囲などの観点から刺激に対する反応を注意深く観察し，見極めることが必要である．

意識に問題がある時期，筆者は積極的に全身運動としての歩行練習を行うようにしている．たとえ介助量が多く，とても歩行の自立が見込めない状態であっても，運動による刺激量を増加させ中枢神経系の活性度を増すことで，問題が改善に向かう例は少なくない．意識の問題が落ちついた時期に，一気に良好なレベルに回復する患者もいるが，逆に他の高次脳機能障害の存在が明らかになることも多い．

（2）感情障害と歩行

感情の問題が顕著にあらわれている場合，積極的なリハが開始できないことが多く，患者の状態に合わせた適切な働きかけが求められる．過敏で過剰な反応を示し，易怒性，衝動性，多動性などの脱抑制症状を呈している場合には，感情をあおらないよう抑制的に働きかけ，逆に発動性低下，感情の平板化などを示し反応が減少している患者では，反応を引き出すような積極的な働きかけをする．筆者はその患者にとって，歩行することが「快」の刺激になるのか，「不快」の刺激になるのかを判断して歩行練習を行うかどうかを決めている．

（3）注意障害と歩行

注意障害は多様な臨床症状を呈し，しばしば転倒の原因として取り上げられることが多いが，退院までに大きく変化していくことが多いことを忘れてはならない．適切に指示を入力し，環境を調整することで，患者の最大能力を引き出すことが可能になる．また日常生活の中で能力が引き出されることにより，さらなる改善が生じることが多い．具体的には，①多段階の動作を伴う行動指示は行わず，動作一つひとつの指示を入力すること，②動作の遂行が可能になってきたら，動作の自動化を促すよう，段階的な口頭指示を減少させていくこと，③動作を阻害するような外的な刺激が少ない静かな環境での動作学習を図ること，④徐々に外的刺激の量，質を増やし，生活環境内での動作獲得を図ることを意識してリハを進める．

身体機能の改善や動作の安定化，自動化は注意の容量の影響を受ける．注意障害のある脳損傷者の歩行能力が，平地であれば容易に歩けるレベルであったとする．脳損傷者は十分に自己の運動の状態に配慮して平地を歩くことができる．この脳損傷者が屋外に出た場合，道路の傾斜や向こうから走ってくる自転車など，注意を向けなければならない対象が増え，自己の身体や歩容，杖などへ十分に注意が向けられなくなるかもしれない．このような例では，注意機能が改善することにより歩行の安定性が改善できる可能性があるが，注意機能に改善がみられなくても，脳損傷者の身体機能が向上し，歩行動作が安定化，自動化すること

により道路の傾斜や自転車などの外的環境に多くの注意を向けて，歩行することが可能になることもある．歩行時に要求される注意機能は，環境に大きく依存する．難度の高い環境を歩行することを求められれば，より高い歩行能力，より高い注意機能が必要になるであろう．容易な環境を歩く時には出現しなかった異常行動が出現してしまうこともあり得る．PTはこのような観点を忘れずにリハをすすめてほしい．

（4）記憶障害と歩行

記憶が歩行などの動作の再獲得に与える影響は大きい．脳損傷者における永続的な動作の再獲得，安定性の向上は運動学習を抜きに論じ得ないものであり，その運動学習の成立を下支えする能力が記憶である．ヒトは行動する時，常に自己の置かれている状態を自覚的にも無自覚的にも認識し，その行動を環境に適応できるように変化させている．自己の置かれている状況を理解，記憶し，現在の状況と過去の経験（記憶）とを照らし合わせて，行動を選択することで，新たな環境に適応することが可能となる．ここでは記憶の分類や運動学習についてのさまざまな理論には触れないが，記憶の働きがあることによって運動学習が成立し，代償手段を含めた動作の獲得・安定性の増大につなげることができるのである．脳損傷者のリハにおいては，適切な援助を行い，適切なフィードバックを行うことでうまく効果的な学習を引き出すことが重要であるといえる．

また記憶は感情と強く結びついている．記憶はその時の感情によって増強される．例えば，幼少期に経験した戦争の話や何十年も前の結婚式でのささやかなエピソードなど，良い感情であれ悪い感情であれ，強い感情を伴った経験は記憶に定着しやすい．筆者は，できるかぎりネガティブなフィードバックを避け，動作成功時にはポジティブで正の感情を増強させることができるフィードバックを行うよう心がけている．

2．左半球損傷と歩行

左半球損傷により生じる高次脳機能障害で頻出するのは，失語症，失行症である．失語症，失行症の責任病巣や発生機序，リハなどについては他章に譲り，これらの症状を呈する脳損傷者と歩行の関連について述べる．

（1）失語症患者と歩行

失語症により「指示が入らない」「訴えがわからない」「うまく訴えられないことで抑うつ的になっている」などが生じ，リハの実施や病棟生活に悪影響を及ぼすことがある．だが，基本的に失語症は歩行動作自体には影響を与えない．重度の失語症があり歩行も介助レベルにとどまる脳損傷者もいるが，歩行を阻害している要因は身体機能による問題や基盤的認知能力の低下であることが多い．側頭葉病変では，ウェルニッケ失語のため言語の理解も表出も障害されているが，運動領域には問題を生じないため，歩行には問題のない脳損傷者が多い．

このように，失語症は歩行動作自体の妨げにはならないが，効率的なリハの実施や安全な病棟生活を送るうえで，患者とのコミュニケーション方法の確立が重要である．失語症患者に対する介入の要点としては，非言語的コミュニケーション方法を最大限に活用すべきである．マスクはできるだけ外してセラピストの表情がわかりやすいようにすること，ジェスチャーを多く用いること，「はい」「いいえ」をあらわすボディランゲージ（頷く，手を挙げる，OKサインを出すなど）を決めることを意識する．また言葉には抑揚をつけてはっきりと話すこと，「はい」「いいえ」で答えられる質問を用いること，簡潔な指示を与えることなどを工夫し早期からコミュニケーションを成立させ，患者側に話すことができないことでのストレスを感じさせずにリハを実施する．基盤的認知能力が保たれ状況理解がよい脳損傷者であれば，おおまかなコミュニケーションは成立することが多く，

練習時の指示入力程度であれば可能になることが多い．また重度の理解力低下を呈する失語症患者には，複雑な動作や経験したことのない動作は行わず，寝返りや起き上がり動作，立ち上がり動作，歩行動作など，理解しやすい基本的な動作を反復的に実施するなどの配慮が必要である．

(2) 失行症患者と歩行

失行症患者では，発症初期には食事や整容動作場面でその症状が観察されることがあるが，回復期での入院期間中に病棟生活場面では消失することが多い．消失したと思われた失行症状が，新規動作課題時に問題になることがあるが，多くは日常生活の範囲内であれば，その症状が動作を阻害し続けることはまれである．

歩行に関連する動作に限ってみれば，失行症患者は杖の使用が拙劣になることが多い．手引き歩行などで杖を使用せずに歩行獲得を図ることも一つの方法だが，患者の後方から繰り返し杖を出すタイミングを誘導することで問題なく使用できるようになることも多い．また経験したことのない，複雑な運動課題遂行時に失行症状が出現することがあるため，失語症患者への対応と同様に，運動課題には，慣れ親しんだ（自動化された）基本的な動作を用いるよう，工夫する必要がある．

3．右半球損傷と歩行

右半球損傷で最も頻繁に出現する高次脳機能障害は左半側空間無視（以下，左USN：Unilateral Spacial Neglect）である．急性期には右半球損傷者の70%以上，慢性期でも40%前後に出現するといわれ，回復期においてもその対応が問題となる症状であろう．左USN患者は，外界の左側を見落とすだけでなく，しばしば自己の身体の左半身に対する関心が欠如しており，自身の左半身を無視し，時に麻痺の存在を認めなかったり，軽視したりする．また運動維持困難（MI：Motor Impersistence）やペーシング障害を伴っている患者

では，生活場面において動作が性急で衝動的，じっとしていられないなどの症状を呈することがある．右半球損傷者は注意障害を伴っている例が少なくなく，その症状は転倒の危険因子とされることが多い．

回復期の入院初期にみられる左USNは，基盤的認知能力が改善すると大部分が消失するか，重症度の改善がみられる．回復期入院時の左USN症状の有無は屋内歩行の再獲得を阻害する因子とはいえない．基盤的認知能力が保たれている患者に対しては，「左側を見落としやすい」状態であることを理解できるように早期から促し，環境への適応能力を高める．ただし，机上検査や病棟生活内で左USN所見が消失した患者でも，コップに入れた水をこぼさないように歩くといった高い注意能力が求められる負荷の高い運動課題，屋外歩行時や経験したことのない新規課題時には，再び症状が顕在化することがあるので，行動場面での左USN症状については注意深く観察を続ける必要がある．また基盤的認知能力が不十分で学習が進まず，左USNが残存して多少左側への不注意があろうとも，PTは転倒しないだけの身体機能向上に向けて取り組むべきである．

右半球損傷者のリハの要点としては，両側上肢での正中から左空間へのリーチ動作，体幹回旋能力の向上，麻痺側と非麻痺側を同時に動かして麻痺肢への気づきを促すような課題，保たれている言語機能を活用し動作手順を言語化して動作への注意やペーシングを意識的に操作すること，その他，注意障害の項で述べた内容を踏まえて介入している．また右半球症状が重度な患者には，プレーシングや鏡を使った姿勢保持練習のような静的な運動課題はあまり適さず，むしろ歩行や立ち上がり動作の反復など，動作を伴う課題のほうがより効果的に実施できることを覚えておいてほしい．

8 まとめ

これまで回復期での歩行に対するリハを理解するために必要な事項を述べてきたが，最後に主に経験の浅いセラピストに向けて，歩行に対するリハを進めるための基本的な方向性，考え方についてまとめる．

1.「できる歩行」を限りなく向上させる視点を持つこと

PTとして，その患者の起居移動動作の再獲得を図ることを生業としている以上，プライドを持ち，患者の歩行能力を最大限に向上させる意欲を持ってリハに取り組んでほしい．歩行ができることでADLだけでなくQOLが向上すること，退院後の身体機能が維持されること，歩行能力を向上させることで高次脳機能障害があっても歩行動作の安全性が向上することなど，歩行の再獲得によってもたらされる効果を忘れず，歩行能力を最大限に改善し得るPTになってほしい．PTは毎日約1時間患者と接し，歩行に関わる変化を最も感じることのできる立場にある．歩行の予後に関しては誰よりも正確に予測し，チームで共有できるようになってほしい．

2.「している歩行」「する歩行」の拡大

特に回復期でのリハにおいては，歩行が理学療法場面だけでできることにあまり意味がなく，移動手段として生活場面で歩行動作を用いて，その定着を図ることが重要である．歩行が可能になったら，可能であれば，たとえ介助下での歩行であっても，早期にその「できる歩行」を病棟での「している歩行」につなげることが必要である．生活場面での歩行が開始されると，これまで以上のスピードでその他のADL動作が改善していくことも多い．また退院後に歩行を移動手段として用いる患者にとっては，運動学習の側面からみても，歩行の機会ができるだけ増えることが望ましい．そのためにはリハスタッフや病棟スタッフだけでなく，家族に対して安全な歩行介助方法を指導し，家族との歩行練習を取り入れることも効果的である．家族は患者とともに歩行練習を実施することで，患者の現状を理解でき，自宅への受け入れに向けて心理面の準備ができるようになる．また家族との歩行練習が定着すれば，自宅退院後の活動量の維持やQOLの向上を図る手段にもなる．

3. 早期からの積極的な歩行練習の開始

歩行は全身運動であり，中枢神経系の覚醒度を上げる効果的な手段である．また歩行は座位や臥位に比べ，重心の高い不安定な肢位での運動であり，おのずとバランス能力や体幹・下肢の筋収縮力が求められ，バランス練習や廃用症候群の予防にもつながる．発症早期からの歩行練習により，たとえそれが自立につながらない介助量だとしても，歩行練習により改善する機能があることを念頭に置き，積極的な歩行練習を実施することも必要である．

4. 患者のココロを大切にすることを忘れずに

リハの対象となる患者は患者である前に一人の人間であり，欲求があり感情がある．またその多くは，われわれセラピストよりも経験が豊富な人生の先輩であることは絶対に忘れてはならない．また回復期という期間は，ちょうど自己の置かれている現状の認識が進み，心理的に不安定になる時でもある．セラピストとしておごらず，患者に対してわれわれは人生の後輩として接し，その訴えには真摯に耳を傾けながら傾聴する姿勢も必要である．その訴えを大切にし，患者にとって満足のできる，充実したリハを展開することがわれわれに課せられた課題といえよう．再び歩くことが

できることは，人間の尊厳に関わる重大な出来事である．再び人として自信を持ち，希望を持っていただくために，歩行能力獲得の持つ大きな可能性に向けて，挑んでほしい．

【文献】

1) 中村隆一，齋藤　宏，長崎　浩：基礎運動学　第6版．医歯薬出版，pp310-336, p365, 1992
2) 岡本　勉：幼小児における歩行の習得　習熟過程の筋電図学的解析．臨床脳波　**15**：145-155, 1973
3) Anne Shumway-Cook, Marjorie H Woollacott（著），田中　繁，高橋　明（監訳）：モーターコントロール―運動制御の理論と臨床応用　原著第2版．医歯薬出版，pp325-476, 2004
4) Murray MP：Gait as a total pattern of movement. *Am J Phys Med* **46**：290-333, 1967
5) 二木　立：脳卒中リハビリテーション患者の早期自立度予測．リハ医学　**19**：201-223, 1982
6) 前田眞治：我々が用いている脳卒中の予後予測Ⅳ．臨床リハ　**10**：320-325, 2001
7) 山鳥　重，早川裕子，博野信次，他：高次脳機能障害マエストロシリーズⅠ　基礎知識のエッセンス．医歯薬出版，pp12-26, 2007

【参考文献】

1) 日本整形外科学会，日本リハビリテーション医学会（監）：義肢装具のチェックポイント　第7版．医学書院，2007
2) 宮越浩一，道免和久：予後予測の方法．*Mod Physician* **24**：1439-1443, 2004
3) 細田多穂，柳沢　健（編）：理学療法ハンドブック　改訂第3版　第1巻．協同医書出版社，pp241-262, 2000
4) 福井圀彦，藤田　勉，宮坂元麿（編）：脳卒中最前線　第2版．医歯薬出版，1994

第6章

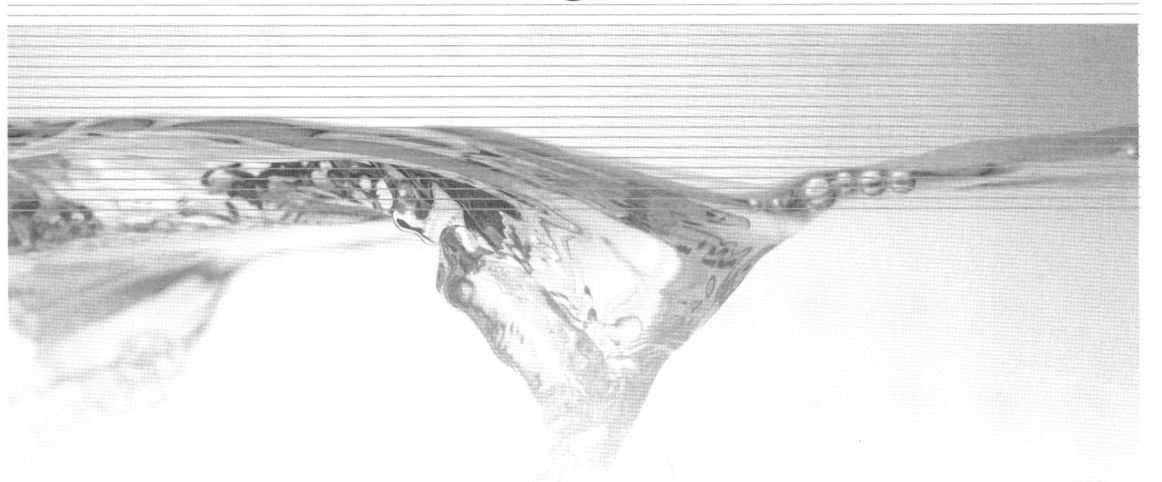

摂食・嚥下障害の理解

6 摂食・嚥下障害の理解

髙野麻美
船橋市立リハビリテーション病院，言語聴覚士

1 はじめに

　摂食・嚥下障害は，脳損傷後に高頻度にみられる問題の一つである．経過の中で比較的早期に消失していくことも多いが，中・長期的に問題となるケースも少なくない．摂食・嚥下障害にはさまざまな要因が関与しており，口腔期，咽頭期の機能障害による問題については，さかんに研究が進められているが，先行期の問題を取り上げ分析したものは少ない．

　回復期リハビリテーション病棟で認める脳損傷に由来する摂食・嚥下障害は，多くの症例でなんらかの認知機能の問題を持ち，先行期の問題が主たる原因となるケースと，口腔期，咽頭期の問題に先行期の問題を併せ持つケースが存在する．

　本章では，このような観点から認知機能障害と口腔期，咽頭期の機能障害を組み合わせて，摂食・嚥下障害の問題を評価する試みを提案し，栄養管理を含めた最終的な目標設定を検討するまでの方法について考える．なお，必要な口腔期，咽頭期機能については基本的な事項のみを記したので，詳細は成書を参照されたい．

1．摂食・嚥下障害の原因

　摂食・嚥下障害の原因は，① 機能的障害，② 器質的障害，③ 神経心理的障害の3つに分類できる[1]．機能的障害の原因としては，脳損傷や変性疾患，薬剤性などがあり，摂食・嚥下動作に関与する諸器官の運動などに問題を生じる（**図1**）[2]．器質的障害の原因には，口腔や咽頭など嚥下関連器官の外傷や腫瘍，術後などがあり，摂食・嚥下動作に関与する通路の形態などに問題を生じる．神経心理的障害は，高次脳機能障害や精神疾患など，主に食物認知や食思，食事行動の企画，制御，調整などに問題を生じる．これらの障害は単独で生じるだけではなく，混在することも多い．原因により適切な対処方法や回復する過程が異なるため，全体症状から問題となる原因を抽出して捉え，そ

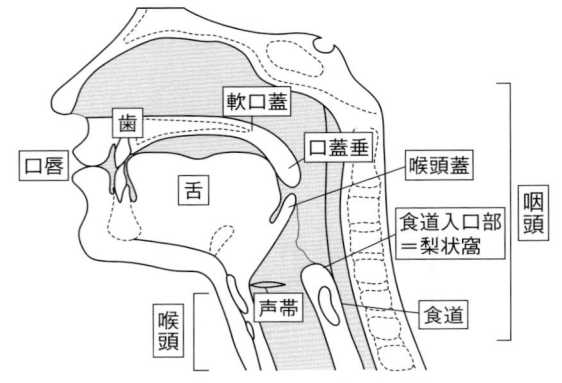

図1　摂食・嚥下器官の解剖
（梅﨑俊郎：嚥下のメカニズム．藤島一郎（編著）：よくわかる嚥下障害　第2版．永井書店，p5，2005 より一部改変）

表1 3期モデル，4期モデル，5期モデル

3期モデル	—	口腔期		咽頭期	食道期
4期モデル	—	口腔準備期	口腔送り込み期	咽頭期	食道期
5期モデル	先行期	口腔準備期	口腔送り込み期	咽頭期	食道期

（才藤栄一，他（監），鎌倉やよい，他（編）：摂食・嚥下リハビリテーション 第2版．医歯薬出版，p69，2007より改変）

表2 プロセスモデル

Stage I transport	咀嚼（口腔）		咽頭期	食道期
		Stage II transport + 食塊集積（中咽頭）		

（才藤栄一，他（監），鎌倉やよい，他（編）：摂食・嚥下リハビリテーション 第2版．医歯薬出版，p69，2007より改変）

の症状や時期に応じたアプローチをしていくことが重要となる．

2．脳損傷による摂食・嚥下障害

脳損傷による摂食・嚥下障害は，延髄の障害で生じる球麻痺，大脳皮質の障害で生じる仮性球麻痺の2つに大きく分類できる．球麻痺は延髄外側障害で生じ，嚥下反射が惹起されないなど重篤化しやすく，Wallenberg症候群（延髄外側症候群）が代表的な病態である．仮性球麻痺は大脳の皮質延髄路などの障害で生じ，嚥下反射の惹起が不確実になる，喉頭挙上運動が不十分になるなどの症状を認める．再発により生じることが多いが，高齢者の場合は無症候性脳梗塞があることが多く，病歴上初回発作でも仮性球麻痺を生じることも少なくない．また皮質・皮質下病変の場合には高次脳機能障害を伴うことも多い．

3．嚥下モデル

摂食・嚥下障害を考えるうえで，嚥下モデルについて理解をしておくことは重要である．以前は口腔内で食塊形成がされ，奥舌を過ぎたあたりで嚥下反射を誘発するとされる4期モデルなどですべての嚥下動態を説明していた（表1）．しかし，新たに提唱されたプロセスモデルにより，固形物や水分を含んだ固形物などは，咀嚼をしながら口腔から喉頭蓋谷になめらかに移行し，食塊形成を行うことが判明した．プロセスモデルは，咀嚼を要するものの嚥下動態を考える際に有用であり，これにより咀嚼を伴う嚥下動態の機序が明らかになったことで，摂食・嚥下訓練をすすめるうえでの指標が明確になった（表2）．これまでの4期モデルでは，口腔内で食塊形成され，喉頭蓋谷に達する前に嚥下反射が惹起すると考えられていたが，プロセスモデルでは口腔から喉頭蓋谷にかけて食塊形成がされ，その後に嚥下反射が惹起すると考えられる．プロセスモデルが提唱されたことにより，食材の違いにより嚥下反射が惹起する機序に違いがあることが示された．以下にそれぞれについてまとめる．

(1) 3期モデル，4期モデル，5期モデル（＝命令嚥下）

食物に対する，各期の機能に着目しており，3期モデル「口腔期-咽頭期-食道期」，4期モデル「口腔準備期-口腔送り込み期-咽頭期-食道期」，5期モデル「先行期-口腔準備期-口腔送り込み期-咽頭期-食道期」がある．

先行期は，何をどれくらい，どんなふうに食べるかを決定し行動している．口腔準備期は，口腔内で食物を咀嚼して唾液と混ぜてやわらかくすることで食塊を形成し，送り込み運動が開始される直前までをさす．口腔送り込み期は，食塊を舌と口蓋で咽頭に送り込む動作を行う．咽頭期では，口腔から食塊が流れ込んでくることで嚥下反射が惹起され，食道入口部が開大し，食道へと送る．食塊が奥舌を越えるあたりで嚥下反射が誘発・惹起されてから終了するまでは0.3～0.5秒と非常に短く，瞬間的に一連の協調運動をすることが必要となる．食道期では，蠕動運動と重力にて食塊を食道から胃へと送る．

なお，これらは「口腔内に溜める-飲み込む」など命令に応じて嚥下可能なことから，命令嚥下と総称される．最近では，水分を嚥下する際のモデルとして考えられている．

(2) プロセスモデル（＝咀嚼嚥下）

プロセスモデルは，Palmerら[3]によって提唱されたモデルである．食物は捕食後に臼歯部へ移送され（Stage I transport：第1期移送），咀嚼される．その後，口腔内で十分に粉砕された食物は，舌により中咽頭（口峡～喉頭蓋谷）まで送り込まれ，そこで食塊形成される（Stage II transport：第2期移送）．そのまま食道入口部に送られ，嚥下反射を惹起する．中咽頭での集積時間は1秒以下～10秒程度と広範囲に及び，かたい食材のほうが喉頭蓋での集積時間が延長し，随意的に調節できる可能性があると報告されている．また液体を含む食物の場合には，嚥下反射惹起前に食道入口部周辺にまで及ぶことも明らかになっている．

4．各期に対する評価

摂食・嚥下障害を評価する際には，各期における機能および能力を評価していくことが重要である．ここからは，高次脳機能との関連を考えるうえで5期モデルを用いるとわかりやすいので，このモデルを基本に考えていくことにする．

(1) 先行期

注意機能や全般的認知機能など高次脳機能，上肢・体幹など身体機能，視野など，広範囲にわたる評価が必要である．食事動作を遂行するうえで基本となる機能および能力の全般的評価を行う．高次脳機能についての評価の詳細は後述していく．

(2) 口腔期（準備期・送り込み期）

捕食から咀嚼・食塊形成，中咽頭への送り込みに必要な機能の評価を行う．すなわち口腔器官の機能評価（構音検査を含む），口腔内状況の確認（歯牙の有無，清潔かどうか）などを評価する．口腔器官機能は麻痺の程度を評価し，単一運動，連続運動，強度など確認する．また口腔内の清潔状況の確認は必須であり，痰の貯留や歯垢・舌苔の付着の有無を確認する．嚥下機能が保たれていれば，多少の舌苔などの付着はあっても顕著な汚染はみられず，数日間集中的にケアを行うことできれいになり，その後もその状態を維持できることが多い．また，開口障害や咬反射の増強がみられることがあるが，これらの症状は日々の訓練やケアで関わっていくことで，軽減することもある．

問題となるのは，これらの原因により効果的な口腔ケアが実施できず，口腔内の保清状態の悪化につながることである．そのため，事前にリラクゼーションを実施し緊張緩和を図ることや，舌には触れないよう関わるなど，正しい運動を引き出しやすい効果的な方法を統一していくことがポイントとなる．また発症前に義歯を使用していない

場合もあるが，口腔内に麻痺がある場合には咀嚼力も低下しており，義歯がない状態での普通食の咀嚼が難しくなることが少なくない．

(3) 咽頭期

嚥下反射惹起の有無，喉頭挙上運動の範囲，速度，タイミングの確認など，摂食・嚥下機能の評価において最も重要な評価である．また口腔内の唾液貯留が著明な場合には注意が必要である．特に咽頭期の問題は誤嚥リスクに直結しており，経口摂取の可否を判断するうえで必須の情報である．

評価方法は，スクリーニング検査と機器を用いた検査に大別できる．スクリーニング検査には反復唾液嚥下検査（RSST：Repetitive Saliva Swallowing Test），改訂水飲みテスト（MWST：Modified Water Swallowing Test）などがある．機器を用いた検査は嚥下造影検査（videofluorography：VF），嚥下内視鏡検査（videoendoscopy：VE）などが代表的である．これらの実施方法については，日本摂食・嚥下リハビリテーション学会のホームページ[4]などを参照いただきたい．だが，これらの検査を実施できない施設も少なくないと思われる．その場合には，誤嚥の兆候を十分に理解し，日々の臨床の中で注意深く観察し見逃さないようにしていくことである．VF，VEを実施した時よりも時間は要するが，安全性を考慮し，あせらず評価をすすめていくことが重要である．

(4) 食道期

食後または経管栄養注入後に胸やけや嘔吐，経管栄養臭を認める場合などは，下部食道括約機構の機能が低下し，胃食道逆流を起こしている可能性が考えられる．なおVFを実施する際には，食物が胃に送り込まれるまでの一連の動態を確認することができるので，必要に応じて確認しておく．

5．患者の全体像に関する評価

摂食・嚥下訓練をすすめる際には，患者の全体像を評価することが重要である．はじめに，既往歴や合併症などを把握するために病歴の確認を行う．脳血管疾患の既往がある場合は，一過性の障害ではなく，継続的に集中的な訓練を必要とする摂食・嚥下障害を呈する可能性が高い．口腔器官，咽頭の構造および機能の評価は，直接訓練開始の可否を判断する際に重要な情報となるので，効率よく評価する．さらに経口摂取をするためには，覚醒や呼吸状態の基本的な状態，食事行動を安全に行え，訓練の指示に応じることができる程度の認知機能の有無，上肢の操作能力および一定の時間安全な姿勢を保持できる身体機能などを確認する必要がある．これらの評価には言語聴覚士（ST）だけではなく，理学療法士（PT）や作業療法士（OT）との情報共有が必須である．また摂食・嚥下の方向性について最終設定を検討するうえでは，介護者や退院先などの環境要因の聴取を忘れてはならず，なんらかの介入や調整が必要な場合は，介護者に関する情報を加味して検討する必要がある．

以上，摂食・嚥下訓練を安全にすすめるためには，飲み込みに直接的に関与する機能だけではなく，食物を認知し安全に摂取し十分な栄養が確保できるか，援助が必要な場合にはその対応は可能かなどを含めた「食事行動」全般に関わる広範囲な評価を行うことが必要となる．

2 摂食・嚥下障害に関わる高次脳機能

1．生じうる問題点と対処法

「食事」はADLの一つであり，また本能的行動という側面を持つ代表的な基本的欲求の一つである．脳損傷後の摂食・嚥下機能に関する問題を考えるうえで，欲求をコントロールできることが必要であり，ここに関わる高次脳機能の評価は重要である．口腔内に取り込んだ食物を咀嚼して食塊を形成し，咽頭に送り込み，嚥下反射が惹起する

という一連の嚥下動作が可能であれば,「食べる」という行為は行うことができる.

しかし,食物を認知し,自分にとっての適量を,適切なペースで口腔内に取り込むという一連の動作にはさまざまな高次脳機能が関与している.特に口腔期,咽頭期の機能低下も併せ持ち,複数回嚥下や一口量,食事ペースの調整などの代償手段を併用する場合には,高次脳機能の状態の影響はより強まる.つまり,「飲み込む」という動作の可否を検討する場合には口腔期,咽頭期の評価が重要であり,「食事」という一連の行動の可否を検討する場合には高次脳機能の評価を加え,総合的に評価し判断していくことが必要となるのである.例えば嚥下機能が保たれていても重度の食思低下により経口摂取が困難となるケースも存在する.

高次脳機能障害を有する場合,指示に従えないことや評価に対する拒否により,各機能の評価をすることが難しいことも多い.またVFやVEなど,機器を用いた検査ができない場合も少なくない.そこで,臨床的に評価をする視点を意識し,日々の訓練の中で観察していくことが重要である.

次に,回復期リハビリテーション病棟でみられる高次脳機能障害のうち,脳損傷による摂食・嚥下機能に影響を及ぼすことが多い症状について考える.

(1) 意識障害

発症から回復期リハビリテーション病棟への転院時期が早期化しており,意識障害が残存したまま入院してくることは少なくない.そのため,入院当初は覚醒不良による経口摂取困難,食思不良,傾眠による食事行動の継続困難などがみられる.意識障害がある場合,指示に応じることができないため,訓練やケアの際にみられる動きなどから評価をしていく.そのためには,評価の視点を明確にしておくことが重要となる.評価の視点について以下にまとめる.

① 咽頭期の状態

意識障害が残存している場合にも誤嚥リスクの確認は必須である.やはり,VF,VEなどで咽頭期の機能について確認をしておきたい.これらの検査を実施できない場合には,状態を確認しながら時間をかけてすすめ,少しでも問題がある場合には無理をしないことが重要である.

② 口腔器官の麻痺

意識障害が残存している場合には自動運動が難しいため,視診での評価が中心となる.重度の場合には舌が全体的にぼてっとしており,触れても動かないことが多い.運動機能が保たれていれば,口腔ケア時などに反射的に歯ブラシを押し出そうとする動きなどがみられることがある.このような動きを見逃さず,麻痺の程度を評価していくことが口腔期の評価につながる.

③ 口腔内の状況

発症直後は口腔ケアを十分に行うことができず,痰の貯留や歯垢,舌苔の付着などがみられることも多い.だが経口摂取可能となる場合には,数日間ケアを行うことで保清できるようになることも多い.

④ 唾液の貯留

意識的に飲み込むことが難しい意識障害者では唾液貯留の有無は重要なポイントである.意識障害者は仰臥位でいることが多く,唾液が咽頭に垂れ込みやすい状況であるが,咽頭期の機能が保持されている場合はスムーズに嚥下反射が惹起され,唾液の処理が可能である.しかし,咽頭期の機能が低下している場合には,咽頭残留による痰がらみやムセを認めることが多い.

(2) 食思の低下

脳損傷後には一時的に意欲が低下することがある.「食べる」ことへの意欲が低下し,「食べたい」という欲求が喚起されず食思が低下し,自発的に食事摂取をすることができず,十分に栄養を確保することが難しいことがある.食思の低下が顕著

な場合には，全介助ですすめても摂取ができないこともある．食思低下の要因について以下にまとめる．

① 代謝量の低下
臥床時間の延長や運動量の低下により代謝量が低下し，食思低下につながる．1日の活動量を調整し，食思の変動を確認することも有用である．

② 食事形態
口腔期や咽頭期に問題を呈する場合には，食事形態を嚥下食やトロミつき水分にすることが必要となる．だが本人にとってなじみのない食感となるため，食思の低下につながることが少なくない．咽頭期障害の場合は誤嚥リスクを考慮することが最重要となるため，可能な範囲で本人の嗜好に合わせた食事形態を調整し，根気強く関わっていくことが必要である．なお咽頭期に問題がない場合には，本人の好みに合わせて食事内容などを調整し，食思の変動を確認していくことが可能である．

③ 経管栄養量
3食経管栄養の場合，空腹感を感じないことも多い．その際には，前回の経管栄養から最も時間が空く朝食時に経口摂取を試みるなど，空腹となりやすい時間帯に摂取することも一案である．

(3) 感情障害
人が行動するうえで，欲求や感情は行動を喚起する重要な役割を果たしている．食事においても「食べたい」という欲求があって，食事行動が遂行される．通常，人は「食べたい」という欲求を上手にコントロールしながら，食物を摂取している．脳損傷患者では，「食べたい」という感情を抑えることが難しく，食物を詰め込んだり十分に咀嚼せず飲み込むなど，誤嚥リスクを高めることがある．また口腔期，咽頭期の問題を併発した場合には，一口量や食事のペース，食事形態に制限が必要となることが多い．そのような場合には，自分のペースや好みに合わせて摂取できないことに対し，興奮状態になることがある．安全に食事をするために，適度な声かけや介入を許容できる程度の情動コントロールができ，習慣となっている食べ方や速度を変えることができるなど，自己抑制能力が必要となる．

感情障害の顕著な患者の場合，他者から指示されることに対して拒否的反応を示すことが多い．しかし，摂食・嚥下訓練では安全性を遵守することが最優先となるため，本人の要望をすべて受け入れて合わせていくことは難しい．この時期は「食べる」ことがリハにつながるので，口腔期・咽頭期の機能改善を先行させ，早期に制限解除を目指すことも一案である．易怒性を抑えるポイントの一つは「抑制」するのではなく，「誘導」することである．食べようとする動作を止めるのではなく，適切な食べる動作を誘導していくことが有効なことが多い．例えば，一口一飲みが必要な場合には，食材をすくう手を止めることが多いが，これは抑制することにつながる．そこで，「一口食べたらスプーンを置く」という方法に統一し，一連の動作に合わせて「取り込んだらスプーンを置く→しっかり噛む→飲み込む→スプーンを持つ」ということを，適宜声をかけながら誘導していくなど動作を誘導する．摂食・嚥下に関わる機能と本人の希望との妥協点を検討しながら，安全に摂取する方法を検討していくことが重要である．

(4) 注意障害
重症度の差はあるが，回復期リハビリテーション病棟に入院する脳損傷患者には注意障害を認めることが多い．「食べたい」という欲求をコントロールしながら，一定の時間，一口量や食べる速さを適切に管理していくためには注意機能が必要である．注意障害を有する場合はこれらが難しく，飲み込む前に詰め込むなどの問題や，周囲の刺激などにより食事に集中できず食事がすすまない，食事に集中することができないため最後まで食べきれず十分な栄養摂取ができないなどの問題を生じることがある．注意障害は単独でも摂食・嚥下

障害の要因となるが，口腔期や咽頭期に問題を有する場合には，さらに問題が顕在化する．以下に食事の際に着目する点をまとめる．

① 集中の可否

安全に食事をするためには，ある一定の時間，食べることに集中することが必要となる．訓練の中で，どれくらいの時間なら食べることに集中できるのかを評価しておく．また周囲の環境調整も重要である．壁のほうを向いて食べる，カーテンで仕切る，テレビを消すなど，周囲からの刺激が入りにくい状況を作るなどの配慮で，安全に食事に取り組めることもある．

② 代償手段獲得の可否

口腔期の機能が低下している場合は病前よりも咀嚼回数を増やす，咽頭期の問題では一口に対し何回か飲み込む複数回嚥下や，食材を交互に食べる交互嚥下を行うなどの代償手段を併用していくことが必要となるが，注意障害が残存する患者にとって，これらの代償手段を併用することは難しい．そのため，担当スタッフがすぐそばで適宜声かけを行うなど，問題となる行動を統制することで安全な食事行動を誘導していく必要がある．このようなかかわりを繰り返していくことで咽頭期の機能改善につながり，代償手段が不要になることもある．しかし，咽頭期の問題が残存し，なんらかの代償手段の併用が必要となる場合には，患者にとって有効な自己統制方法を検討することが重要である．最も使われるのは書面提示であるが，必ずしもすべての患者に有効なわけではない．聴覚刺激と視覚刺激のどちらが入力しやすいかを確認しておくことが，代償手段の選択に役立つ．なお，代償手段については，さまざまな書籍や文献があるのでそちらを参照していただきたい[5]．

③ ペーシング障害の有無

ペーシング障害があると，適切に行動のペースをコントロールできない．そのため，十分に咀嚼し飲み込む前に次から次へと食物を口に運び，飲み込みきれないという問題を生じ，窒息やムセの要因となる．特に口腔期や咽頭期に問題を有する場合は注意が必要である．

(5) 病識低下

摂食・嚥下障害に対する病識がない場合には，ムセながらでも食べ続ける場合もある．このような場合には，食事形態を下げる，介助をする，姿勢を調整するなど，誤嚥をしない設定を検討していくことが必要となる．またムセを生じない不顕性誤嚥の場合には摂食・嚥下障害に対する認識が不確実となり，代償手段を用いた安全な摂取方法の獲得が難しくなることが多い．例えば「咽頭残留が著明なため複数回嚥下が必要→病識が不確実で代償手段の徹底が困難→他者介入を実施→抑制されることに対し拒否的となる」など，食事行動や食事形態などを制限する必要性の理解が不十分となるため，代償手段の定着が不確実になる，易怒性が高じやすいなどの問題を生じる．このような場合には，VFやVEなど機器を用いた評価を行い，画像を供覧し視覚的に確認することで意識が高まることもある．機器による検査を実施できない施設では，根気強く説明を繰り返し関わっていくことが必要となる．患者の置かれている状態全般に対して，どの程度の病識を有しているかを確認しておくことが重要である．

(6) 半側空間無視

食事を開始した当初には，軽度の場合でも無視側の食材を食べ残すなどの問題がみられることがある．だが，軽～中等度の場合には，無視側への意識を高めることを習慣化することで，比較的早期に食べ残しは消失することが多い．重度の場合にはしばらく問題が継続することがある．このような場合には，始めは非無視側に食事を寄せて提供し，徐々に正中寄りに提供位置をずらしていくことで，食べ残すことなく摂取可能になることが多く，認知しやすい方法を検討することが必要である．また半側身体失認などを合併していると，

患側へ傾くなど姿勢の調整を必要とすることもある．食事を正中から非無視側へ提供する，クッションで調整する，上肢を机上に置くなど，患者に合った対応を検討する．

(7) 記憶障害

記憶障害が経口摂取の可否に直接的に影響を及ぼすことは少ない．だが口腔期，咽頭期に問題があり，代償手段の併用を必要とする場合には，その定着が不確実となるため安全に摂取することができないことがある．このような場合には，その手段を定着させる方法を検討していくことが必要となる．障害像に応じて有効方法は異なるので，視覚的記憶を要する書面提示や聴覚的記憶を要する適宜の声かけなど，効率的な方法を検討していくことが重要である．

(8) 失行

主に問題となるのは観念失行である．食具の使用が拙劣となり食べこぼしが増える，食具を使えず手で食べるということがある．その場合，食べ始めにきちんと食具を把持し，できるだけ持ち替える必要がない設定を検討することで対応可能な場合もある．また食事を開始した当初は疲れやすいことが多く，本人にとって負担にならないよう食具の選択をしていくことが重要である．加えて，食事形態に合わせて食具を検討することも忘れてはいけない．最終的にどのレベルまで摂取可能になるかを想定し，作業療法など食事以外の訓練の中で適切な食具を検討し，可能であれば箸の使用方法についても練習をしておくなどの対応が必要となる．なお観念失行は，よほど重度でないかぎり，最終的に食具の持ち替えも含め自立することが多い．

(9) 視覚失認

視覚失認では，食物や食器の認知，配置の確認などの問題がみられる．その結果として，食物を認知できないことで食思に影響を及ぼす，食器の位置などを確認できないため食事行動が拙劣になるなど，なんらかの介入の必要性を生じる．最も注意すべき点はこの病態は一見気づかれにくく，また病識も持ちにくいため本人からの訴えも聞かれないことが多いことである．見のがさないためには病巣から考えられる可能性，および日常生活場面を通して問題となっている点を注意深く観察することが重要である．例えば食事動作の中では食器にスプーンが入らない，食事に対しての発言に違和感があるといった，観察の中から評価をしていくことが必要である．

(10) その他

前項までは，摂食・嚥下障害に関わる高次脳機能について述べた．ここでは，高次脳機能ではないが，食事をするうえで重要となる姿勢についてまとめる．食事時の姿勢の重要性に対する意識は高まってきており，食事訓練には体幹を後傾位にすると誤嚥しにくいことが広く知られるようになった．しかし，頸部の角度についてはまだ意識されていないことが多い．特に円背の場合は注意が必要である．体幹を後傾することで頸部が伸展位になり，上を向いているのと同じ状況となるため不適切である．体幹を後傾位にして顎を軽く引き，飲み込みやすい状態にすることが必要である．食事前にセッティングをする際には少し離れた位置から全体を見て，自然な姿勢になっているかを確認する習慣をつけることが重要である．

2．食事に関する目標設定の目安

摂食・嚥下障害に対する目標設定を考える際には，口腔，咽頭など嚥下に直接的影響を与える機能と，摂取方法やペース，食物認知など食事動作に影響を与える高次脳機能とを組み合わせて検討していく．口腔期，咽頭期が保たれていれば，高次脳機能障害により食事行動に問題を生じても，食事設定を大きく制限する必要は生じないことが多い．また口腔期，咽頭期に中等度レベルの問題が残存していても，その問題に合わせた代償手段

表3 高次脳機能障害と咽頭期障害からの食事設定の目安

状態		咽頭期障害	各障害における食事設定の目安		介入方法・確認点
			形態	摂取方法	
意識障害	時折応答あり	中等度	不可	経口摂取困難	
		軽度	少量摂取～食事	介助・部分的に一部介助	口腔期・咽頭期の状態に合わせて慎重に実施
		問題なし	少量摂取～食事	介助・部分的に一部介助	
	傾眠となることがある	中等度	少量摂取～食事	介助・一部介助	口腔期・咽頭期の状態に合わせて慎重に実施
		軽度	食事	一部介助・見守り・自立	食事行動停止時の介助・声かけなど
		問題なし	食事	一部介助・見守り・自立	
	時折ぼんやりしている	中等度	食事	一部介助・見守り・自立	食事行動停止時の介助・声かけなど
		軽度	食事	見守り・自立	食事行動停止時の声かけなど
		問題なし	食事	自立	
食思低下	食事に対して拒否あり	中等度	不可～少量摂取	不可・介助	食材の調整（トロミ・形態），食事行動停止時の介助など
		軽度	不可～少量摂取	不可・介助	嗜好に合わせた食材検討，食事行動停止時の声かけ
		問題なし	不可～少量摂取	不可・介助	
	少量の摂取で拒否あり	中等度	少量摂取～食事	介助・一部介助・見守り・自立	食材の調整（トロミ・形態），食事行動停止時の介助など
		軽度	食事	介助・一部介助・自立	食事行動停止時の声かけなど
		問題なし	食事	一部介助・自立	
	時折拒否あり	中等度	食事	一部介助・見守り・自立	食材の調整（トロミ・形態），食事行動停止時の声かけ
		軽度	食事	一部介助・自立	食事行動停止時の声かけなど
		問題なし	食事	一部介助・自立	
感情障害	抑制困難	中等度	少量摂取～食事	介助・部分的に一部介助	可能な範囲内で食事設定の検討（食事形態・姿勢・摂取方法）
		軽度	食事	セッティング・部分的に一部介助	食事形態，提供方法の調整
		問題なし	食事	セッティング・部分的に一部介助	
	頻回の促しには抑制困難	中等度	食事	介助・一部介助	可能な範囲内で食事設定の検討（食事形態・姿勢・摂取方法）
		軽度	食事	一部介助・見守り・自立	食事形態，提供方法の調整
		問題なし	食事	見守り・自立	
	時折興奮することがある	中等度	食事	一部介助・見守り・自立	可能な範囲内での食事設定の検討（食事形態・姿勢・摂取方法）
		軽度	食事	一部介助・自立	食事形態，提供方法の調整
		問題なし	食事	自立	
注意障害	食事への集中困難 代償手段の併用困難	中等度	少量摂取～食事	介助・部分的に一部介助	集中可能な環境の調整，適宜の注意喚起，食事形態の検討
		軽度	食事	介助・一部介助	集中可能な環境の調整，適宜の注意喚起
		問題なし	食事	介助・部分的に一部介助	必要に応じて注意喚起
	刺激が多いと集中不確実 代償手段には声かけ要す	中等度	食事	介助・一部介助・見守り	集中可能な環境の調整，適宜の注意喚起，食事形態の検討
		軽度	食事	一部介助・見守り・自立	集中可能な環境の調整，適宜の注意喚起
		問題なし	食事	一部介助・見守り・自立	必要に応じて注意喚起
	時折注意がそれる 代償手段の定着は不確実	中等度	食事	一部介助・見守り・自立	集中可能な環境の調整，適宜の注意喚起
		軽度	食事	見守り・自立	必要に応じて書面提示・環境設定など
		問題なし	食事	自立	

※少量摂取：経口摂取はゼリーや飲水のみ　栄養確保は代替栄養を利用　食事：食事のみで栄養確保が可能（補助栄養は含む）
※咽頭期障害は藤島[5]の「摂食・嚥下能力グレード」を参照した　※咽頭期に障害がある場合には誤嚥リスクの確認は必須

を併用できる高次脳機能が保持されていれば，食事訓練を円滑にすすめることができる．このような観点に立ち，嚥下機能と経口摂取に影響を及ぼすと考えられる高次脳機能障害との組み合わせから，実用的な経口摂取可否の目安について考えてみたい（表3）．なおここでの「実用的な経口摂取」

とは，経管栄養は併用せず，経口摂取のみで栄養確保が可能な状態と定義し，補助栄養を含むこととする．

(1) 意識障害

意識障害が残存しており，時折応答が得られるレベルでは，口腔期，咽頭期の問題の重症度に関係なく食事への移行は難しいが，咽頭期の評価を十分に実施したうえで問題がない，もしくは軽度の場合には，30度仰臥位にて咽頭に送り込むことで嚥下反射が惹起され，少量の摂取は可能となることがある．意識障害が残存する場合には唾液誤嚥はハイリスクであり，保持されている嚥下機能を維持することが重要であるため，少量ずつの摂取を継続して行うことは嚥下機能低下を予防し，不顕性誤嚥予防という点で期待できる．口腔ケアと併行し，全身状態に十分注意しながら摂取をすすめることが肺炎予防にもつながり重要である．

軽度の意識障害は見過ごされやすいが，一定時間の集中を必要とする食事行動にさまざまな影響を与える．ぼんやりし，軽度不注意状態を呈すためにに誤嚥のリスクが高まることもあり，慎重に評価を進めていくことが必要である．状況に合わせ，食事形態や食事時間などを検討し，安全に摂取できる設定を検討し，実用的な食事への移行を図る．

(2) 食思の低下

食思低下が著明な場合，実用的な食事への移行が難しいことがある．食思が低下し食事行動を開始できない，介助での摂取にも拒否を示すため「十分な栄養の確保」という点で問題を生じ，代替栄養との併用が必要となる．咽頭期の問題がないか軽度であれば，本人の嗜好に合わせて食べたい物の摂取をすすめるなど，状況に合わせた対応が可能であり，少しずつ食べ始め，徐々に食事に移行していくこともできる．誤嚥リスクがある場合にはさまざまな制限があり，限られた条件の中で試行錯誤しながらすすめることになり代替栄養との併用になることもある．

(3) 感情障害

摂食・嚥下訓練をすすめるうえで感情の問題は重要である．気持ちが落ちついていないため病前とは異なる方法で摂取することに対してイライラし，誤嚥のリスクが高まることもある．このような場合には，食事形態や姿勢など食事の設定をさげて摂取をすすめるなどの配慮も必要である．特に咽頭期の問題が中等度の場合には，食事形態や摂取方法に制限を要するため本人の意に沿わない食事となることが多い．そのため摂取量が増えず，代替栄養併用となることもある．できるかぎり興奮を高めないかかわり方を検討し経口摂取をすすめることで，咽頭期の機能改善を図り経口摂取への移行を目指していきたい．

(4) 注意障害

注意障害がある場合，口腔期，咽頭期の問題が中等度でも，介助や見守りを行うことで食事摂取が可能になることは多いが，最終的になんらかの介入を必要とすることも多い．咽頭期に明らかな問題を認めない場合でも，口腔内に食物を保持したまま次の行動に移る，十分に咀嚼せずに飲み込もうとするなど，窒息を引き起こす危険性がある．このような場合には，十分に咀嚼するよう声をかけるなど，他者からの介入で窒息のリスクは軽減できる．注意障害が残存しても判断力や病識が改善した場合は，適切な摂取方法を身につけ，自力摂取が可能になることも多い．

3 回復期における摂食・嚥下リハビリテーション

1．摂食・嚥下リハビリテーションにおける役割

摂食・嚥下訓練をすすめる際には，医師，看護師，STが中心となり，評価，プログラム立案，実施について検討し実施していることが多いと思われる．だが実際には，多くの職種の専門的なかかわ

わりが必要であり，関連し合っていることが多い．以下に，各職種の代表的なかかわりについてまとめた．

① 医師：全身管理，診断，訓練・摂食機能療法の指示，方針の決定
② 看護師・介護士：日々の状態把握，食事場面の観察，食事介助・見守り，摂食・嚥下機能の評価・訓練
③ 理学療法士：姿勢調整，呼吸・排痰訓練
④ 作業療法士：上肢訓練，食具の選択，高次脳機能の評価・訓練
⑤ 言語聴覚士：摂食・嚥下機能の評価・訓練，高次脳機能の評価・訓練，方針の検討
⑥ 管理栄養士・栄養士：栄養管理，必要水分量の確認，嚥下食の作成・調整
⑦ ソーシャルワーカー：本人を取り巻く環境の情報収集，施設の情報収集
⑧ 歯科医師・歯科衛生士：義歯の作成・調整，口腔内衛生の保持

2．チームで関わることの意義

前述したとおり，食事訓練をすすめる際には多職種で関わることが重要となる．例えば介助を要する場合には，看護師や介護士の介入がないかぎりは3食の摂取はできない．また摂食・嚥下に必要となる身体機能の評価や訓練，誤嚥した際に必須となる排痰訓練，食具選定や使用訓練にはPTやOTのかかわりがはずせない．このように経口摂取を開始する土台作りから，栄養状態なども含めた代替栄養離脱の可否に必要となる情報提供など，多くの職種のかかわりと情報により，全体像の評価を深めることで，最終的な食事設定を検討できるのである．つまり多職種からの情報を統合して評価・訓練をすすめることが，効果的な摂食・嚥下訓練につながるといえる．

4 おわりに

摂食・嚥下障害は生活に身近な問題である．人にとって「食べること」は大きな「楽しみ」であることが多い．脳損傷後に重度の障害が残存した場合には，唯一の自立可能なADLとなることもある．さらに，摂食・嚥下障害は「生命」に直結していることを忘れてはならない．摂食・嚥下訓練をすすめるうえで重要なことは，病前も含め必要となる情報を加味し，的確な検査を実施し，評価・訓練をすすめることである．

口腔期・咽頭期の問題を生じている場合でも，機能に合わせて摂取方法などを工夫し，実用的な経口摂取に移行することは可能である．例えば一口量を少なめにする必要がある場合に，小さめのスプーンを使ったり，熱い飲み物を提供することで少量ずつ摂取する環境を作り出すことも一案である．このように，患者の行動を制限するだけでなく，病前に近い状況を検討しながらすすめていくことも重要な視点であると思われる．

摂食・嚥下障害がリハの対象として一般化したのは，ここ10年程度のことである．今なお十分に普及しているとはいいにくく「経口摂取困難」という判断が安易に下される例は少なくない．一方，検査技術，訓練方法などの研究が進み，「食べる」ことに対する可能性の拡大が進んでいる．さまざまな情報，知識，技術をもとに，安全に食べ続ける方法を検討していくことが可能であり，その可能性をひろげていくことが重要なのだと思う．特に回復期リハビリテーション病棟は，発症後，最も集中したリハを提供する期間である．患者の可能性を引き出し，再び「食べること」を取り戻すために，可能性のあるかぎり，働きかけていかなければならない．

【文献】

1) 才藤栄一, 向井美惠（監）, 鎌倉やよい, 熊倉勇美, 藤島一郎（編）：摂食・嚥下リハビリテーション 第2版. 医歯薬出版, p69, pp130-131, 2007
2) 梅﨑俊郎：嚥下のメカニズム. 藤島一郎（編著）：よくわかる嚥下障害 第2版. 永井書店, p5, 2005
3) Palmer JB, Rudin NJ, Lara G, et al：Coordination of mastication and swallowing. *Dysphagia* **7**：187-200, 1992
4) 日本摂食・嚥下リハビリテーション学会：医療検討委員会作成マニュアル. (http://www.jsdr.or.jp/doc/doc_manual1.html)
5) 藤島一郎：脳卒中の摂食・嚥下障害. 医歯薬出版, pp221-226, 1993

【参考文献】

1) Jeri A Logemann（著）, 道 健一, 道脇幸博（監訳）：Logeman 摂食・嚥下障害. 医歯薬出版, 2000
2) 日本嚥下障害臨床研究会（監）：嚥下障害の臨床―リハビリテーションの考え方と実際. 医歯薬出版, 1998
3) 才藤栄一：摂食・嚥下障害のリハビリテーション. 臨床神経 **48**：875-879, 2008
4) 聖隷三方原病院嚥下チーム：嚥下障害ポケットマニュアル 第2版. 医歯薬出版, 2003
5) 山鳥 重：神経心理学入門. 医学書院, 1985
6) 山鳥 重, 早川裕子, 博野信次, 他：高次脳機能障害マエストロシリーズⅠ 基礎知識のエッセンス. 医歯薬出版, 2007
7) 鹿島晴雄, 種村 純（編）：よくわかる失語症と高次脳機能障害. 永井書店, 2003

第7章

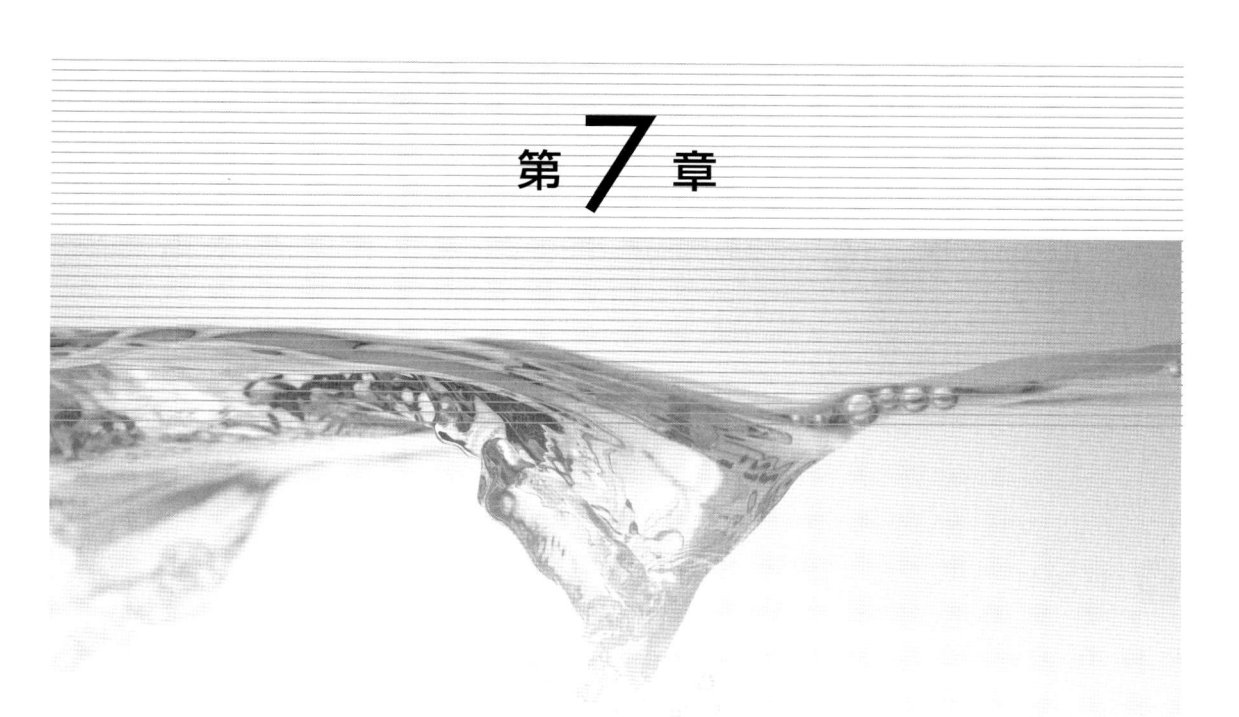

コミュニケーションの理解

7 コミュニケーションの理解

平野絵美
リハビリテーション花の舎病院, 言語聴覚士

1 はじめに

はなし言葉によるコミュニケーションの諸側面を理解するうえで, よく用いられる図を下記に示す (**図1**). この図は, 話し手から聞き手へとメッセージが伝達されるために必要なさまざまな活動レベルと記号処理過程の諸段階を模式的に描いたものである[1]. これらを話し手と聞き手に分けて**表1**[2]に示す.

これらのレベルのどの過程が障害をされるかによって生じるコミュニケーション障害は異なる. 本書ではコミュニケーション障害の要因として, コミュニケーション障害を大きく生理学的レベル

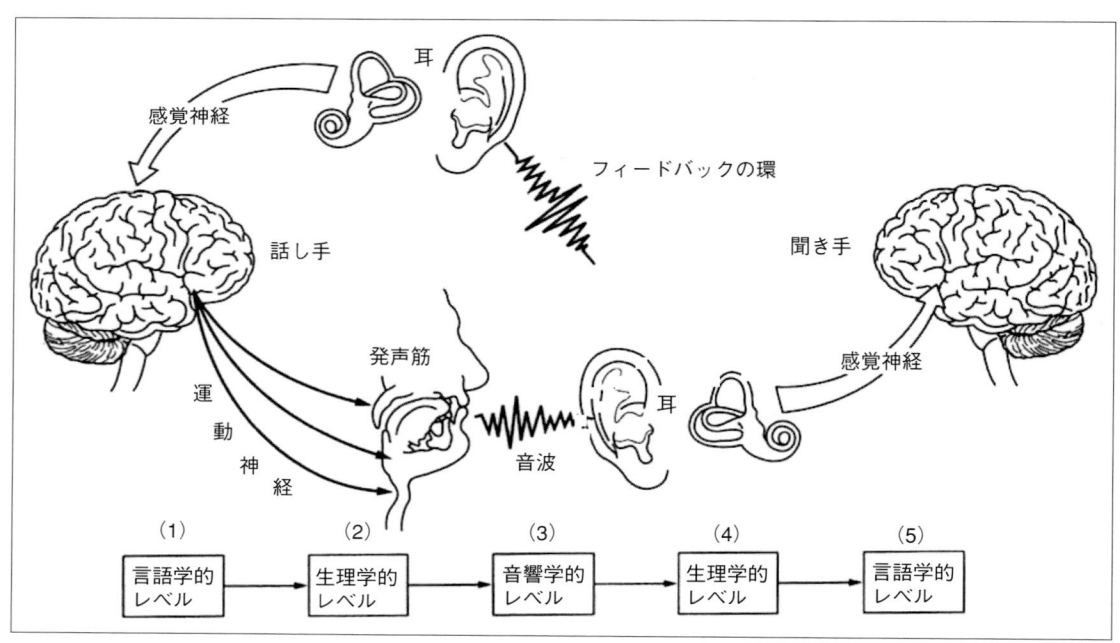

図1 ことばの鎖 (Speech Chain)
(医療研修推進財団:言語聴覚士指定講習会テキスト 第2版. 医歯薬出版, p192, 2001)

(Denes & Pinson, 1963)

表1 活動レベルと記号処理過程

話し手	自分の意志や考えを一定の言語形式に組み立てる	言語学的レベル
	形態を言葉として表出するために，運動神経が運動命令を出し，指令に基づき発話に関する諸器官が動く	生理学的レベル
	音声が生成される →音響信号としての音波は，聞き手の耳にだけでなく，自身の発話をモニターするフィードバックの環が形成される	音響学的レベル
聞き手	音波が一連の神経インパルスに変換され，感覚神経によって大脳に伝達される	生理学的レベル
	信号の読解	言語学的レベル

（笹沼澄子（監），伊藤元信（編）：入門講座 コミュニケーションの障害とその回復 第2巻 成人のコミュニケーション障害．大修館書店，pvii，1998より筆者作成）

の発信面の障害である麻痺，失調など神経系の障害により構音が障害される運動障害性構音障害と，高次脳機能の障害により広くコミュニケーションに影響を及ぼすものに分け，さらに高次脳機能障害によるコミュニケーション障害を言語学的レベルの発信・受信面での障害である失語症とその他の高次脳機能障害に分けて説明する．

2 運動障害性構音障害によるコミュニケーション障害

運動障害性構音障害とは発声発語に関与する筋や筋群の緊張の異常，協調性の異常，感覚の異常などの神経生理学的障害を原因として，舌，口唇，顎，軟口蓋，咽頭，喉頭などの発声発語器官の運動の力，範囲，速さ，方向，タイミングなどの運動学的障害が生じることにより，構音に障害を生じた病態である[3]．呼吸発声機能の障害による声量の低下，発話の持続不良，嗄声，声の震え，軟口蓋の運動障害による鼻咽腔閉鎖不全のために生じる開鼻声，口腔構音器官の運動麻痺による構音の歪み，プロソディ（韻律）の異常として発話速度や大きさの変動，構音のリズムの乱れなどの症状があり，タイプや重症度はさまざまである．構音障害の特徴は，言語機能には障害がないため文字（漢字・仮名）処理操作には問題はなく，書字や文字盤などの利用が可能なことである．構音障害の重症度は，通常，発話明瞭度が発話機能の総合的な重症度を判定する指標とされる．その他に重症度に関与するものに自然度がある（表2）[4]．

発話明瞭度は，運動麻痺や失調などの重症度が影響を与えるが，加えて，見逃してはならないのが注意障害や病識の低下などの高次脳機能障害の影響が加わることである．これらについては次項で後述するので，ここでは構音障害と高次脳機能障害が複合した場合の特徴についてだけ述べる．

軽度の構音障害を持つ患者の場合，単音や単語では多くの患者が比較的良好な発話明瞭度を保てるが，日常会話になると注意障害などの高次脳機能障害の影響が出現しやすく，患者によっては発話明瞭度が低下する．中等度の構音障害を呈する患者であっても，自己の発話の状態についての認識や注意が高い患者では，ゆっくり話す，短く区切って話すなどの手段により発話明瞭度を保持できる．反対に，注意や認識が不十分で速度調節などができない患者では，会話開始時は気をつけて構音することができても，内容に気をとられると発話明瞭度が下がる．このように発話明瞭度は，構音障害の重症度と高次脳機能障害という異なる観点から評価しておくことが重要である．

表2 発話明瞭度と発話の自然度

発話明瞭度評価基準	発話の自然度評価基準
1——よくわかる 1.5——1と2の間 2——時々わからない語がある 2.5——2と3の間 3——聞き手が話題を知っていればわかる 3.5——3と4の間 4——時々わかる語がある 4.5——4と5の間 5——まったく了解不能	1——まったく自然である（不自然な要素がない） 2——やや不自然な要素がある 3——明らかに不自然である 4——顕著に不自然である 5——まったく不自然である（自然な要素がない）

（西尾正輝：標準ディサースリア検査．インテルナ出版，pp25-26，2004より一部改変）

脳幹損傷による球麻痺や脳損傷などの再発による両片麻痺患者の場合，舌，顎，口唇などに重度の運動麻痺を生じ，重い構音障害を呈することがあるが，四肢麻痺を呈する場合には書字が困難となり，文字盤，『トーキングエイド』（入力した文字を音に変換する機器），『伝の心』などの代替コミュニケーション機器の適用を試みることが多い．『伝の心』は保持されている身体の器官の動き（眼球運動や顎運動，手指の一部の動きなど）により，自動的に移動するカーソルを使って文字を決定するキー操作を行い文章を作成するため，これらの機器操作の学習においては，注意，記憶，遂行，感情などの高次脳機能の状態が大きく影響を与える．したがって，コミュニケーション機器の運用に際しては，これらを評価しておくことが必要である．

3 失語症によるコミュニケーション障害

1．回復期の失語症患者のコミュニケーションと失語症の重症度

失語症によるコミュニケーション障害は，基本的に失語症の重症度による影響を受ける．ただし，回復期の失語症患者の場合，第3章で述べたように通過症状による基盤的認知能力の低下を生じており，それがコミュニケーションに大きく影響を与えるので，失語症の重症度と基盤的認知能力を分けて評価を行う．コミュニケーションはその双方の影響を受けると考えるべきである．

失語症の重症度は患者によりさまざまである．定量的な尺度による重症度の規定はないが，長谷川による標準失語症検査（Standard Language Test of Aphasia：SLTA）の評価点（0～10の11段階）から0～3点を重度，4～7点を中等度，8～10点を軽度などとすることがある．臨床的には，発話面では下記のように考えるとわかりやすい．

・軽度：発話により日常会話が可能であるが，専門的な内容は十分に伝えることができない．
・中等度：発話により日常会話が部分的に可能であり，一部言いたいことを伝えることができる．
・重度：発話だけでは言いたいことを伝えることができない．

一方，理解面では下記のようになる．
・軽度：日常会話の理解は可能であるが，詳細な理解は困難である．
・中等度：話題がわかっていれば，日常会話が部分的に理解できる．
・重度：発話だけでは話の内容を理解できない．

2．回復期の失語症患者のコミュニケーションの回復の推移

脳損傷による回復期リハビリテーション病棟入院患者のほとんどが，通過症状である軽度の意識障害，易疲労性，感情障害，注意障害などを呈し

表3 コミュニケーション伝達尺度

		意思の表出	質問への応答
非実用レベル	0点	訴える行動がない	話を聞く態度がない
	1点	情動・感情のみ訴える	話を聞く態度を示すが応答がない
	2点	もっともな内容を訴えようとするが,一方的であり,意図が伝わらない	簡単な質問に応答するが不正確であり,情報が伝わらない
実用レベル	3点	聞き手の誘導,推測を要して,おおまかな情報の一部を伝達できる	簡単な質問に正しく反応し,情報の一部を伝達できる
	4点	自力でおおまかな情報を伝達することができる	簡単な質問に返答し,ほぼ正確に返答することができる
	5点	詳細な内容を伝達することができる	複雑な質問に返答し,ほぼ正確に返答することができる

(初台リハビリテーション病院,森田秋子氏作成)

ている.失語症患者の場合,失語症にそれらの要因が加わり症状はより複雑化する.例えば発語失行に情動抑制障害や注意障害が加わることで,意図的な発声がさらに困難な状態となったり,あるいは聴覚的理解障害に情動抑制障害や病識の低下が加わると,相手の話を傾聴すること自体が困難になったり,話の内容を理解できていないことを認識できないといったことが生じる.

回復期には失語症と基盤的認知能力の両方が障害され,また双方が回復していく.それぞれをわけて評価しておく必要がある.コミュニケーション能力の回復に基盤的認知能力の回復は必須である.失語症の回復も重要であるが,重度の失語症が残存しても,基盤的認知能力が回復することにより,長期的には日常会話レベルのコミュニケーションが回復できることが多い.

表3に失語症患者のコミュニケーション伝達尺度の指標を示す[5].本尺度は失語症の重症度と基盤的認知能力の双方の影響を加味しており,回復期に入院した重度失語症患者の,コミュニケーションの回復過程を示す目安として役立つ.また患者本人からの訴えの表出と,こちら側の質問への応答の二側面から評価できる.はじめに意思の表出について述べる.回復期リハビリテーション病棟入院患者では,意識障害や発動性低下などにより,初期には訴える行動がないことも少なくない(0点).徐々に発声などが出現するが情動的な訴えのみであり,意味のあるまとまった内容を表出できない状態であることがある(1点).記憶や見当識,判断などが回復することにより,「家族に連絡したい」「寒いので布団をかけてほしい」というようなもっともな内容を訴えるようになる.しかし,重度の失語症により表出が障害されている患者は,一生懸命に訴えるが何を言おうとしているか相手に伝わらないことも多い(2点).さらに状況判断,注意の改善,あるいは聴覚的理解力の改善により,相手の質問に返答するなど聞き手の誘導や推測を要することにより,自分の訴えの一部を伝えることができるようになる(3点).こうした状態に達すると,コミュニケーションはようやく実用レベルに達することとなる.さらに呼称力や書字力が改善し,自発的に情報が伝達できるようになれば,コミュニケーションはさらに改善していくことになる(4〜5点).

一方,こちら側の質問への応答の場合,以下のような回復過程が目安となる.聴覚的理解力の障

害に加えて状況理解障害，情動抑制障害などを認め，話をまったく聞こうとしない状態を呈することがある（0点）．ようやく少し状態が落ちつき，アイコンタクトが可能になるなど，相手の存在を認識し話を聞こうとする様子がうかがえるが，応答反応がなくやりとりが成立しない（1点）．その後，うなずき，首振りなどの応答反応が出現するが浮動的であり，同じ質問に対して「はい」と答える時もあれば「いいえ」と答える時もあるなど，情報を伝えることができない（2点）．やがて，情動の安定，判断の向上，聴覚的理解力の改善などにより，簡単な質問であれば正しく反応することができ，情報の一部を伝達できるようになる（3点）．この状態に達すれば，実用レベルに到達したと考えられる．さらに注意，判断などの基盤的認知能力や，聴覚的理解力などの失語症の重症度の回復により，回答の精度の向上や複雑な質問への応答などが可能になる（4～5点）．

このような段階的推移は，回復期で比較的多くみかける経過である．このような段階の患者とのコミュニケーションは，患者のコミュニケーション能力の的確な評価に基づいた，こちら側の推測や誘導が重要である（後述）．

3．基本コミュニケーション行動の出現

重度失語症患者がコミュニケーション能力を拡大していく際，いくつかのコミュニケーションの基本となる非言語的行動の出現が回復レベルを知る兆候として重要である．これらの行動の出現は基盤的認知能力との関連が大きいと考えられ，コミュニケーション能力の拡大に重要な影響を与える．

1）アイコンタクト：やりとりをしようとする．相手への認識が高まることにより可能になる．

2）内容のある訴え：記憶，見当識，判断などの回復により出現するようになる．

3）意図的な発声：重度発語失行により障害されるが，偶発的に発声した際の方法を学習することにより意図的な発声が可能になる．

4）傾聴態度：コミュニケーション意欲との関連が強い．また自己の言語機能への理解力に関する病識とも関連がある．

5）うなずき・首振り：質問への応答反応であり発話がなくても可能である．質問内容が理解されていなければ，その患者のコミュニケーションは実用的ではない．

6）指さし：実物，写真，絵など複数の選択肢の中から指さしを行うことにより，言いたいことが伝えられたり，質問に答えることができるようになる．あるいは，日常生活場面でトイレ，電話，玄関などを指さすことで，訴えたい内容の一部を伝達できる．観念運動失行の影響を受ける．

7）身振り：食べる，寝る，寒いといった訴えを簡単な動作を行うことで伝達できることにより，コミュニケーションが拡大できる．観念運動失行の影響を受ける．

8）聞き返し：聞き返すことにより，不十分な理解を補い，コミュニケーションを確実なものにできる．聴覚的理解力の向上，あるいは聴覚的理解障害への病識により出現する．コミュニケーション伝達尺度が実用レベルに達した患者では，これらの基本コミュニケーション行動が高い頻度で出現している[5]．

4．失語症患者とのコミュニケーション方法

（1）コミュニケーション手段の工夫

重度失語症患者に対しては，まずコミュニケーション手段を成立させることが最優先される．聴覚的理解力が不良であり表出行動もないままではコミュニケーションが成立しないため，廃用が進行してしまうこととなり，悪循環となる．患者の理解力，表出力を評価し，少しでも可能なコミュニケーション方法を探ることが重要である．患者によっては，絵，写真，身振り，漢字などに反応

を示すことができる場合がある．その場合はコミュニケーションボード（簡単な絵や文字が書いてある板）の使用が有効になる可能性がある．話しかける時は，十分にこちら側に注意を向けてもらうように働きかけることがポイントである．絵や写真を示す場合も，何をしようとしているのかを丁寧に伝えておかないと反応を得られないことが多い．失語症患者の場合，言語理解力は障害されるが，状況の手がかりを利用する能力は保たれることが多い．身振り，表情を豊富に交えるなど視覚的情報を加えることにより，患者の理解を促進することができる．

(2) 会話パートナーのコミュニケーション技術

質問の仕方には，①「はい-いいえ」質問，②選言質問，③ WH 質問（What/Where/When/Why など）のように，発話力に即し難易度の異なる方法があるので理解しておく必要がある．「はい-いいえ」質問は，「ご飯（パン）を食べますか？」のように，「はい」あるいは「いいえ」で答えられる質問である．発声ができなかったとしても，うなずきあるいは首振りができれば返答できる質問である．選言質問は「パンを食べますか，それともご飯？」のように選択肢を提示し，返答を促す質問の仕方である．復唱が可能な患者であれば発語で返答できることがある．選言質問は文字で提示すると有効な場合が多く，「住所はどちらですか」と聞き，「東京，神奈川，埼玉」と文字で提示することで，正しいものを指さしで返答できることがある．WH 質問は最も難しい質問形式であり，正しい語を想起できなければ返答できないため，喚語困難が顕著な失語症患者に質問しても返答を得られない．中等度より重度の失語症患者との会話では，「はい-いいえ」質問や「選言質問」を上手に用いること，会話の中で文字を適切に使うことなどが，患者の反応を引き出すことにつながる．

失語症患者は，多かれ少なかれ聴覚的理解障害を持っているので，わかりやすい話しかけ方をすることに留意する．話しかけ方は，ゆっくり，はっきり，短い文章で，抑揚を強めにつけて話すことが大切である．いきなり話題に入らず話の導入をしっかりとすること，話をする時には話題をわかりやすく示すことなどの配慮が欠かせない．また話題を変える時にははっきりと「次に○○についてお聞きします」など，話題が変わることを明確に示すことが必要である．

今話している内容を確認する作業も重要である．失語症患者との会話では，途中から話がずれてしまうことがよくある．「○○の話でしたよね」と戻って確認することで，会話が成立できることもある．対応するスタッフが統一したかかわりをすることも重要である．患者の情報をチームで共有し，コミュニケーションを図りやすくすることが大切である．

4 失語症以外の高次脳機能障害によるコミュニケーション障害

1. 注意障害によるコミュニケーション障害の理解と対応

(1) 障害の特徴

注意障害は脳のネットワークが損傷されたことによりさまざまな病巣で出現する．特に失語症を生じない右半球損傷患者の場合，注意障害がコミュニケーションに明らかな影響を及ぼすことが多い．ここでは，右半球損傷後の注意障害がコミュニケーションに与える影響について述べる．

注意は，外部からの感覚入力や内的活動などのさまざまな情報のうち，どこにどれだけのエネルギーを振り向けるかを決定する機能である．注意に障害を生じると，ぼんやりとしたいわゆる不注意の状態，転導性の亢進，運動および行為の維持の困難，反応抑制障害などが起きる[6]．具体的に観察される症状には次のようなものがある．

・一般的な特徴として，注意が散漫となり，会

話の相手とアイコンタクトをとりながら会話を進めることができない．
・相手の話に注意を向けることができず，質問をよく聞かない，あるいは聞き間違える．
・よく考えずに話し，言い間違いが多い．言い間違えをしていることに気づかず，そのまま話を継続する．会話における役割交替については，一方的に話し，聞き手にまわることができない，相手が返答をしようとしている様子を示しても，注意が向いていないため気がつかない．
・相手が話している途中であっても，話し出すなどの行動がみられる．
・話題管理については話題が維持できず，突発的に思い出した別の話題に急に変わってしまう．
・自己の発話内容への注意が不十分であるため，十分に内容をまとめられず，思いついたことから話し出し，話の流れや順番を誤ってしまうなどがみられる．

（2）対応のポイント

注意障害の患者との会話においては，こちら側の意図を明確に言語化して示すことが重要となる．一方的に話す患者に対して，「ちょっと待ってください」とはっきり制止をすることが有効な場合もある．役割交代ができない場合，「今度は私が話します」などと提示する．言い間違いに対しては，「○○ですか？」と正しい語を推測してフィードバックして確認する．患者自身では順を追って話を進めることが困難な場合は，こちら側が主導権をとり，情報を整理しながら会話を進めていくことも必要である．患者が話した内容を適宜まとめて確認をすることにより，話題の維持が可能になる．話題が急に転換した場合，タイミングをみて「○○の話でしたね」と軌道修正することも必要である．話題を戻すことが困難であれば，移った話題に話を合わせていくほうがよい場合もある．発話速度に注意を向けることが有効な場合もある．こちら側が意図的にゆっくりと話したり，ゆっくりと相づちを打つことで，患者の発話速度を低下させることができる場合もある．

右半球損傷患者の場合，左半側空間無視があるため，左側からの呼びかけに反応が遅延したり，反応に気づかない場合がある．左側からでは話し手を探せず，アイコンタクトがとりにくい場合もある．会話の成立を優先するならば，右側から話しかけることが大切である．

2．記憶障害によるコミュニケーション障害の理解と対応

回復期リハビリテーション病棟入院時，発症からの経緯を覚えていない患者は多い．原因別に意識障害によるもの，注意障害によるもの，記憶障害によるものがあるが，いずれにしろ，時間の経過により改善する場合も多い．健忘（記憶障害）は発症時より以前を想起できない逆向健忘（近時記憶），発症時より後の記憶を記銘，保持，想起できない前向健忘（遠隔記憶），そして未来の出来事予定などを適時に適切に思い出せない展望記憶障害がある．回復期で多くみかけるのは前向健忘，展望記憶障害である．記憶障害がコミュニケーションを障害する要因となる理由の一つとして，作話（事実とは異なる話をする）がある．作話には，記憶障害についての病識低下により生じているものと，記憶欠損を補うために，勝手に話を作り上げてしまうことにより生じるものがある．記憶障害の患者のコミュニケーションでは，病識のよしあしが重大な影響を与える．病識が低下している患者では，話のつじつまが合わないことや間違っていることを言っていても本人は気づいていないので，こちら側は確認をしながら会話を進める必要がある．記憶障害があっても，病識が良好で基盤的認知能力が保たれている患者では，メモや手帳，携帯電話などの記憶の代償手段を獲得できることも多く，日常生活で活用することが可能となる．

3. 社会的認知障害によるコミュニケーション障害

社会的認知機能とはソーシャル・ブレインとも呼ばれ，「自己と関係する他者の心理や行動の理解」「他者の置かれた状況や感情に共感すること」「自己と他者の関係や自己の所属する社会の仕組みや規則の理解」など，人間が複雑な社会に適応して行動していくために必要な高次脳機能をさす．伝統的な神経心理学的検査では十分に捉えることができず，近年では心理学的な課題を用いてこれらを定量的に測定することが試みられている[7)8)]．関連する脳領域としては，扁桃体，上側頭溝領域，側頭頭頂接合部，側頭極領域，内側前頭前皮質，眼窩前頭前皮質などが有力視されている[9)]．

社会的認知機能は，自他の区別ができる能力を土台として発達していくと考えられている[10)]．ヒトにおける向社会行動（利他的行動など）は，しばしば「他者視点取得」(perspective taking) と共感 (empathy) により大別されることが多い．「他者視点取得」は他者の感情や意図を理解する能力をさし，いわゆる「心の理論」を意味する．「共感」はそうした他者の感情や置かれた状況を認知し類似した感情が喚起されることをいう．共感は自己の意思決定に大きく影響する能力である．このような社会的認知成立に至る情報処理過程は脳機能画像法により急速に研究が進んでいるが，いまだ未解明な点が多い．

ここでは，他者視点取得の障害と，共感の障害の違いについて簡単に触れるにとどめる．「他者視点取得」，いわば「心の理論」の障害として挙げられるのは，広汎性発達障害（自閉症）における他者感情や意図理解の障害である．広汎性発達障害児・者は他者の立場から物事や状況を推測する能力が低下しているとする説がある．背景として，表情認知の障害や他者の目の固視が不十分なこと，他者の視線から意図を読みとる力の弱いことを指摘する研究者もいる．脳損傷により類似した症状を呈することが多いのが，右半球損傷患者である．右半球損傷者のコミュニケーション障害については次項で概説する．

一方「共感」の障害は前頭葉損傷患者，なかでも前頭前野腹内側部の損傷により出現しやすいといわれる．彼らの多くは他者の置かれた状況や感情を認知することが可能だが，あたかも自分に起こっているかのように自己の内部に類似した感情を喚起する共感に乏しい．彼らはまた，自己の感情の「知覚」に乏しいことも指摘されている[11)]．

4. 右半球損傷によるコミュニケーション障害

言語機能が障害されることによりコミュニケーションに支障が生じる左半球損傷患者に対して，前述した注意障害や社会的認知機能が障害されることにより，会話の疎通性が損なわれる患者の症状を，「右半球損傷によるコミュニケーション障害」と呼ぶことがある．話にまとまりがなく，唐突，冗長で，その場の状況や他者がそれとなく示す感情のサインに気づくのが難しい．洞察力に欠け，元気がないように見え，要領が悪く，以前よりも話す内容が乏しくなっているか，または，これらの症状のいずれかを示す[12)]．具体的には，こちらが困った顔をしていても，気づかず話し続けてしまう，訓練終了の時間になり，セラピストが片づけをし始めたり，席を立ち上がったりしても，そのまま話を続けてしまうなどの行動がみられる．共感の障害が生じている場合には，結果的に相手の気持ちに対して無関心となり，内容を掘り下げることは困難となる．言語障害を生じるが，状況判断力や感情機能が損なわれない失語症患者の特徴を「話せないがわかり合える」，一方，言語機能は保たれるが一方的で共感性の弱いコミュニケーションが特徴の右半球損傷患者の特徴を「話せるがわかり合えない」「言語の運用面の障害」などということがある．

5. 認知症によるコミュニケーション障害

発症前に認知症を患っていた患者が脳損傷や廃用症候群を生じ，回復期に入院してくるケースは少なくない．脳血管性認知症あるいはアルツハイマー病などの変性型認知症である．認知症の中核症状である記憶障害や，また周辺症状の影響により，コミュニケーション障害が生じる．認知症患者の会話の特徴は以下のようなものがある．語が想起されないために「あの，この」などの指示代名詞を多用する．数日前や直前の記憶が保持されていないために同様の内容を繰り返し発話する．こちら側の質問や反応に合わせた発話をする（とりつくろい反応），実際と違う話をする（作話），話のつじつまが合わない，会話内容が表層的である．周辺症状の影響による妄想や幻覚などのために，会話の途中で取り乱す，暴言，暴力を振るう場合もある．徘徊や落ちつきのなさにより会話を持続できないことがある[13]．

認知症患者とコミュニケーションをとるうえでの注意点には，以下のようなものがある．基本的に患者の話を受容的に聞き，間違った情報が含まれていても否定しない．タイミングを計りながら，「それは○○でしたね」などとやわらかく修正する．会話をする際には，短く，情報量が過多にならないように気をつけて話す．言われた言葉の意味が理解できなくても，表情や声のトーン，身振りや手振りなどの非言語的コミュニケーションから情報を感じとることができる場合がある．落ちついた声の調子で，ゆっくりと笑顔で対応することで，患者の落ちつきを保つことができる．同じ内容を繰り返したり，何を話し何を話していないか忘れてしまうので，会話の途中で話の経過を整理し確認しながら話すことが有効である．具体的に質問しすぎることが混乱を招くことがあるので，患者の状態に合わせた会話の誘導が重要である．遠隔記憶が保たれていることがあり，娘を母親と間違えて話をしたりすることもよくある．協調的に関わることでさらに記憶が引き出され，感情が落ちついたり，よい反応につながることがある．残存された能力を引き出すことが，よりよいコミュニケーションへとつながることが多い．

【文献】

1) 医療研修推進財団：言語聴覚士指定講習会テキスト 第2版．医歯薬出版，p192, 2001
2) 笹沼澄子（監），伊藤元信（編）：入門講座 コミュニケーションの障害とその回復 第2巻 成人のコミュニケーション障害．大修館書店，pvii, 1998
3) 日本聴能言語聴覚士協会講習会実行委員会（編）：運動障害性構音障害．協同医書出版社，2002
4) 西尾正輝：標準ディサースリア検査．インテルナ出版，pp25-26, 2004
5) 森田秋子，小林修二，近藤晴彦，他：第31回日本高次脳機能障害学会発表資料．p174, 2007
6) 加藤元一郎，鹿島晴雄（編）：専門医のための精神科臨床リュミエール10 注意障害．中山書店，2009
7) 村井俊哉：社会脳をめぐって 社会脳の研究動向．精神医学 **51**：217-222, 2009
8) 村井俊哉：社会的認知と神経心理学 社会的認知を支える神経ネットワーク．神経心理学 **23**：243-249, 2007
9) 望月 聡：脳の機能解析局在と病態 社会的認知の神経基盤．最新医学 **58**：463-467, 2003
10) Hoffman ML：Empathy and moral development. Cambridge University Press, New York, 2000
11) 定藤規弘：社会能力の発達過程—脳機能画像法によるアプローチ．脳と発達 **42**：185-190, 2010. Technical Report on Attention and Cognition, No. 25, 2011
12) Penelope S Myers（著），宮森孝史（監訳）：右半球損傷—認知とコミュニケーションの障害．協同医書出版社，2007
13) 山口晴保（編著）：認知症の正しい理解と包括的医療・ケアのポイント—快一徹！脳活性化リハビリテーションで進行を防ごう．協同医書出版社，2007

第 **8** 章

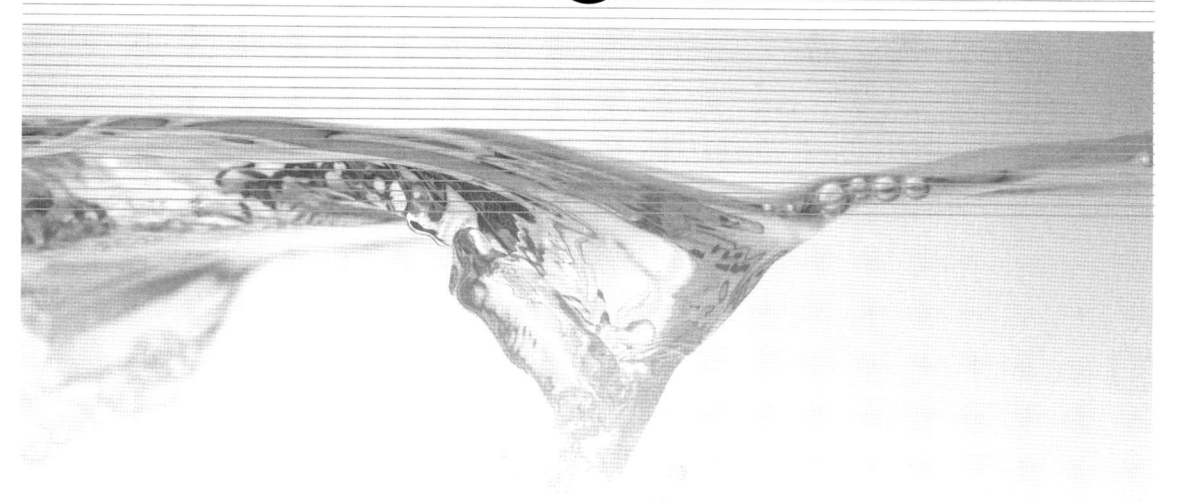

生活背景と
社会資源の理解

8 生活背景と社会資源の理解

取出涼子／森田秋子
医療法人社団輝生会，ソーシャルワーカー／鵜飼リハビリテーション病院，言語聴覚士

1 はじめに

　リハビリテーション（以下，リハ）とは，「受傷や疾病により人生の途中で障害を負い傷ついた人々が，その人を取り巻く家族，地域，社会の中で，それまで築いてきた人間関係，職業，趣味，価値観などに基づくその人らしい生き生きとした人生を，再び取り戻していくための全取り組み（序文：森田）」である．セラピストは，その人が取り戻したいと願っている生活背景を理解し，どうしても元に戻れない障害が残存した場合に，患者をサポートする社会資源を理解していることが求められる．

　これらの理解のために，ソーシャルワーカーとの連携がきわめて重要である．例えば，ソーシャルワーカーは，適切な退院先を決定していくうえで，欠かすことができない情報を持っている．その重要性には気づきながら，「いつ」「どのような」情報をソーシャルワーカーと共有すればいいのかわからず，見逃しているセラピストは少なくない．

　本章では，リハを進めていくうえで必要となる生活背景と社会資源について触れ，セラピストに持っていてほしい知識を示すとともに，実践に際し望ましい連携のあり方について，ソーシャルワーカーの立場から提示する．

2 患者・家族の心理状況の理解

　ソーシャルワーカーから得られる情報の中で重要性が高いものに，患者・家族の心理状況がある．ソーシャルワーカーは，単に患者・家族の話を聞くだけでなく，その時その時の心理状態を理解しながら，支援のあり方を考えている．発症から回復期リハビリテーション病棟入院時，そして，その後の入院期間に，患者・家族がどのような心理状況を経験しているか，特に病院スタッフとの思いとの間に食い違いやズレが生じやすい場面にスポットをあててまとめてみたい．

1. 回復期リハビリテーション病棟入院前

　多くの患者・家族が，まさか自分がこのような病気と遭遇するとは夢にも思わずに発病し，意識状態も十分に回復していない発症1週間程度の時期に，急性期病院の医師から脳卒中連携パスを用いて「麻痺が残る可能性があり，リハの専門病院へ転院することになるかもしれない」という説明を受ける．今後の回復についての説明はほとんど受けないまま，場合によっては「最悪の状況」の覚悟を求められる．昨今，マスコミが早期リハの重要性を報道するようになったことから，「1日でも早くリハをしなければ，回復できないのではな

いか」と強迫的な気持ちになる家族もある．発症後2～3週間で，回復期リハビリテーション病棟で入院相談を行い，発病から平均40日程度で転入院する．家族は，回復期リハビリテーション病棟の入り口である入院相談時に，「家庭に連れて帰るかどうか」を尋ねられる場合もある．まだ本格的なリハが始まっていないこの時点で，自宅退院の決心を聞かれても現実感はなく，問われるままに「連れて帰りたいです」と答えたとしても，「まず先に，一体どこまでよくなるのかを教えてほしい」というのが心の声であろう．

2．入院初期

急性期病院から回復期リハビリテーション病棟へ転院し，病院の環境が激変する．意識のある患者や家族は，この変化に希望を感じ喜ぶこともあるが，普通の病院とは異なる環境や急に始まるリハプログラムに，不安を抱く場合もある．担当スタッフは，今後の方向性を考えるための情報を得るために，入院直後から退院先や回復の希望などを家族に尋ねる場合もあるが，これに対し怒りを感じる家族もいる．この時期の患者・家族は，完全に元のように治ることを信じていることも多く，治らないということを言外に突きつけられているように感じ，ショックを受けるからである．

3．患者・家族の希望と病棟スタッフチームの予後予測のギャップ

医療スタッフの立てたゴールと患者・家族の希望の間にギャップが大きい場合，家族への説明を安直に行うと，患者・家族は「早くあきらめられてしまっている」「もっとうまくリハを進めてもらえればよくなるかもしれないのに」など，スタッフのせいで，ゴール設定が低くなってしまっていると感じることがある．当然のように予後予測を伝えても，入院期間のぎりぎりまで可能性を探ってもらえると思っている患者・家族もおり，入院期間について共通認識が持てないこともある．

4．退院を決心する時期

患者・家族に対し，家庭訪問や退院後のサービスについて相談をしても，反応が返ってこない場合がある．考えられる理由の一つが，リハのゴールに納得していない場合である．もっとよくならないと自宅退院は考えられないと不信に思ったり，納得していないので行動が開始できない場合もある．あるいは，退院目標日とそこに至るまでのスケジュールを明確に説明していないため，ゆっくり構えてしまい動きが遅いということも考えられる．または，家族の多忙・家族関係を要因とした理由などが考えられる．

5．方針をひるがえす患者・家族

自宅退院を考えていると言っていた家族が，退院を考える時期になって「介護の意思がない」「帰ってきてもらいたくない」と意向が変わったり，経済状況により施設退院が困難である状況が判明したり，病気がきっかけで潜在化していた家族関係の問題が浮かび上がるなど，自宅退院に支障が生じる場合がある．医療スタッフにすれば，「なぜ今頃？」と感じるかもしれないが，患者・家族にとっては，苦しみ抜いたあげくの方針転換である場合もある．われわれが思うよりもはるかに，患者・家族は退院や転院についてイメージが持てていない．医療スタッフと患者・家族には，絶対的な情報の格差がある．また過去に家庭内で暴力があった，借金問題を抱えていた，家族の関係が長年こじれていたなどの情報を入手し損ねたり，家族の真意をつかみ損ねたりした場合，急な方向転換を予測し損なってしまうことがある．

患者・家族には，病院のスタッフには見えないたくさんの友人，知人，親族がいる．家族が面会を終了した後，それらの人々にその報告をし，さまざまな意見をもらい，混乱・葛藤している．自

宅か施設かなどの問題は，その家族にとって一生の大事であり，心は揺れ動いているのである．

6．社会資源の活用

患者・家族は，本来できるかぎり自分の力で問題を解決したいと考えている．そのため，「屋内は杖と装具で歩行可能，高次脳機能障害により転倒リスクがあるので入浴はヘルパーを利用」とスタッフが方針を立てたとしても，納得しない場合がある．家族にしてみれば，なぜそう判断されたのかプロセスがわからない．「お風呂に一人で入れるように，あと1カ月訓練を継続してほしい」と思うこともある．病院側から退院後のサービス利用についてばかり説明されると，「自分たちの生活のことは自分たちで考えるから，もっと体をよくすることに集中してほしい」と思われてしまうこともある．

病院のスタッフが「このケアプランでケアマネに依頼してください」「退院日までにサービスを全部確定してください」などと家族に伝えても，ケアマネジャーから別のプランを提案されたり，「退院時にすべてのサービスを入れず，少しずつ様子をみながら増やしていくほうがいいと思います」などと言われ，間に挟まれた家族がたいへん困惑する場合がある．

7．転院・転施設を決心する時

反対に，自宅退院は無理と主張していたのに，施設を見学し自宅退院に方針を変更する場合がある．施設の状況を知り，「こんなところにうちの家族を入れたくない」と感じる家族もいる．また施設では，リハが不十分になるのではないかという不安を感じることが多い．

提示された入院期間をどの程度厳粛に受けとめているかは，家族によって異なる．悪気がなくおおまかな目安程度に思っている家族，なんとか6カ月ぎりぎりまで入院させてほしいと願っている家族，たった1カ月の違いなら自分たちの希望する施設へ行かせてほしいと不満に思っている家族など多様だ．毎日不安に思っているところへ，次から次へと別のスタッフが「施設に見学に行きましたか？」と聞いてくるので，面会に行きづらくなってしまったということもある．

このように，さまざまに揺れ動き，不安や疑問を抱えている患者・家族の心理状態を理解して，一緒に問題を解決していくために，回復期リハビリテーション病棟では，セラピストもソーシャルワーカーとお互いに情報交換し，患者・家族の心理状態を理解したうえでアプローチを考える必要がある．

3 「生活背景」の理解

これまでみてきた患者・家族の心理状態には「個別性」がある．個別的な「患者（家族も含む）像」をチームで共有し，常に修正しながら理解を深めていき，アプローチしていくことが回復期リハでは重要である．患者・家族像の理解のためのさまざまな情報を，ここでは「生活背景」と呼ぶことにする．生活背景情報を誰が入手するのかについては，病院により異なる．医師も看護師もソーシャルワーカーもセラピストも，それぞれの専門的アセスメントのために生活背景情報を必要としている．同じ情報でも，職種により収集する目的が異なっている．例えば，医師もソーシャルワーカーも家族構成を聞きとり，家系に脳卒中者がいるかいないかに着目するが，医師が着目する理由は遺伝の可否や生活習慣であり，ソーシャルワーカーが着目する理由は，病気や介護の体験からくる患者家族の心理や特徴を理解するためである．

しかし，患者・家族の負担を少なくすることが重要であり，情報は効率的に収集し，有効に情報交換を行っていかなければならない．リハ医療では，どの職種も家庭復帰の可能性を探り，よりよ

いいリハサービスを行っていくために，より具体的な患者・家族像をイメージすることが重要である．

ソーシャルワーカーは，生活背景を「心理社会的背景（サイコソーシャルバックグラウンド）」と呼び，患者・家族の相談援助の際，援助に最低限必要な情報を収集する．「心理社会的背景」とは，患者・家族の生活の場，受けた教育，経験した職業，収入，家族関係，社会との接点（例えば趣味活動など）などの社会的状況と，どのような性格，考え方，価値観を持って生きてきたかの，過去・現在・未来の時間軸での理解である．

人は同じ環境に置かれても感じ方が異なり，同じ人でも違う環境であれば違う感じ方をする可能性がある．心理面と社会的側面は相互に影響し合い，その影響し合う特徴を，患者・家族の個性として理解する．さらに今回の病気で，どのような影響を受けたのかを理解し，言語化したものを「患者・家族像」と呼び，ソーシャルワーカーは他職種と共有したいと願っている．

患者・家族像を理解するための「心理社会的背景」を構成する要素には，以下のようなものがある．① 主訴：現在最も困っていること．本人が客観的に答えられないことも多く，その場合，家族の主訴を聞いておく．② 現病歴：疾患および症状がいつ，どのようにして始まり，どのような経過をたどったか（発病時から現在までの経過，発病時の状況，その後の治療，症状の推移を含む．特に，意識，運動や言語障害の有無，摂食・嚥下障害，ADL，心理状態などの推移，受けてきた説明，経験した心理状態など）③ 既往歴：これまでに罹った疾患．高血圧症，心臓病，糖尿病などの生活習慣病など．既往に脳血管疾患がある場合，初回発作の経過と残存した後遺症について，受けてきた説明，経験した心理状態など．④ 家族構成：同居，別居状況をあらわす樹形図．キーパーソンは誰かなど．家族関係の力動を理解するためには3世代の樹形図が有効といわれている．⑤ 生育歴・生活歴：どこで生まれ，どこで育ちどのような生活を送ってきたのか．⑥ 職業歴：職業に就いていたかどうか，就いていたのならどのような職業であったのか．可能であれば職業復帰の意向，勤務先，職種，休職期間，復職の受け入れなど．⑦ 住宅状況：家屋の状況．本人の退院後の生活を想定し，日中の過ごし方などの提案をしていく根拠となる．⑧ 性格：もともとの患者本人の性格．日常のかかわり方，病気の後で性格に変化がなかったかどうか．⑨ 趣味：患者の病前の趣味活動．入院生活中に患者とうまく関わるために，また退院後の生活を考えるうえで，きわめて重要である．⑩ 地域社会：患者を取り巻く地域の環境や，患者と地域とのつながり．⑪ これまで（または過去）と今後の生活設計，経済状況：患者・家族がこれまでどのように生活を設計してきて，今後の生活についてどのように考え，どのような見通しを持っているか，復職などの社会参加をどの程度望んでいるかなど．

これらの生活背景に関する情報収集は重要であるが，プライバシーが関わる事柄が多いため，必ずしもスムーズに収集できない場合もある．患者・家族は，開示する理由が明確で自らが望まなければプライバシーは公開しないものである．また複数のスタッフが同じ質問を繰り返し聞くことに，不快感を持つ患者・家族もいるので，配慮が必要である．

回復期リハビリテーション病棟では，ソーシャルワーカーがすべての入院患者を担当し，相談の有無にかかわらず，入院時に心理社会的背景の把握をしている場合が多い．ソーシャルワーカーが全患者を担当していない場合は，医師，看護師，セラピストがある程度の情報を収集していくことが必要となる．しかし，特に込み入った心理社会的背景を持つ患者の場合，相談援助をソーシャルワーカーに依頼し，情報交換を行っていく必要がある．その際，病前のADL，認知機能に関する情

報，住宅環境の詳細など，セラピストが直接得るほうが効率がよい項目もあるので，「すべての情報収集がソーシャルワーカーの仕事」とせず，セラピストが直接収集する項目について事前に職種間で話し合っておくことが望ましい．

ここで得られる情報は，一つひとつは個別の情報であるが，これらを集め統合していくことにより，患者・家族のこれまでの人生や現在の課題が生き生きとイメージできるようになる．こうしたイメージをすべての職種間で共通認識を持ち，また日々の入院生活で得る新しい情報をもとに更新し，日々，患者・家族の理解を深めていくことが，リハを進めるうえで，また患者・家族の役に立つ方針を立てられるセラピストになるための大きな力となる．

4 社会資源の理解

1．社会資源の定義

社会資源とは，社会システムを維持存続し，発展させるために個人や集団の欲求を充足するのに必要なあらゆる資源のことである．特に社会福祉資源という場合には，福祉のニーズの充足のために利用・動員される施設・設備，資金・物品，諸制度，技能，知識，人・集団などの有形・無形のハードウェアおよびソフトウェアの総称である．

2．回復期リハビリテーション病棟のセラピストが知っておくとよい社会資源

ここでは，回復期リハビリテーション病棟を退院する患者のニーズに対応することの多い社会資源と，活用上の留意点について触れる．

回復期リハビリテーション病棟を退院する患者の多くは，少なからず心身になんらかの障害を残したままの状態で退院する．社会資源をどう利用するかは，前述の通り，障害の種類，程度だけでなく，発症前のその人の生き方や価値観，家族関係のあり方などに左右される．回復期リハビリテーション病棟ですべてが完結するわけではなく，入院中に十分な対応ができなかった部分や今後も気にかけておかなければならないところは，次のステージへの引き継ぎが重要である．

地域でその患者・家族に新たに関わる関係機関には，入院中の様子が把握できるように十分な情報提供を行い，必要があれば直接口頭で伝えるような姿勢が大切である．地域で患者を引き続き支えていくために，お互いに顔の見える（face to face）関係作りが重要である．退院後の在宅生活でADLなどの低下をきたさないように，関連機関との情報交換を行い，適宜フォローアップできる体制作りを進めていく．退院後しばらくは，外来，訪問，通所リハを利用して様子をみていくことが望ましい．

(1) 退院後のリハビリテーション資源
① 外来リハビリテーション（医療保険）

医療保険下で，入院リハに引き続いて行われるリハサービスである．障害の状況に合わせて，理学療法，作業療法，言語聴覚療法のどれか，あるいは複数を組み合わせて実施する．若年で，職業復帰を果たしながら麻痺やADLの回復を目指す，あるいは高次脳機能障害があるが本人が入院リハにストレスを強く感じるなどの場合，早期に外来リハに切り替えることが有効な場合がある．見守り歩行が可能になった時点で自宅退院し，外来リハにて自立に至る例も少なくない．長期的な改善が見込まれる失語症をはじめとする高次脳機能障害に対するリハは，積極的に外来を継続すべきである．また医師の診察のもと，麻痺のある患者への痙縮や装具への対応，嚥下障害に対する評価なども行われている．

なお，平成26年度診療報酬改定では疾患別リハビリテーションの標準算定日数を超えて月13単位までは外来リハビリテーションを医療保険で継続できるしくみが廃止される予定である．制度

の動きには留意する必要がある．

②**訪問リハビリテーション（医療保険・介護保険）**

通院が難しい状態の患者に対し，退院後の生活におけるさまざまな環境設定を行い，ADLやIADLの自宅内での定着，家族への介護指導の継続など，短期的なかかわりから長期的な生活期リハまで幅広く対応可能である．中等度から重度の場合，精神的なサポートも含めて退院後の在宅生活にソフトランディングするための重要な役割を果たす．平成23年度の診療報酬では，介護保険のリハを一度活用した場合は，医療保険のリハを提供してはいけないことになった．つまり，退院後介護保険の訪問リハを選択した場合は，その後必要性を感じても外来リハを利用することは制度上できない．理解したうえでの選択や提案が必要である（なお言語聴覚士（ST）については，地域のサービスが少ないとの考え方から，理学療法士（PT），作業療法士（OT）の訪問リハと外来言語聴覚療法の併用は認められている．また地域によっては訪問看護ステーションからの介護保険によるPT，OTの派遣は認められることがある．これらの情報はその時の診療報酬の状況に合わせて判断してほしい）

③**通所リハビリテーション（介護保険）**

施設によって時間別，内容別などさまざまな形態のサービスがあり，対象者も一様でない．多くは，運動療法を中心とした身体機能の維持や人とのかかわりや，活動による精神機能の賦活を目的としている．少人数のグループに分かれて，同じようなリハプログラムを実施する場合が多く，患者同士の交流の場としての意義もある．送迎付きの長時間コースにおいては，家族にとってつかの間のレスパイト・ケアとしても活用されており，介護からも開放される時間となる．セラピストが配置されており，個別リハも実施される（なお言語療法については，地域のサービスが少ないとの考え方から，通所リハと外来言語療法の併用は認められている．また地域によっては，介護保険の訪問リハは外出困難な患者，通所リハは外出可能な患者を対象とするとの理由から併用できない場合もある．これらの情報はその時の診療報酬の状況に合わせて判断してほしい）．

(2) 知っておくとよい地域の相談窓口

①**地域包括支援センター**

地域に根ざした中核的な相談窓口として，各中学校地区に1カ所程度設置され，地域住民の保健医療の向上，福祉の増進の包括的支援を目的に「総合的な相談窓口機能」「介護予防マネジメント」「包括的・継続的なマネジメント」を行う．介護サービス以外のさまざまな生活支援も行っており，地域のことはまずここに聞くとよい．保健師，社会福祉士，主任介護支援専門員などが配置されている．

②**区市町村役場**

介護保険課，障害福祉課，高齢者福祉課，総合相談窓口，国民健康保険課，生活保護課，保健所などがある．地方自治体により名称は異なる．

③**居宅介護支援事業所**

介護保険のケアマネジャーが所属する事業所の名称．

(3) 介護保険

回復期リハビリテーション病棟で最も多く利用する退院後のサービスである．たくさんの参考図書があるので，ここでは簡単に概要のみ触れておく．セラピストは1冊は介護保険に関する本を読み，概要を理解しておく必要がある．

①**対象者**

40歳以上の国民が加入し，65歳以上を第1号被保険者，40〜64歳を第2号被保険者と呼ぶ．

②**申請から要介護認定まで**

介護保険のサービス利用にあたっては，「要介護認定」を受け，要支援1〜要介護5までの7段階の認定を受ける必要がある．「要介護認定」を受けられるのは，第1号被保険者と，介護保険が認めた病名（特定疾患）によって介護が必要となっ

た第2号被保険者に限られる．第2号被保険者で交通外傷やギランバレー症候群，転倒による頸髄損傷などは，要介護認定は受けられないので注意が必要である．

申請は，介護保険課または地域包括支援センターで行う．介護認定調査と主治医意見書の作成が行われ，介護認定審査会が開催され，申請から1カ月で要介護認定の結果が通知される．介護保険サービスは申請日にさかのぼって利用可能だが，実際のサービス利用開始には注意が必要なので，ケアマネジャーとよく相談する．

③ 在宅系サービス

在宅系サービスには，訪問介護，訪問看護，訪問入浴，訪問リハ（前述），通所介護（デイサービス），通所リハ（デイケア），短期入所介護（ショートステイ），福祉用具の貸与・購入，住宅改修，地域密着型サービスとして夜間対応型訪問介護，小規模多機能型居宅介護などがある．

④ 施設系サービス

介護保険を利用する施設には，介護老人保健施設，介護老人福祉施設（元特別養護老人ホーム），介護療養型医療施設がある．要介護1以上の認定を受けている方のみが利用できる．回復期から利用することが多い介護老人保健施設とは，生活リハを実施する中間施設で，施設によって特徴は異なるが，6カ月程度の入所期間で在宅を目指したり，次の療養先を探す時間を持つために利用する．

(4) 身体障害者手帳

① 対象

身体障害者福祉法に基づき，国が定めた障害程度に該当すると認定された方に対して交付されるものであり，各種の福祉サービスを受けるために必要となるもの．

② 手帳の交付対象となる障害名

視覚障害，聴覚障害，平衡機能障害，音声・言語機能障害，そしゃく機能障害，肢体不自由，心臓機能障害，じん臓機能障害，呼吸器機能障害，ぼうこう直腸機能障害，小腸機能障害，免疫機能障害，肝臓機能障害がある．

③ 障害等級

1～6級．

④ 申請の流れ

指定医療機関で指定医が所定の診断書・意見書を記載し，区市町村窓口にて申請する．「永続する障害」であることが必要なため，脳卒中患者は一般的に，発病から3～6カ月経過していることが求められる．

⑤ サービス

障害名，等級，区市町村によって異なるので，詳細は区市町村に問い合わせが必要である．一般的には，医療費助成制度，手当，障害者総合福祉法（居宅介護，重度訪問介護，行動援護，療養介護，生活介護，児童デイサービス，短期入所，重度障害者等包括支援，共同生活介護，施設入所支援，自立訓練，就労移行支援，就労継続支援および共同生活援助など），住宅整備改善費，交通機関の割引，税制の優遇措置，各種料金割引などがある．

⑥ 留意点

介護保険を利用できないが介護が必要な患者に対して，障害者自立支援法を利用する場合，身体障害者手帳を発病から3カ月以降に申請しても，身障手帳が交付されるのにさらに1カ月以上はかかるため，早めの着手や相談が必要である．

(5) 精神保健福祉手帳

① 対象

精神障害のため，長期にわたり日常生活または社会生活への制約がある方．

② 障害等級

1～3級．

③ 申請方法

区市町村の担当窓口に医師の診断書を含めた書類を提出する．更新は2年ごとで，有効期限の3カ月前から申請可能．

④ サービス

税制の優遇措置，交通運賃の割引，生活保護の障害者加算，都営住宅優先入居，各種料金割引，障害者自立支援法（居宅介護，重度訪問介護，行動援護，療養介護，生活介護，児童デイサービス，短期入所，重度障害者等包括支援，共同生活介護，施設入所支援，自立訓練，就労移行支援，就労継続支援および共同生活援助など）

⑤ 高次脳機能障害を持つ方のサービス利用について

高次脳機能障害は身体障害者手帳の障害名にないため，身体障害がなく高次脳機能障害だけを持つ患者が障害者総合福祉法を利用する方法が精神保健福祉手帳の取得である．発病から半年経過してからの申請となるため，退院直後に間に合わせることは難しい．また手帳の名称の持つ偏見への配慮も必要で，現状では，できるかぎり身体障害者手帳の取得を検討し，どうしても無理な場合，あるいは使いたいサービスがある時に，慎重に精神保健福祉手帳の存在を説明することが多い．

(6) その他入所系

① 有料老人ホーム

老人福祉法に規定された高齢者向けの生活施設のこと．民間企業が経営している施設が多く，料金設定もさまざま（数百万円～数千万円）である．介護保険の適用の有無，介護サービスの内容に応じて，「介護付き」「住宅型」「健康型」の3つのタイプがある．介護付きでは，24時間看護師常駐，経管栄養の対応可能な施設も出てきている．

② サービス付き高齢者向け住宅

国土交通省・厚生労働省の共管制度として創設された制度で，「高齢者の居住の安定を確保することを目的に，バリアフリー構造等を有し，介護・医療と連携し高齢者を支援するサービスを提供する住宅」を都道府県知事へ登録したものをサービス付き高齢者向け住宅という．サービス付き高齢者向け住宅は，床面積の規定，トイレ・洗面設備の設置，バリアフリーであること，少なくとも安否確認・生活相談サービスを提供することが登録基準となっている．行政の指導監督は入るが，新しい制度であり，設備や運営についてはまちまちなので慎重に検討してからの利用を勧める．

(7) 就労支援・雇用促進

① 地域障害者職業センター

独立行政法人高齢・障害者雇用支援機構が設置・運営する障害者職業センターで，全国47都道府県に設置され，公共職業安定所と連携しながら，職業相談，就職支援，職場適応（ジョブコーチ派遣など）の職業リハを行う．

② 就労支援センター（各区市町村に設置）

平成21～24年度の障害者雇用対策基本方針に基づき，障害者の就労支援を強化するために，各区市町村に設置が促進されている就労の相談窓口．今後は，就労支援センターが地域の一番の窓口となっていくことが予想される．相談のレベルはセンターによってまちまちなので，連携を作り上げていく姿勢が必要である．

③ ハローワーク

ハローワークには障害者窓口があり，必要に応じて地域障害者職業センターなどとの連携や各種助成金の案内，事業主に対しての助言を行いつつ，就職を希望する障害者の求職登録を行う．専門の職員・職業相談員が職業相談，職業紹介，職場適応指導を実施している．また求人者・求職者による「就職面接会」も定期的に開催されている．

5 ソーシャルワーカーの業務の理解と協働

患者・家族の生活背景の理解と社会資源については，ソーシャルワーカーの専門領域であるとの認知がリハ領域ではひろがっている．セラピストが患者・家族像を理解し，自らが行っているリハが患者・家族の役に立ち，退院後の生活につながっ

ていくために，ソーシャルワーカーとの協働は重要である．平成25年現在，ソーシャルワーカーは一部を除き診療報酬化されておらず，病院配置の人数によって行える業務は病院により大きく異なる．それぞれの病院の実情に合わせて上手に協働する方法を見い出してほしい．以下，ソーシャルワーク業務の内容と効果的な協働を図るポイントを説明する．

1．ソーシャルワーク業務の特徴
(1) 相談援助であること
ソーシャルワーカーは，大きく分けると①相談援助，②社会資源の活用の2つを武器に，生活上の困難を抱えた患者・家族に対して援助を行う．ソーシャルワーカーの業務の中心である「相談援助」とは，相談者と援助関係を構築し，相談内容の守秘をし，面接技術を用いて，相談者が相談を通して問題解決の糸口を見い出すための業務である．このことから，患者・家族は，ソーシャルワーカーを相談相手として認識し，自分の相談に役立つと実感した場合にプライバシーを語る．

例えば，ソーシャルワーカーは入院時に，退院後に自宅退院を考えているか？ を聞くことがある．これはセラピストが聞く場合とは患者・家族にとって意味が違う．患者がソーシャルワーカーを相談者として認識し，またソーシャルワーカーはそれを入院の今の時期に聞くことの意味を患者・家族に伝え，相談が必要なら，という前提で聞いている．そして，患者・家族が経験している病気の状況を理解し，聞き方に配慮する．時期尚早と判断すればチームが望んでも聞かない決断をすることもある．そして，患者・家族の発言を言葉通りに受けとるのではなく，さまざまな情報と統合し，どのような意味かをアセスメントし，そのアセスメントをチームに伝えることができる．

(2) 利用者の利益の最優先
ソーシャルワーカーは，業務の遂行に際して，利用者の利益を最優先に考える．

(3) 個別性の尊重
ソーシャルワーカーは，個人・家族・集団・地域・社会の文化的差異や多様性を尊重することを倫理綱領として遵守する．一つとして同じ個人・家族はない，と考え，その個別性をアセスメントし，個別性が何から生まれているのか，その根拠を心理社会的背景からアセスメントすることを業務としている．

(4) 自己決定の尊重と意思決定能力への対応
ソーシャルワーカーは，利用者の自己決定を尊重し，利用者がその権利を十分に理解し，行使していけるように援助する．またソーシャルワーカーは，意思決定能力の不十分な利用者に対して，常に最善の方法を用いて利益と権利を擁護する．

2．セラピストとソーシャルワーカーの協働のポイント
(1) 患者の回復
患者・家族が病状や残存する障害を受けとめ，かつ退院先を決定していく要因には，ADLの回復，家族の気持ちや人的資源，経済状況，利用できるサービスなどがあるが，最も大きな影響を与えるのは患者の回復状況である．

患者・家族は「退院するため」にではなく「リハをして機能障害を治したい」から入院してきている．早く退院したい患者・家族もいるが，多くは時間がかかっても少しでもよくなって退院したいと望む．セラピストの立場としては，早い時期に正確に退院時の状態を予測し，家族に伝え，家族が状況を受け入れ，可能なかぎり短期間で回復期の目標を達成し，退院先が決定され，早期の自宅退院を目指す．しかし，回復期リハビリテーション病棟入院時に，退院時の到達レベルを的確に予測することはたいへん難しい．患者・家族も入院直後に退院時の到達レベルをすぐに受け入れられるか，個別性の分かれるところである．

入院時から軽症な患者は，在宅復帰の確実性は高く，職業復帰や退院後のサービス調整が課題となる．中重度の場合，ADL が自立するのか，見守りや介助が必要となるのかといった判断を行うことが必要である．患者の中には意識障害が顕著であるなど，入院時の予測が困難な患者も存在する．なるべく正確な予後を伝えるために少し時間を置くことや，予測される回復の幅（最も良くなった場合～良くならなかった場合）を伝えることが必要になる場合もある．

　患者の回復をめぐる，患者・家族の希望とセラピストの評価の間のギャップを埋めて，同じ目標に向かうためには，患者・家族がどの程度を希望しているか，セラピストの予後予測とのギャップがどの程度あるか，ギャップが生じた場合，どのような心理的反応を起こすかを理解しておく必要がある．これらは，リハに対する希望（主訴），もともとの生活スタイルと現在のギャップ，性格，対処能力や対処の特徴，背負っている役割などの生活背景からアセスメントすることができる．患者・家族の生活背景の個別性によって，早期に伝えて自ら問題解決に着手できるよう対応するほうが望ましい場合と，あえて予後予測については触れず，1 カ月は信頼関係作りに時間をかけるほうが望ましい場合，入院から 1 カ月程度経過して意識障害や通過症状群が軽快しより正確な予後が見通せるようになった時点で，患者・家族に伝えるほうが受け入れやすい場合など，対応を変えることが可能となる．また医師から儀式的に説明すべき時と，セラピストから説明するほうが受け入れやすい時とがある．

　ソーシャルワーカーとは，患者・家族の回復への希望や生活背景をディスカッションし，どの時期にどのような説明をすることが最も患者・家族支援につながるかを話し合うことができる．そして患者・家族の状況に合わせ，タイムリーに予後予測を伝える準備をしておくのがセラピストの役割である．

(2) ADL の介助量

　ADL の重症度が患者・家族の病気の受けとめと退院先の決定に大きく関与することは，セラピストは誰もが痛感しているであろう．ADL の自立度が高いほど，自宅退院は容易であるといえる．同時に，ADL だけが退院先を決定する因子でないことを感じることも多い．ADL に関しては，主訴はもとより，患者・家族の生活様式，生活様式の変化に対する準備があるかどうか，介護に対する心理的な抵抗の程度などによってアセスメントができる．

　退院先をたずねられた時，「トイレさえ自立できれば，自宅に退院したい」と答える家族は多い．排泄の介助は，家族にとっても患者本人にとっても，身体的・精神的に負担が大きく，排泄自立は，在宅復帰のための重大な指標である．昼夜ともに自立できるに越したことはないが，昼間だけでもトイレで排泄できれば，夜間はオムツを使用するというような形態で退院につながることもある．夜間の排泄介助の負担は大きく，家族の介護疲れから在宅生活が継続できなくなる理由の一つにもなる．排泄動作は自立できることが望ましいが，介助によりトイレでの排泄が可能になることで，自宅退院が可能になることもある．見守りでも，介助でも，トイレまで移動できることの意味は大きい．

　さらに重度の患者の自宅退院を可能にする要因が，経口摂取である．「口から食べられるようになれば，家につれて帰る」というケースも多い．経管栄養を継続しながら在宅生活を続ける患者もいるが，家族が熱心で介護力が高い場合である．経口摂取が可能になることの意義は，患者の生きがいになるだけでなく，家族の「ともに生きる気持ち」や介護負担感の軽減につながる．

　比較的良好なレベルに改善した患者の場合，次の基準は留守番が可能かどうかである．配偶者や

子どもなどの同居の家族が，職業を継続しなければならない状況にあれば，日中一人で過ごせるかどうかが自宅退院の鍵となる．一人でトイレにいき用を足せること，昼食は用意しておいてもらうにしても一人で食べられること，10時間程度の時間を一人で過ごすためには，何かあった場合の緊急の連絡をとることが可能であることなどが条件となる．妻がパートで近所に出かけ，昼休みは戻ってこられるような環境では，数時間を一人で過ごすことができれば自宅退院できるということもある．介護保険サービスで訪問看護や訪問介護，訪問リハなどを組み合わせることにより，介助力の不足を補える例も増えている．

もともと一人暮らしであった患者が，独居に戻れるかどうかは，ADLだけでは不十分であり，金銭管理，火の始末，買い物や食事の支度などIADLまで可能になることが求められる．こちらも最近では，多少不安があっても在宅サービスを用い，地域の保健師，民生委員，ボランティア，町内会の知り合いなどの力を総合して，在宅復帰につながるケースもある．患者・家族の自宅退院を可能にするポイントの個別性と，社会資源をどのように結びつけるとよいかについても，ソーシャルワーカーとの協働のポイントである．

(3) 家族状況

なんとしてもつれて帰りたいという気持ちが家族の中にあり，さらに介護にあたれる家族が複数いる環境がある場合，自宅への退院は容易に患者・家族と共有できる．どんなに連れて帰りたい気持ちがあっても，介護力と介助量を考えた時に在宅生活の継続が困難であれば，患者・家族もスタッフも悩むことになる．若干無謀な在宅生活のイメージを家族が提案すると「楽観的すぎる，病状を理解していないのでは，患者が退院後にリスクの高い状況での生活となる，サービスを24時間使わないと在宅は困難」などの評価をスタッフが下すこともある．この時に重要な患者・家族像

の理解として，患者・家族の意思決定能力，対処能力，問題解決能力などがある．過去に介護の経験があったり，介助指導をしてみるととても手際がよく，一般的な判断ではなく，この家族なら家族の判断に任せてよいのではないかとか，施設見学に行き家族がショックを受けたり，経済的にケア的に施設を決められず，どうしても一度はリスクを覚悟で自宅退院を選択せざるを得ないというような個別性の高いアセスメントが求められる．一昔前に比較し介護保険サービスが普及し始めたことにより，以前であればとても在宅で生活できなかった介助量の多い患者が，サービスを駆使して自宅退院できる例が増えてきている．日中の介護者の有無でADL自立度の必要度は変わる．が，短時間安全にすごせるなど小さな目標の達成が自立退院の可能性をひろげる．

家族状況とADLの状態は，回復期リハビリテーション病棟入院中変化し続けながら，徐々に落ちつくべき方向へと定まっていく．セラピストは最大限のADLの回復を促すとともに，家族の状況や気持ちを測りながら，適切なサポートをしつつ，適切な時期に退院先を決定できるスキルを身につけ，可能なかぎり自宅退院を目指していくことが望まれる．そしてソーシャルワーカーをはじめとする他職種との連携を欠かさない．

(4) 家族の変化

突然の発症に，うろたえ，受けとめられない家族は多い．気持ちが動転し，あわただしく夢中で急性期病院を過ごし，回復期リハビリテーション病棟へ転院する頃には，我を取り戻し落ちついて考えられるようになっている家族もいるが，いまだ受け入れられない気持ちが続いていることも少なくない．

回復期リハビリテーション病棟入院時に，退院後の生活まで考えることができず，「とても引きとれない」「私には介護は無理」と発言する家族もある．経験の浅いセラピストはこうした家族の発

言に引きずられ，退院先を施設入所のみに想定してしまうことがある．しかし，家族は，時に変化するものである．リハは患者本人だけでなく，家族にも回復をもたらすことがある．患者が努力してリハに取り組んでいる姿や，日々少しずつ改善していく様子をみて，家族の気持ちが変わっていくことを経験するのはまれではない．他の患者・家族の話を聞く，地域の障害者の会に参加してみるなどがきっかけとなり，気持ちが変化していくこともある．家族として障害を受け入れ，一緒に生きていこうと思えるようになることがあるのである．

患者の改善だけでなく，家族も変わる可能性を持っていることを心にとめながらリハをすすめ，退院先を検討していかなければならない．この場合も，家族の発言がどの程度の情報をもとに，どの程度の重みを持って発声されているかをアセスメントし理解する必要がある．深く考えて決定事項としての返事を必要とする場合は，アポイントメントなしにたまたま見かけた時に立ち話で聞くのでは不十分で，きちんと医師などの同席の場面を作り，それまでに考える時間を準備し，厳粛な雰囲気で対峙することが必要な場合もある．入院時から意見が一貫していて，このような場面を必要としない家族や，むしろ忙しくてあまり呼び出されないほうが喜ばしい家族もいる．どのような家族関係で，どのような生活スタイルでいるのかなどからアセスメントができる．この点もソーシャルワーカーと情報交換を密にしていきたい．

(5) 経済的背景

介護力が不十分であっても，経済的に人員を雇うなどして，患者を引きとることができるなど，経済力が退院先に影響を与えることがある．逆に施設入所費用が負担できず，厳しい状況ではあるが，患者を自宅に引きとるという場合もある．

この点もソーシャルワーカーとの協業のポイントである．

(6) 社会資源の利用

回復期リハビリテーション病棟に入院している患者が退院を迎えるにあたり，社会資源の利用は退院後の生活をサポートするうえで重要であり，入院中の不安軽減や退院後の生活再構築のため，多角的に駆使することが大切である．その際，患者の生活背景をよく理解しておくこともたいへん重要である．

例えば，「独居生活者であるため，身辺介護が必要であり，介護保険を利用してヘルパーを使おうとした」場合，「今までなぜ独居生活をしてきたのか，なぜ協力者がいないのか」を考えてみるべきである．安直にヘルパーの利用を提案しても，必ずしも受け入れられるわけではない．拒否する理由はさまざまであるが，配偶者に先立たれた患者が，配偶者との生活を大切にしており，他人を家に入れることをかたくなに拒むケースなどはよく遭遇する．患者のこれまでの生きてきた背景や思いを理解しておくことが重要なのである．また「自宅での入浴が困難でデイサービスの利用」を促しても望まない患者もいる．若くして障害を呈し，自分より高齢の利用者と，デイサービスで一日の大半を生活することは苦痛で耐えられないと感じているかもしれない．病前の地位が高く，デイサービスの内容を受け入れられない場合もある．こうした拒否の理由を理解し，少しでも気持ちに配慮した応対をすることで，気持ちがやわらぎサービスを受け入れられることもある．

このように生活背景，社会背景を理解した社会資源の提案が患者を真に支えるサポートになり，効力を発揮する．ソーシャルワーカーと連携したいポイントである．

6 おわりに

患者・家族を理解するための生活背景について，およびよりよい退院につなげるための社会資源の

利用について，ソーシャルワーカーとセラピストがどのように協業すべきであるか，という観点から本章をまとめた．真の連携とは，それぞれの職種の持つ高い専門性の上に成り立つべきものである．セラピストは自分たちの仕事をより精度の高いものにするためにも，患者・家族の相談業務を専門とするソーシャルワーカーからの情報を上手に入手し，あるいは適切な時期に適切に情報交換や相談を行い，患者にとってよりよい状況を導き出せるよう，努力すべきである．

第9章

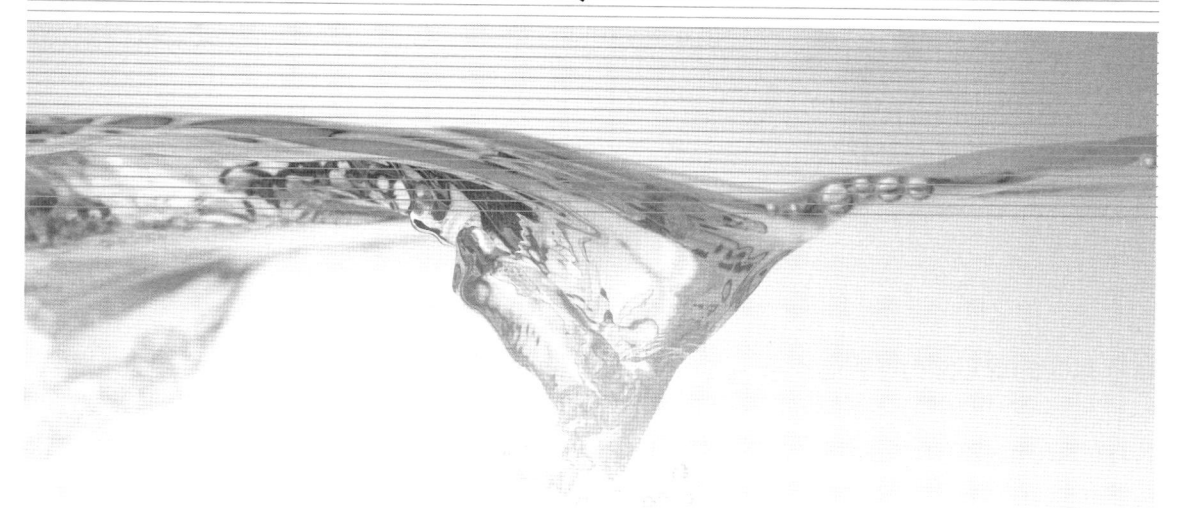

ADLの予後予測

9 ADLの予後予測

森田秋子
鵜飼リハビリテーション病院,言語聴覚士

1 基盤的認知能力を評価する

　われわれは患者の状態を把握するために,なんらかの評価バッテリーを用いて評価を行う.検査をして結果を得ることで患者を理解した気持ちになるが,そこで得られた数値が本当に測りたいと思ったものを測れたのかどうかは,実は簡単ではない問題である.検査の結果得られたものは,その評価バッテリーのフィルターを通した数値であり,必ずしも測りたかったものを反映していないことがある.わかりやすい例を示す.

　MMSE検査は,簡易に用いることができる知能検査として有名であるが,言語で尋ねる質問が中心となっているために,失語症がある患者の場合,この検査を用いて導き出した数値は言語機能の障害の影響を受けた数値であり,必ずしも知能(記憶,注意など)を評価してはいない.

　レーブン色彩マトリックス検査(RCPM)は,視覚認知能力を用い空間的推理能力や構成能力を評価することで,知的機能に関連のある能力を評価できる評価バッテリーであり,失語症患者の知能を測る目的でよく用いられる.しかし,空間的推理能力などの計測が中心になることから,高得点を示す患者の中に重度の発動性低下や顕著な遂行機能障害を認め,ADLが重度に障害されている患者が存在する.逆に,周囲に十分に配慮し計画的に身の回りの動作が可能な患者でも,構成障害などの影響で結果が低得点である場合がある.したがって,RCPMが失語症患者の知能を計測できる評価であると一概にはいえない.

　筆者は長年の臨床経験を通じ,「脳損傷患者のADLに影響を与える高次脳機能障害は何なのか」を考え続けてきた.職業復帰や拡大ADLとなると,高次脳機能障害が阻害因子となることはほぼ間違いがないが,在宅復帰の可能性を拡大する屋内のADL自立レベルであれば,高次脳機能障害が残存しても可能になる症例を数多く経験した.一方,改善できない患者もまた多数経験した.運動機能がほぼ同程度であっても,歩行やADLの到達レベルが異なる.その違いは何か.

　ADL自立に影響を与える高次脳機能障害は,危険なく行動を制御できる注意機能,環境や練習内容などを捉えられる記憶力,適切な行動を選択できる病識・判断力などであるといえるのではないか.これらの能力は,山鳥[1]がいうところの基盤的認知能力と重なる部分が多い.MMSEはすぐれた知能検査であり,言語機能が保たれている患者であれば,MMSEで測定した得点は,この基盤的認知能力を計測できることが多い.

　一方,言語機能に障害のある失語症患者の基盤的認知能力の評価は実に難しい.どのような患者

であっても共通して用いることのできる認知機能の評価バッテリーはないかという臨床的ニーズから，行動から認知機能を評価することを目的とした「認知・行動チェックリスト」の開発を試みた（第3章参照）．本チェックリストはまだまだ開発途中であるが，患者の行動を観察することの中から，高次脳機能障害の問題点を見つけようとする試みは，①アプローチの手がかりを得る，②検査上，見逃しやすい障害を発見できる，③他職種連携のツールとなるなどの観点から有用であると考えている．

2 ADLの予後予測に関する先行研究

予後に関する研究には，生命予後，ADL予後，QOL予後などを解明しようとするものがあるが，回復期では何といってもADLの予後が重要である．回復期リハビリテーション病棟入院時に，退院時のADLを予測することの重要性は高い．しかし，容易ではない．脳血管障害後のADLの予後予測に関しては多数の研究[2)3)]があるが，対象患者の疾患，発症からの時期，機能値を計測するために用いた評価，統計手法などが研究ごとに異なるため結果を比較することは難しい．特に高次脳機能障害がADLに与える影響については，抽出する因子，計測する評価バッテリーなどにより結果が大きく異なってしまうので，影響が解明されたとは言いにくいのが現状である．

一方，明らかになっていることもある．年齢と初期の運動・認知機能の重症度がADLの予後に影響を与えることは，先行研究[4)]においてほぼ一致している．特に年齢の影響は明らかであり，これを否定する結果は報告されていない．また初期の運動機能の重症度が重度であるほど，予後が不良であるという結果もほぼ間違いなさそうである．高次脳機能障害については注意を要する．個別の高次脳機能障害を取り出して検討しているものの，MMSEの得点など包括的な認知能力の重症度を扱っているものなど，高次脳機能の扱い方が研究によりさまざまであり，結果も一様ではない．いわゆる知能（非失語症患者についてMMSEの得点で計測した値など）は，ADLに負に影響すると考えてよさそうである．しかし，個別の高次脳機能障害についてみると，結果は一律でない．失語症がADLに影響か否かは，与えるとする結果と与えないとする結果が混在している．また左半側空間無視（以下，USN）に関しては，影響を与えるとする報告が圧倒的に多いが[5)6)]，中には負の影響を与えないとする報告[7)]もある．

重度失語症患者は軽度失語症患者に比較して病巣が大きく，認知機能が低下している確立も高いことから，失語症の重症度と認知機能の重症度は一見関連があるようにみえる．しかし，失語症が重度であっても認知機能が良好で，ADLの予後が良好だった患者が存在する．長期的にみれば，失語症あるいは失語症の重症度はADLに影響を与えない．ADLに影響を与えるのは，おそらくは基盤的認知能力であろう．筆者ら[8)]のデータでは，回復期リハビリテーション病棟に入院した失語症患者の機能値を分析した結果，失語症患者のBIに体幹下肢運動年齢で測定した運動機能と，RCPMで測定した知的機能（に関連のある数値）は影響を与えたが，失語症の重症度（SLTA：標準失語症検査得点）は関与しなかった．前述したように，RCPMが必ずしも知的レベルを評価できない患者が存在し，その点に限界があったが，失語症が重度であってもADLは自立できる可能性があることを明らかにすることはできた．

さて，もう一方のUSNである．USNは多くの人がADLに負に影響すると感じ，一般常識となっているため，この結果をくつがえすのは難しい．しかし，USNがあるから予後不良と考えるのはあまりにも短絡的であり，特に回復期でそのような思い込みを持つことは臨床のマイナスにしか

ならない.

　USNはまず評価が難しい.どの評価バッテリーを用いたのかによって,USNの有無はまったく異なる.軽度USNを見落とせばUSNは予後不良となる.しかし軽度USNを見落とすことは社会復帰においては重大な危険をはらみ,見逃してはならない.またADLに悪影響を与えているのがUSNなのか,その他の右半球損傷により生じる高次脳機能障害なのかという点をもっと慎重に考えられなければならない.Pederson[7]は,左USNはADLの予後に影響を与えなかったという結果を報告しており,負の影響を与えるのは左USNではなく病態否認である可能性を示唆している.この結果はきわめて重要である.左USNのある患者は,注意障害をはじめ,病態否認,ボディイメージ障害,運動維持困難などの行動に影響を与える可能性がある症状を重複していることが多い.今後は,それらの影響を個別にみていく研究が必要になる.そうした結果が明らかになってはじめてADLに与える真の要因が解明できる.

　筆者[9]は,入院時に認められた左USNは入院3カ月時と6カ月時のADLには負に影響したが,9カ月時には影響を与えなかった結果を報告した.われわれの結果から,入院時に左USNを認めても,その後注意や病識が改善した症例ではUSN事体が軽症化し,ADLレベルであれば長期的には影響を与えないと考えた.小林[10]は,脳血管障害患者のADLの回復期間に着目し,回復が入院3カ月以内に終了する早期回復群と6カ月時まで継続する長期回復群を判別する要因の1つが,USNの有無であったことを報告している.このことは,USNがあることが回復を長期化させることを示している.USNが発症早期にADLに負に影響することは間違いなさそうである.しかし,長期的に改善できる患者がかなりいる.入院初期にUSNを認めても改善が見込める患者群の特徴を理解し,粘り強い長期的なリハビリテーション

(以下,リハ)が必要である.

3 機能の回復

　ここでは,データをみながら発症早期の運動機能と認知機能の回復を考えたい.第2章で示された二木[11]による運動麻痺の回復データは,今なお有用な知見である.今後のニューロリハの進歩によって運動麻痺への新しい治療が確立すれば,数値が塗り替えられる可能性は否定できないが,現状で麻痺の重症度の回復の目安となる.発症初期に重度の麻痺を呈した場合,中等度程度のゴールにとどまることが予測される.また運動麻痺が発症早期に大きく改善し,その後ゆるやかになり,3〜4カ月程度で回復が終了するという結果が示されている.

　次に失語症の回復データを示す.**図1**は筆者[12]のデータであり,回復期リハビリテーション病棟に入院した失語症患者59名の失語症重症度の推移である(太線が平均).重度患者が多いことがわかるが,一様に回復を示している.続いて,失語症の長期的な経過に関するデータを示す.佐野[13]は,失語症患者の長期的予後を示し,前方,後方に限局した病変の患者では1年程度の回復期間を

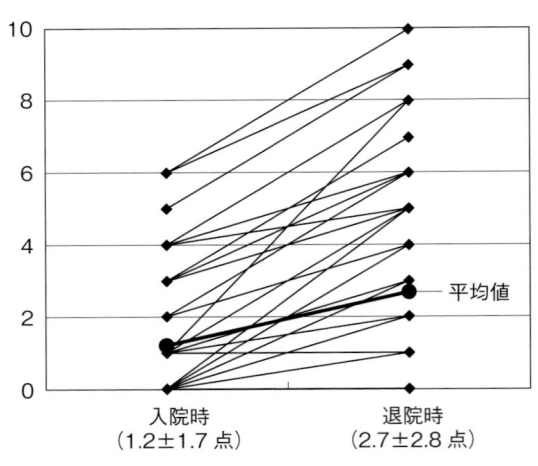

図1　入院時と退院時のSLTA
入院時(1.2±1.7点)　退院時(2.7±2.8点)

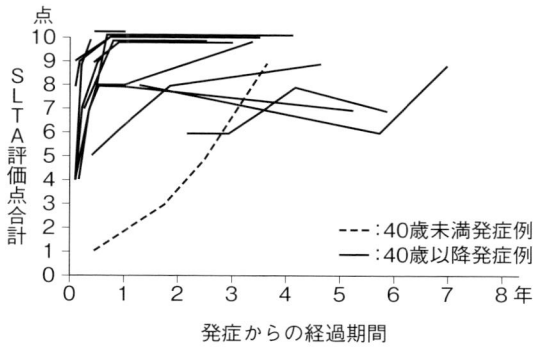

図2-1 失語群の回復—前方病変
（佐野洋子，他：失語症状の病巣別回復経過の検討．失語症研究 20：311-318，2000）

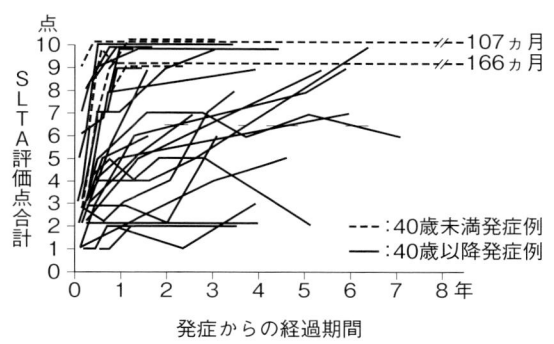

図2-2 失語群の回復—後方病変
（佐野洋子，他：失語症状の病巣別回復経過の検討．失語症研究 20：311-318，2000）

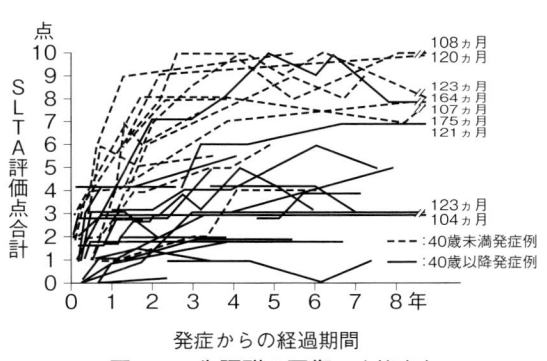

図2-3 失語群の回復—広範病変
（佐野洋子，他：失語症状の病巣別回復経過の検討．失語症研究 20：311-318，2000）

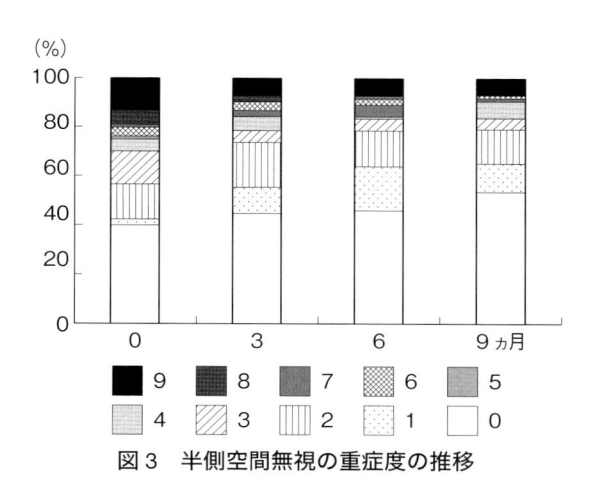

図3 半側空間無視の重症度の推移

にわたってなだらかに継続した回復を示す患者が多く存在することを示した（**図2-1〜2-3**）．

次に筆者ら[9]のデータより，右半球損傷患者のUSNの重症度の推移を示す（**図3**）．対象は回復期リハビリテーション病棟に入院した脳卒中右半球損傷患者83名，線分二等分検査（0.7〜2.2 cm 1点，2.3〜3.7 cm 2点，3.8 cm〜3点），線分抹消検査（1〜2本残す1点，3〜6本2点，7本以上3点），ダブルデイジーの模写検査（左側の一部を残す1点，右枝の左側を残す2点）の3検査から最重度を9点とし，所見なしを0点とし評価した．入院時USNは6割程度の患者に認められたが，最終評価時では4割程度に減少していた．この数値は机上検査の結果であり，机上で所見が消えても軽症な無視が残存している可能性は否定できない．しかし，全体に軽症化しており，無視が改善していることを示している．

USNとMMSEの関係をみるために，MMSEが入院時から24点以上のMMSE良好群，入院時は23点以下であったが退院時24点以上になったMMSE改善群，入院時退院時とも23点以下のMMSE低下群に分け，それぞれの群のUSNの重症度の推移を調べた[14]．3群のUSNの重症度は，良好群，改善群では明らかに軽症化する傾向を示したが，低下群では重度の無視が残存する傾向を

示す患者が多いが，中には数年の回復を示す患者が存在すること，さらに広範病変例では2〜3年

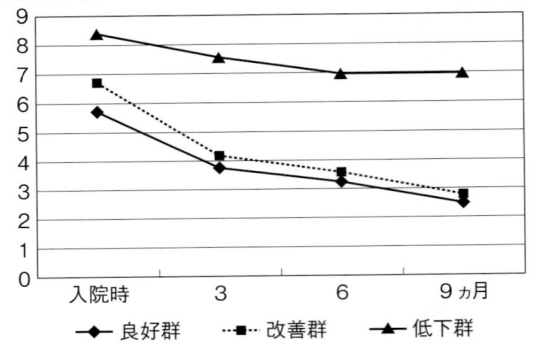

図4 MMSEの得点別の半側空間無視重症度の推移

示した（**図4**）．注意や病識などの基盤的認知能力の改善がMMSEに反映し，無視の軽症化につながった可能性がある．

高次脳機能障害の回復については，まだまだ明らかになっていないことが多いが，運動麻痺などの神経系の障害に比較して，失語症を含む高次脳機能障害の回復期間がより長期にわたることは，最近は広く理解されるようになってきている．また高次脳機能障害の回復に関するデータ報告も，まだまだ不十分である．この背景には，高次脳機能障害を評価する検査の標準化に時間がかかったことや，言語，視覚認知など個別の障害を持つ患者に対して，一律の検査を実施して，有効な数値を得ることには限界があるなどの理由が考えられる．しかし今後は，この領域に興味を持つ研究者らにより報告が増えてくることが期待される．

4 高次脳機能障害とADL（左半球損傷，失語症患者の場合）

ここでは，左半球損傷による失語症患者のADLについて，筆者[8]のデータを示す．**図5**は回復期リハビリテーション病棟退院時の失語症患者80名の運動機能（体幹下肢運動年齢，0～72カ月）とBIの相関図である．第3章で示した「認知・行動チェックリスト」（0～72点）の得点から，認知機能を軽度（46点以上），中等度（21点～45点），重度（20点以下）に分類した．運動機能とADLは高い相関を示している．体幹下肢運動年齢が10～12カ月の患者，すなわち立てるが歩けないレベルの比較的重度の運動障害が残存した患者に注目すると，認知機能が良好であればADLは自立でき，低下していれば介助レベルにとどまることがわかる．したがって，運動機能と認知機能のADLへの影響を考える時，全体として運動機能

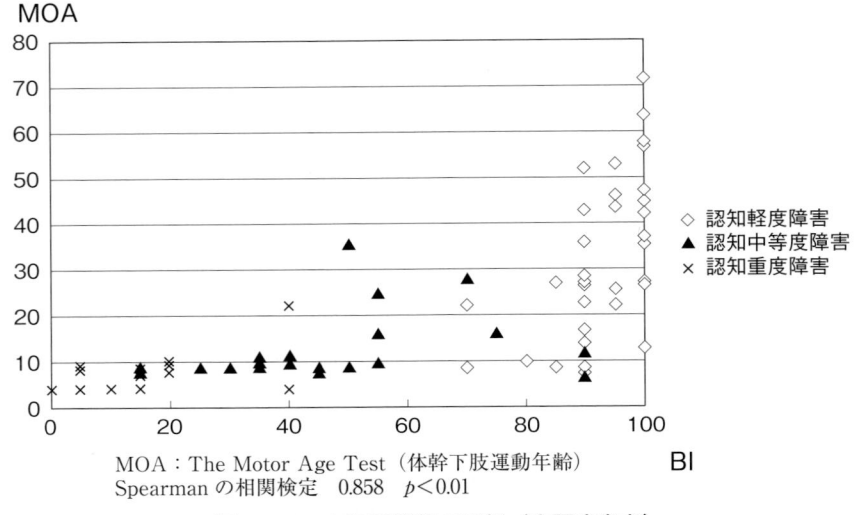

MOA：The Motor Age Test（体幹下肢運動年齢）
Spearmanの相関検定　0.858　$p < 0.01$

図5　ADLと運動機能の関係（失語症患者）

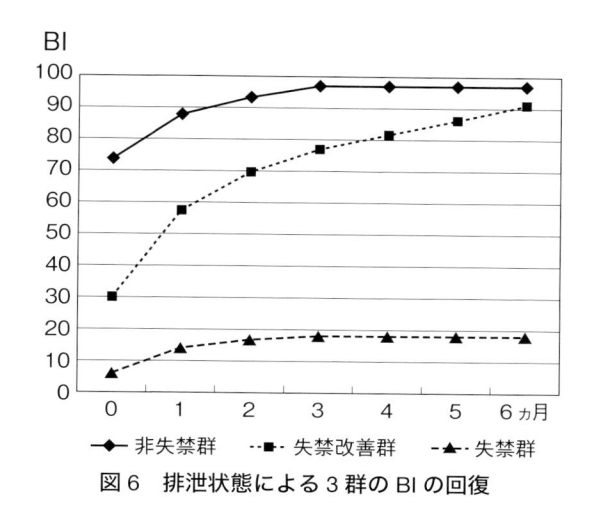

図6 排泄状態による3群のBIの回復

はADLに大きな影響を与え，より重度の患者に着目すれば，ADLの自立には認知機能が大きく影響していると考えることができると思う．

さらにADLの回復に大きな影響を与える失禁の回復に着目し，回復期の失語症患者を排泄行動の可否から分類し，その特徴を分析した[15]．回復期リハビリテーション病棟に入院した36名の失語症患者のうち，入院時すでに排泄行動が可能，あるいは尿便意を介助者に伝えることができ，失禁を呈さなかった非失禁群，入院時には排泄行動が不可かつ尿便意を介助者に伝えることができず失禁状態を呈したが，退院時には失禁が改善した失禁改善群，入院時退院時とも失禁があった失禁群の3群に分け特徴を調べた．その結果，失禁改善群は非失禁群同様，年齢が若かったが，失禁群同様入院時の失語症は重度であり失行の合併が多いことがわかった．失禁改善群のRCPMの得点は非失禁群よりは低下しているものの，失禁群よりは高かった．3群のADLの推移をみると非失禁群は入院時から比較的良好であり，早期に自立に至る．失禁群は重度の低下を示し障害は残存していく．失禁改善群をみると，入院時は重度に低下しているが入院3カ月を超えても回復が継続し，最終的には比較的良好な予後に到達している（図6）．

この3群は回復期で出会うことの多い患者群である．入院時から軽症でリハの仕上げを実施し，比較的早期に退院となる患者群に対しては，拡大ADLの改善や職場復帰を援助することが多い．残念ながらADLが重度低下にとどまる群に対しては，環境調整，介護の工夫，QOL向上，家族サポートなどが重要となる．入院時には重度障害を呈すが長期的改善ができる患者群は，回復期リハビリテーション病棟の重点ケースであり，より高いリハ技術の提供を持ってしてはじめて，改善を引き出すことができる患者群である．身体障害とともに高次脳機能障害を呈していることがほとんどであり，機能障害，活動障害，生活障害にアプローチしていくことが求められる．

5 左半球損傷患者の予後

筆者[8]のデータおよび経験から得た実感より，左半球損傷患者の予後について模式化して示してみる（表1）．大胆にパターン化しているため，当てはまらない患者もいると思うが，臨床するうえで，視点の整理をしていただくことを目的にあえて記述することにする．時期的には，発症から1年程度経過した時期を思い浮かべていただきたい．

左半球損傷により右片麻痺を呈しても，高次脳機能障害を認めない患者では，右手が使用できず利き手交換が必要になる場合があるが，利き手交換，ADL拡大とも比較的良好に推移し，若年であれば社会復帰が可能になる患者群である．失語症のみが残存した患者の場合，重症度によるが，中等度以上の失語症が残存した場合，コミュニケーションが必要となる職場への復帰は困難となることが多い．一方，麻痺および失行を認めず動作的課題処理能力の高い失語症患者では，言語の必要度が低い職場に復帰できる例を経験することも多い．工場の工具，食堂の店員（洗い場担当）に復職できた患者などを経験している．

表1　左半球損傷患者の経過と予後

	症状	予後
高次脳障害なし	右片麻痺があっても，**ADL，APDL 自立**が十分見込める	**職業復帰**を目指す
失語のみ	右片麻痺があっても，**ADL は自立**できる**コミュニケーション**を除く APDL が拡大	コミュニケーションの状態が職業復帰に影響，職種による差
失語+失行	右片麻痺があっても，**ADL は自立**できる APDL の改善は時間を要す	**自宅退院**に支障はない，職業復帰には困難が生じる場合もある
失語，失行+認知中等度	動作が粗雑で不正確，安全確認不十分**ADL の自立が困難**である監視や誘導により自力でできることもある	**家族の援助のもと家庭復帰可能**家族の状況によっては施設へ
失語，失行+認知重度	動作の学習，場面状況の理解が困難**ADL は重度介助**レベルにとどまる	きわめて熱心な家族であれば家庭復帰多くの場合，施設へ

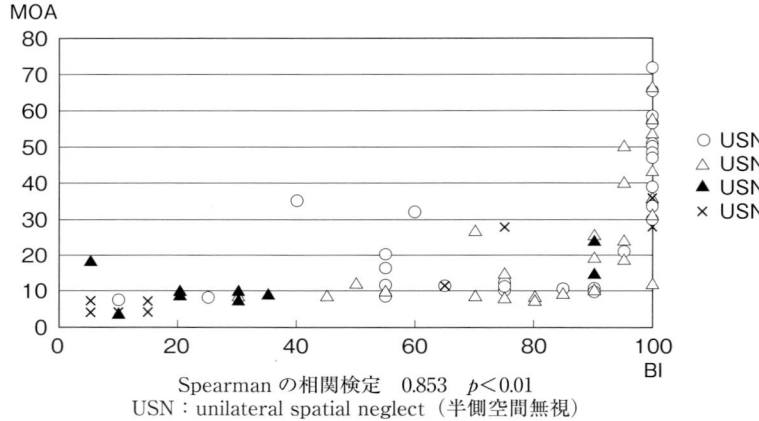

図7　ADL と運動機能の関係（右半球損傷患者）

Spearman の相関検定　0.853　$p<0.01$
USN：unilateral spatial neglect（半側空間無視）

○ USN なし
△ USN 軽度 MMSE24 点以上
▲ USN 軽度 MMSE23 点以下
× USN 重度

　観念失行，観念運動失行の残存は，社会的活動に必要な作業能力に影響を与え，復職，APDL（生活関連動作）向上の支障となる．回復期リハビリテーション病棟入院時，失語症患者の多くは観念運動失行や観念失行を呈しており，スプーン，歯ブラシなどの使用障害を認めることが多い．失行は ADL レベルであれば最終的には予後不良要因ではなく，通過症状群が軽快し，基盤的認知能力の改善に伴い，障害は徐々に目立たなくなり，ADL が自立できることが多い．一方，基盤的認知能力低下が残存し，長期的に脳血管性認知症を呈していく患者の場合，動作を適切に修正することの難しさや危険判断の低下などにより，ADL に介助や見守りを要する場合が多い．

6 高次脳機能障害と ADL（右半球損傷，USN 患者の場合）

　次に右半球損傷患者の ADL についても，筆者らのデータを示したい．**図7** は回復期リハビリテーション病棟入院の右半球損傷患者 80 名の退院時のデータである[9]．左半球損傷患者同様，運

動機能はADLと高い相関を示している．USNに着目すると，USNのない患者は運動機能，ADLとも良好であり軽症患者が多い．軽度USNを残存する患者のうち，MMSEが24点以上に達した患者ではADLも比較的良好なレベルに達した患者が多いが，MMSEが23点以下にとどまった患者のADLは低い傾向であった．

入院時に前述の机上検査にてUSNを認めた患者と認めなかった患者の2群に分け，その後のBIの推移を調べたところ，入院時，入院3ヵ月時，6ヵ月時には2群に差を認めたが，9ヵ月時には差が消失した（**図8**）．この結果より，USNはADLの回復を長期化させはするが，必ずしも予後不良因子ではないといえる．MMSEの改善はADLの回復に影響を与えると考えられる．自己の病態への気づき，行動の予測や修正，危険に対する判断や残存能力の活用，代償手段の活用などを可能にし，軽度のUSNを残存したとしても運動学習が可能になり，ADLが拡大すると考えられる．重ねて，回復期リハビリテーション病棟入院時に認めた左USNは，必ずしも予後不良因子ではなく，中には長期的改善を示す患者がいることを強調したい．回復期の入院期間も短縮する傾向にあり，ADLや歩行の自立は退院後になることも増えている．患者は，担当セラピストが「よくなる」と思わないかぎり改善しない．回復の可能性を見逃すことなく，予測的に攻めのリハを行ってほしい．たとえ退院時期に自立に到達していなくても，「回復はここまでです」などと簡単に発言することは控えよう．若年で認知機能が良好な患者の場合，まず間違いなく長期的改善を示すと思っていたほうがよい．

7 右半球損傷患者のADLの予後

右半球損傷患者の予後は，左半球損傷患者に比しすっきりと説明しにくく，うまく群に分けにくいため，違う考えの方もいると思うが，議論の種とするために，筆者の考えを示したい（**表2**）．

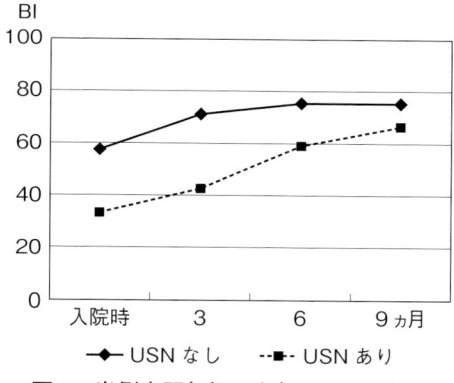

図8 半側空間無視の有無別BIの推移

表2 右半球損傷患者の経過と予後

	症状	予後
高次脳障害なし	左片麻痺があっても，**ADL，APDL自立**が十分見込める	職業復帰を目指す
USNその他	左片麻痺がある場合，**ADLの自立**に時間を要するが，自立できる可能性が高い APDL自立には困難な場合が多い（車の運転など）	自宅退院は可能．職業復帰には困難なことが多い
USN，身体認知＋認知中等度	動作が粗雑で不正確，安全確認不十分 **ADLの自立が困難**である 監視や誘導により自力でできることもある	**家族の援助のもと家庭復帰可能** 家族の状況によっては施設へ
USN，身体認知＋認知重度	動作の学習，場面状況の理解が困難 **ADLは重度介助レベルにとどまり，介助量が多い**	きわめて熱心な家族であれば家庭復帰 多くの場合，施設へ

左片麻痺があっても高次脳機能障害を認めない患者の予後は良好である．利き手である右手の使用も可能であり，作業能力も高く，言語能力も保たれている．復職を目指すべき患者群である．右半球損傷患者に最も多く認められる高次脳機能障害はUSNであり，USNの予後は注意機能や病識の影響を受ける．発症早期にUSNを認めても，注意機能や病識が改善していく患者では，USN自体が軽症化することも多く，また代償手段や慎重な行動を習得し，時間を要するものの，ADLは可能になる患者が少なくない．USNに加えて，自己身体の左側への認識に，異常，無視，軽視などを認める患者では，ADLの獲得の難易度は高くなる．

それでも基盤的認知能力が改善する患者では，動作を学習しADL拡大の可能性があるので，粘り強くアプローチすべきである．ボディイメージの障害が残存する患者で，注意機能や病識をはじめとする基盤的認知能力にも障害が残る場合には，ADLの予後は厳しい．特に，自己身体の空間軸を認識できず，座位や立位が損なわれていることが多く，ADLに重度の介助を要していくことが多い．

8 おわりに

高次脳機能障害を中心に，脳損傷後の片麻痺患者のADLの予後予測について考えた．可能なかぎりデータを示したが，経験に基づく予測についても加えた．またこれらの研究は緒についたばかりであり，データを示すことができない症状や障害も多い．またADLの回復に影響を与える要因は，機能値にとどまらず多様であるため，リハは奥深く，そう簡単に極められない．リハはあまりに人間的であり，われわれは常に科学的でありたいと願うが，そこに葛藤がある．

リハに関わり続けていると，いつの日か人間くささと科学が融合し，何かわかったような気持ちになり，自分が一段階段を上ったような気持ちになる．その魅力にとりつかれた多くの先人の力でリハは支えられてきた．その歩みがこれからも続くことを願う．

【文献】

1) 山鳥　重，早川裕子，博野信次，他：高次脳機能障害マエストロシリーズI　基礎知識のエッセンス．医歯薬出版，pp12-26，2007
2) 寺坂晋作，竹原康浩，高畠靖志，他：急性期脳卒中患者の functional independence measure（FIM）を用いた予後予測．脳卒中　**29**：735-739，2007
3) 木山良二，浜田博文，梅本昭英，他：脳血管障害患者においてADL能力に影響を与える因子．理学療法科学　**13**：11-15，1998
4) Cifu DX, Lorish TR：Stroke rehabilitation. 5 stroke outcome. *Arch Phys Med Rehabil*　**75**：S56-60, 1994
5) Paolucci S, Autonucci G, Grasso MG, et al：The role of unilateral spatial neglect in rehabilitation of right brain-damaged icchemic stroke patients：a matched comparison. *Arch Phys Med Rehabil*　**82**：743-749, 2001
6) Gillen R, Tennen H, McKee T：Unilateral spatial neglect：relation to rehabilitation outcomes in patients with right hemisphere stroke. *Arch Phys Med Rehabil*　**86**：763-767, 2005
7) Pederson PM, Jorgensen HS, Nakayama H, et al：Hemineglect in acute stroke：incidence and prognostic implications：The Copenhagen Stroke Study. *Am J Phys Med Rehabil*　**76**：122-127, 1997
8) 森田秋子，小林修二：知的機能が失語症患者の基本ADLに与える影響—レーブン色彩マトリックス検査を用いて．高次脳機能研究　**25**：26-32，2005
9) 森田秋子，小林修二：半側空間無視が基本ADLに与える影響．総合リハ　**35**：799-804，2006
10) 小林修二，森田秋子：脳血管障害患者の機能回復過程の判別に関連する要因の検討．理学療法

科学 17：43-48, 2002
11) 二木　立：脳卒中患者の障害の構造の研究（第1報）—片麻痺と起居移動動作能力の回復過程の研究．総合リハ 11：465-476, 1983
12) 森田秋子，酒向正春，大村優慈，他：失語症症例の回復期における認知機能の改善に関する検討—認知・行動チェックリストの試験的作成と運用．脳卒中 33：341-350, 2011
13) 佐野洋子，小嶋知幸，加藤正弘：失語症状の病巣別回復経過の検討．失語症研究 20：311-318, 2000
14) 森田秋子，石合純夫：半側空間無視の長期経過とMini-Mental Stateの関連について．神経心理学 18：212-218, 2002
15) 森田秋子，小林修二，濱中康治，他：失語症患者の排泄訓練における言語聴覚士の役割．言語聴覚研究 2：71-78, 2005

第10章

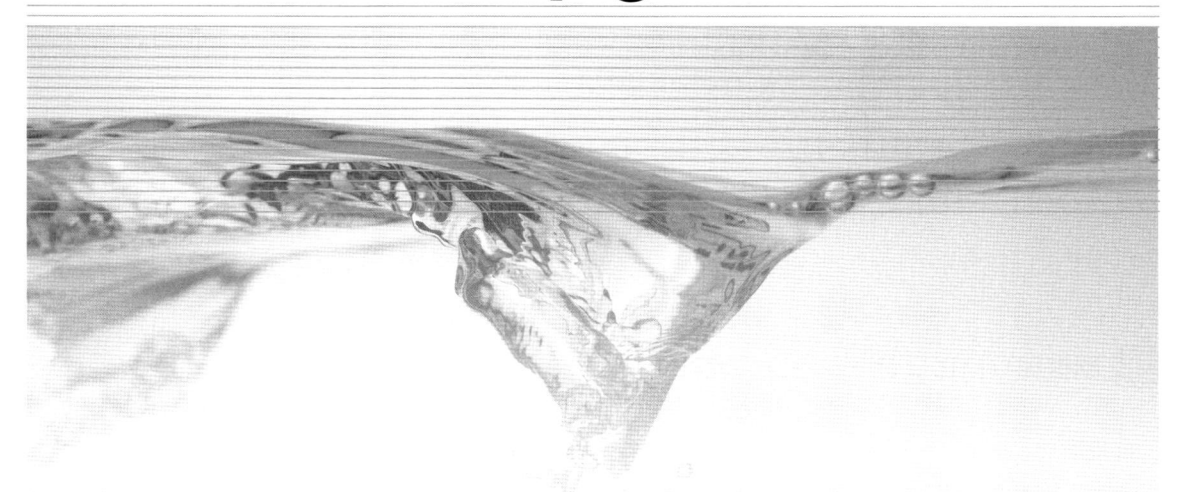

脳損傷の回復期リハビリテーションの実際

10 脳損傷の回復期リハビリテーションの実際

森田秋子
もりたあきこ
鵜飼リハビリテーション病院，言語聴覚士

1 回復期リハビリテーションの流れ

　回復期リハビリテーション病棟に患者が入院してから退院するまでの流れは，概ね以下のようなものになると思われる．入院期間2カ月程度で屋内ADLが自立し，3カ月で自宅退院となった患者を想定し，おおよその時期を合わせて記載する（**図1**）．

1. 入院前情報の入手
2. 患者の入院（前院の報告書を持参）
3. 多職種による合同評価
4. 各職種の初期評価実施（入院初日〜1週間以内）
5. 初回カンファレンスの実施，おおまかな予後予測と目標の設定（入院1週間以内）
6. 機能回復訓練，病棟ADL拡大への働きかけ
7. 第2回カンファレンスの実施，入院からの経過を確認し目標修正（入院1カ月）
8. リハビリテーションの継続，拡大
9. 家族面接，家族指導と退院先検討（入院から随時）
10. 自宅訪問や要介護認定などを含む退院先調整の実施（実用的移動手段が獲得される時期）
11. 第3回カンファレンス：退院時期決定，詳細調整（入院2カ月）
12. 生活期を担う施設との連携を含む細かい調整
13. 退院（3カ月）

　書いてみると簡単のようだが，この流れを頭の中に入れて，今がどの時期にあるかを理解しながらリハビリテーション（以下，リハ）を進めていくことは，経験が少ないうちは容易ではない．回復期リハに求められることは，常にその先で起こることを予測して，先手先手と準備をしながら進めることである．先の見通しが立っていないと対応が後手後手となり，患者・家族は物理的にも予期せぬ事態を迎え動揺する．無駄が多く，患者・家族にとって苦痛の多い展開となり，トラブルが発生することも少なくない．生じるトラブルには以下のようなものがある．

　① そろそろ退院先を決定しようとした時期に，要介護認定が行われていなかったために退院時期がずっと遅れてしまった．

　② 家族に患者の障害像を適切に伝えられていなかったために，家族が退院を受け入れられず退院の話が進まない．

　③ 退院直前になり，トイレの手すりなど家屋改修の必要があったことがわかり，急いで改修を行ったため入院期間が延びてしまった．

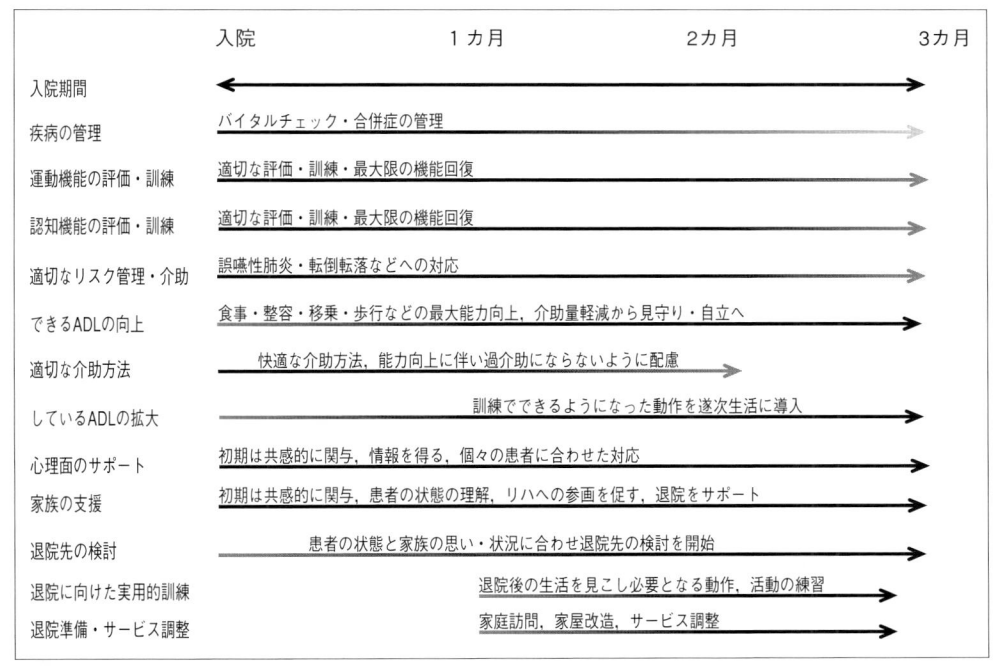

	入院	1カ月	2カ月	3カ月
入院期間	←――――――――――――――――――――――――――――――→			
疾病の管理	バイタルチェック・合併症の管理			→
運動機能の評価・訓練	適切な評価・訓練・最大限の機能回復			→
認知機能の評価・訓練	適切な評価・訓練・最大限の機能回復			→
適切なリスク管理・介助	誤嚥性肺炎・転倒転落などへの対応			→
できるADLの向上	食事・整容・移乗・歩行などの最大能力向上，介助量軽減から見守り・自立へ			→
適切な介助方法	快適な介助方法，能力向上に伴い過介助にならないように配慮			→
しているADLの拡大		訓練でできるようになった動作を遂次生活に導入		→
心理面のサポート	初期は共感的に関与，情報を得る，個々の患者に合わせた対応			→
家族の支援	初期は共感的に関与，患者の状態の理解，リハへの参画を促す，退院をサポート			→
退院先の検討	患者の状態と家族の思い・状況に合わせ退院先の検討を開始			→
退院に向けた実用的訓練		退院後の生活を見こし必要となる動作，活動の練習		→
退院準備・サービス調整		家庭訪問，家屋改造，サービス調整		→

図1 回復期リハビリテーション病棟でのリハビリテーションの進め方

④ 家族の患者理解が不十分であったために，退院後家族の負担が予想以上であり，在宅サービスの内容を変更せざるを得なかった．

⑤ 寝室から食堂までの移動などを十分に検討していなかったために，在宅生活の開始がスムーズでなかった．

⑥ 家族に対しコミュニケーション障害についての説明が不足し，患者と家族がうまくコミュニケーションがとれず，退院後患者のうつ的傾向が強まった．

こうした事態を引き起こさないために，先を見越した攻めのリハが必要である．経験が浅いうちにはカンファレンスチェックリストなどを用いることも重要である．なお，合併症の治療・管理に時間を要する，家族状況から自宅退院が望めず退院先決定に時間がかかる，回復が長期にわたり入院期間を延長するなど，患者によってさまざまな状況が生じるので，経過や入院期間，カンファレンスの回数は患者ごとに異なる．

2 攻めのリハビリテーションを実践するために

本書では，おのおののセラピストの細かいアプローチの手技は省略し，リハ全体に通じる方向性，着目点，注意点について述べる．

1．最大限の機能回復を引き出すために

回復期リハビリテーション病棟の入院期間中はさまざまな面で回復がみられる．上肢，手指，下肢，口腔器官の運動麻痺，感覚障害，視野欠損などの神経学的症状であってもこの時期はまだ改善を示す．それらを見込むこと，引き出すことがまず求められる．これらの症状は初期障害が大きければ回復には限界がある．機能回復に働きかけるとともに，どのような代償手段を用いて活動を向上させるのか，同時に探っていかなければならない．高次脳機能障害は，身体諸機能に比し回復期

間が長い（第9章参照）．そのことを念頭に置き，入院中に目指す目標と，退院後の環境を整え継続したリハサービスの中に，回復を委ねていくことの双方の視点が必要である．

2．できるADLの向上

　セラピストは機能評価を行ったうえで，なるべく早期にできるADLを把握しておくべきである．立てるのか，乗り移れるのか，人を呼べるのか．機能を改善させるとともに，生活の中でできる動作が拡大しなければ，リハは何の意味もないのである．と同時に，機能を見ずに生活動作だけを追い求めては，プロとはいえない．「なぜできないのか」がわからなければ治せないからである．「できるADL」の解明には運動機能と認知機能の統合が必要である．主観におぼれず，科学的に障害構造を見据えた評価を行い，そこから先のアプローチにつなげていきたい．機能主義に偏るセラピストは他職種から高く評価されない．チーム連携がとりにくいからである．生活だけをみているセラピストは同職種から尊敬されない．科学的でないからである．機能と生活の双方をみることのできるセラピストになることが大切である．

3．しているADLの拡大

　訓練室でADLができるようになっただけでは，これもまた意味がない．病棟における「しているADL」に常に関心を持っていなければならない．「できるADL」が「しているADL」に拡大するためには，いくつかポイントがある．第一に活動量である．ある程度の熟達がなければ動作は学習されない．熟達するためには繰り返し行うことが重要である．この「量」を確保するために，病棟スタッフが病棟生活の中で「しているADL」に積極的に働きかける仕組みを作ることが重要である．また「しているADL」の改善には環境調整が重要である．個々の患者にとって行動しやすい環境を工夫し調整していくことはリハの基本である．物の置き場や目印などちょっとした工夫で，動作ができるようになることがある．患者の意識の問題もある．リハ室では訓練と思って行うが，病棟ではやってもらえるものと思っている患者は少なくない．また高次脳機能障害のある患者の場合，環境の変化，状況への適応や切り替え，応用などがうまくできないことは多いので，「できるADL」を「しているADL」につなげていくために，ていねいな手順を踏むことが必要である．反対に，病室でこそ患者に最も適した環境を整備することができ，「しているADL」から先に向上する例は少なくない．条件が統制された訓練室で，機能に働きかけることで効果を得られる患者と，自然な状況下で流れに沿った行動を引き出すほうが良い反応を示す患者が存在する．同じ患者でも，時期や状況により効果的なアプローチが異なる．適切な評価に基づき，腕のいい看護師，介護士とダイナミックに連携しながら，病棟での活動にアプローチしていくことは，リハの醍醐味である．24時間の情報を持つ病棟スタッフと情報交換を深めつつ，病棟ADLを拡大させていく視点を持つべきである．

4．セラピストの早出遅出勤務

　賛否両論あり難しい話題であるが，セラピストの早出遅出勤務について触れる．人員確保やセラピストの教育目的など，さまざまな理由から導入している病院は少なくない．経験が浅いセラピストが多くなっていることから，専門的知識・技術が不十分なうちから，さらに慣れないケア業務を行うことのデメリットを指摘する声もある．

　セラピストの早出遅出の意義は，実際の食事，排泄，更衣，入浴場面に，リハとしてではなく生活の中の1場面として入り込み，そこでの患者の様子に向き合い，さまざまな変化を読みとり，工夫，環境調整などの重要性に気がつくことができ

ることである．早出遅出勤務を経験することにより，日常行動から動作を分析する能力を磨き，ADLの理解を深めていくセラピストの成長を目の当たりにし，この経験はセラピストとして一生生きていくうえで大きな財産になると感じさせられる．こうした点から，教育の一環として早出遅出勤務は重要である．また職種間の理解を深めるためにも，リハスタッフと看護・介護スタッフが共有の時間を持つことの意味は大きい．

　一方，気をつけておいてほしいこともある．ADLは患者の人生に直結し，重要であり興味深い．そのため経験の浅いセラピストはADLにのめり込む．度を過ぎると自らの専門性を見失うことがある．機能を見ずして生活をみ，これこそがリハだと思い込んでしまうと，専門職として的確な評価とアプローチ技術を深める機会を減らし，分析の浅いセラピストにとどまってしまう．ケアの体験は，自らの専門性を高めるためにこそ用いるべきであり，単なるADL屋になってしまうことには警鐘を鳴らしたい．

5．カンファレンスの重要性

　「カンファレンスが，ただの報告会になっていないか」という反省が聞かれることがある．それぞれの職種が評価を発表するだけでなく，それらの情報を統合して考えられることを導き出すことや，予後予測や退院先決定に必要な要因を確認し合い，議論を行うことこそが重要である．そのためには，経験の浅いスタッフだけでカンファレンスを行うことには限界がある．それぞれの専門職から正確な情報が伝わらなくては，チームとして正しい方向に進むことができない．各職種からの情報を統合し，ADLの予後予測，回復までの期間，家族の状態の確認，推測される退院先などを，効率よく話し合いたい．

　初回カンファレンス時に，十分な見通しが立たない例は，しばしば経験する．症状がまだ不安定で予後予測が困難であったり，家族の状況がつかめないこともある．予測が難しい患者の場合はあいまいな判断を述べるよりも，正確な予後予測を行う時期を遅らせる提案をすることも重要である．意識障害が取り除かれれば，より正確な予測が可能になることが多い．2回目以降のカンファレンスでは，経過が順調に進んでいるかそうでないか，患者の心理面の報告，家族の状況や変化など，さらに方向性を明確にしていくための確認作業を行う．カンファレンスを有効に活用するために，話し合うべき点を明確にしておくこと，必要な事前の相談を終えておくなど，計画的な運用が欠かせない．

6．患者の心のケア

　患者の心に常に寄り添う視点を忘れてはならない．通過症状群を経て，患者は急速に自分の状態に気がついていく．回復期は患者にとって大変に厳しい時期である．はげましが必要な時もあれば，じっとだまって見守ることが必要な時期もある．人によっても異なる．患者の気持ちと上手に距離をとるスキルは，経験の浅いセラピストにとっては容易ではない．距離を置き過ぎれば冷たいと感じられるし，近づき過ぎればなれなれしいと感じられる．自分の失敗や挫折経験が患者の痛みを理解できる手がかりになることもある．自らの人生を熟成させ，患者の気持ちを受けとめ適切に対応することができる，味わい深いセラピストになってほしい．

　患者が再び生き生きとした人生を取り戻すために，自宅退院に向けて家の中でなんらかの役割を持つことは重要である．たとえ重度の障害が残存し，介助が必要な状態であっても，「これが私の役目」というものを持てることの意味は大きい．洗濯物をたたむ，新聞を取ってくるなど，簡単なことからでいいので心がけてほしい．

　患者の心に寄り添うための必要不可欠なスキル

として，「接遇（コミュニケーションスキル）」について触れておきたい．実に簡単で，かつ重要な接遇スキルを提案したい．患者や家族に対して何か発言する前に，自分の発言を聞いて相手がどのように感じるかを推測する習慣をつけることである．「2時に来るといった家族が，時間を過ぎても来ないので連絡してほしい」と患者から要請された時，「忙しいので無理です」とか「もうちょっと待ってみてはどうですか？」と即答する前に，「約束に遅れていらして，心配ですね」と，まず一言患者への共感を示す．「あと10分待っていらっしゃらなかったら，連絡してみましょうか」などと対応すれば，とりあえず納得してもらえることも多い．自分の発言を相手がどのように感じるのかを推測する能力は，高次脳機能障害によりしばしば低下するが，実はわれわれ自身，忙しい時や余裕がない時には低下してしまうのである．

7．家族を理解するために

第8章で詳細に述べられているので簡単に触れたい．家族を理解できなければリハを進めることはできない．退院先の決定に，患者の回復の度合いと家族側の要因（引きとりたいと思う気持ち，マンパワー，経済要因など）の双方が，大きく影響を与える．患者と家族の関係はこれまでの患者の人生の積み重ねの結果であり，リハではなかなか対応できない．自分を愛してくれる心豊かな家族を持つ患者もあれば，家族関係がこじれている患者，天涯孤独の患者もいる．われわれはそれぞれの患者の状態を尊重し，その状態から出発する．

回復期リハビリテーション病棟で感じるのは，家族は変わっていくということである．発症直後の家族はまだ落ちついて考えることができない．病気についての理解も浅い．簡単に「家につれて帰る」と言う場合もあれば，「引きとれない」と言う場合もある．家族が口にした発言だけにしばられていると，その後の変化に対応できない危険がある．患者のリハが進む傍で，家族の心や障害に対する理解も育っていくことを覚えておきたい．

8．よい退院準備，退院調整とは

入院から2，3週間し，初回評価を終えリハが軌道に乗り出す頃，ふと「この方の退院した後の生活は，どんなふうになるだろう」と考えてみるべきである．機能回復がすすむ時期であり，つい機能回復訓練にのめりこんでしまいがちになるが，それではセラピストとして失格である．なるべく正確な予後のイメージを持ち，最大限の機能回復，能力向上を引き出すとともに，最も適切な退院先を決定し，良い退院を迎えることが回復期リハの役割である．さらに退院が近づいた時期からは，退院後の患者の1日を思いめぐらし，朝起きて服を着替えて，顔を洗いトイレに行き，食堂に移動し食事をすることを，一つひとつイメージしておかなければならない．そのために，この時期には家屋の情報が不可欠であり，必要に応じ自宅訪問や家屋改造を行う．また機能から出発するボトムアップの訓練だけでなく，家屋や家族の状況から，できるようになることが必要だと思われる動作を考え練習する，トップダウンの訓練が必要になる時期である．

退院前1カ月頃を迎えると試験外泊を行うことが多い．よりよい退院のため，試験外泊の果たす役割は大きい．問題となりそうなところをあらかじめ予測しておくことも重要である．必要な家屋改造を行うことはもちろんだが，在宅生活に向けて練習しておくべき必要な動作が見つかることも多い．すべての患者にセラピストが同行して家庭訪問を実施することは困難であり必要ない場合もあるが，必要性の高い患者に効率よく実施することが重要である．

3 適切な入院期間の想定

1. 入院期間を考える根拠

回復期リハビリテーション病棟の入院期間の設定は難しい．回答はないかもしれないといつも思う．また入院後に生じるさまざまな事象により適切な入院期間は常に変化する．そのため，一度決めた事柄に振り回されず，新しい情報を取り入れる柔軟さと，同時に新しく起きる事柄に振り回されず原点を確認できる冷静さが求められる．

退院時期を検討するためのいくつかの重要な視点があるので，それを意識しておくことが重要である．以下に挙げる．

(1) 回復の継続

これまでに見てきたように，脳損傷発症直後は，目に見える大きな回復だけでなく，じわじわとした回復が続く．この回復を引き出すために，入院中に実施できる9単位の集中したリハは重要であり，回復が見込まれる間は入院継続の価値がある．顕著な回復がおさまった後，まだ回復が継続しているのか，そろそろここまでなのかを見極めることはたいへん難しい．年齢，高次脳機能障害の状態，入院からの変化，患者の意欲など，総合的に判断していかなければならない．

(2) ADLの到達レベル

排泄の自立を退院の条件に挙げる家族は多い．屋内ADLの自立は，回復期リハビリテーション病棟退院の一つの目安である．なんとか家の中を歩いてトイレに行かれるという状態に到達できることは，患者，家族にとって気持ちの整理になりやすい．患者を迎え入れる家族の負担の観点からも「なんとかやっていかれる」という見通しが立つ．なんとか家族が受け入れられるレベルまで到達できているということは退院時期の大きな目安である．

(3) 退院後のサービスの継続の検討

すべての回復を回復期リハビリテーション病棟が担うという時代が終わりつつあるとも考えるべきである．医療保険費削減の観点からも，入院期間を短くすることは重要な命題であり，患者自身が早期退院を望むことも多い．退院後に継続したリハを提供できる体制があり，継続して回復を引き出せる環境があれば，回復が途中であっても退院は十分に検討すべきである．特に若年の高次脳機能障害の回復は長期間にわたるので，後期回復を外来リハ，通所リハ，訪問リハなどに委ねていくことは，選択肢として十分に検討すべきである．退院時には見守り歩行であった患者が，退院後の外来リハにおいて自立歩行に到達したという事例は多い．このような，入院と外来医療保険と介護保険リハの切れ目のない役割分担などは，今後さらにきめ細やかに展開されるべきである．

(4) 患者・家族の心理状態

入院して集中リハを継続すべきか，退院して外来・通所・訪問リハに切り替えるかどうかを判断するうえで，患者・家族の心理要因が重要な因子となることも多い．障害を受けとめられず入院中積極的にリハに向き合えず拒否的であった患者が，自宅退院し家族に支えられ心理的に立ち直った後，長期的に回復を示す例を経験する．一方，やるだけやったという思いに達しないがために障害を受け入れられないという患者もおり，納得できるまで十分な入院期間を持ったことにより，それから先の人生に向き合うことができた患者もいる．こうした視点も含めて，入院期間を設定できることが，質の高いリハサービスにつながる．

(5) その他

施設入所が退院先となるが，ベッドが空かないために社会的入院が継続される例は，いまだに数多く存在する．自宅退院か施設入所か決めかねたり，自宅と施設の往復を望む家族もある．入院期間はさまざまな要因により変動するが，上記のよ

うな要因を整理して理解し，チームで適切な退院時期を検討し決定できる力を身につけていくことが重要である．

2. リハビリテーションの長期経過と在宅を理解していること

　回復期リハビリテーション病棟がその役割を適切に果たすために，回復期に従事するスタッフは退院後に続く在宅を理解していなければならない．

　脳損傷を患って何年も経つ方に，回復期リハビリテーション病棟に入院していた期間のことをたずねると，「あっという間だった」「何が何だかわからなかった」などと答える方が多い．発症後，10年，20年と第二の人生を過ごされる方にとって，1カ月程度の急性期はそれこそ一瞬に過ぎてしまい，その後2～3カ月あるいは半年程度を過ごす回復期リハビリテーション病棟に入院していた期間も，在宅で過ごす生活期からみれば，実に短い期間であるといえる．しかしながら，その期間の持つ重要性は軽くなく，われわれはその重い責任を正面から受けとめていかなければならない．

　第9章で筆者のデータから，回復期の患者の運動機能と高次脳機能のデータを用いて，ADLの推移を示したが，この中で入院時に左半側空間無視を有していた患者のADLが，長期間にわたって回復を続けることを示した．ここで用いたデータは筆者が1990年代に収集したものであり，対象患者は現在の回復期リハビリテーション病棟とほぼ同等（脳血管障害発症後3カ月以内）であるが，入院期間は現在に比較してだいぶ長期であった．在宅復帰のためのシステムもマンパワーも乏しく，患者は延々と社会的入院を続けるという現実があった．そのことが幸いし，多くの患者で入院6カ月，9カ月，12カ月時点のデータを収集することができた．今ではたいへん貴重なデータであると思っている．

　高次脳機能障害，あるいは高次脳機能障害のある患者のADLは，比較的長期間にわたって回復が継続するという認識が，徐々に広まってきている．発症初期から継続して長期回復を示す患者のデータを収集していくことはきわめて重要であるが，回復期と在宅という異施設間の連携が必要であり，なかなか難しいと思われる．表面的なADLの変化だけでなく，患者の障害構造の長期的推移をみることができるデータ収集が可能となるシステム作りが望まれる．一方でデータ収集以前に，回復が見込めるのに，サービスが行き届かない例をなくしていかなければならない．そのためにも，長期回復の可能性がある事例を回復期で着目し，在宅サービスからもれないように働きかけていく取り組みが，今後はますます必要となる．

　回復期リハビリテーション病棟に勤務するうえで，その後に続く長期的な在宅生活の様子を知っているということはたいへん重要である．経験の浅いスタッフが，回復期リハビリテーション病棟退院時に「これ以上よくなりません」などと話してしまう場面に出合うことがあるが，在宅を知っていればそのようなセリフは簡単に言えないということがよくわかる．多くの方々が長期的な生活の中で，さまざまに変化していく．単なる機能的な回復だけでなく，新しい動作が一つできるようになる，言える言葉が増える，環境調整・環境適応による自立度が向上する，心理的変化による行動範囲が拡大する，あるいは新たな目標に挑戦するなど，自宅生活に戻った方々の大きな変化に驚かされることは多い．回復期リハビリテーション病棟退院時がゴールではなく，単なる通過点に過ぎなかったことを知り，初めて回復期でやっておかなければならないこと，気をつけておかなければならないことがみえてくる．

　理想的には，セラピストは誰でも，急性期，回復期，在宅期のすべてを知っていることが望ましい．そうすることで患者をより深く理解すること

ができる．少なくとも，どのステージにおいても，今の時期がすべてではないことを肝に銘じながら，患者に関わることを忘れないでほしい．

4 連携とは何か

1．連携の質

チーム医療に関する議論が盛んに行われ，多くの人が連携の重要性を語る時代となった．それだけによけいに「連携とは何か」を見失いやすい状況が生まれている．連携の中身，連携の質を考えなければならない時代に入っているのだと思う．

急性期病院では，異診療科，異職種間で実施した検査データや診療結果を共有し合うなど，電子カルテや書面上で行っていくべき連携が軸となる場合が多い．それに対し回復期リハビリテーション病棟では，電子カルテや書面上の情報共有も重要であるが，スタッフ同士が直接顔を合わせ，議論を行うスタイルの連携を欠かすことができない．患者の抱えるさまざまな問題に対処していくために，ディスカッションが必要であり，情報共有だけでは不十分である．そのため，直接顔を合わせディスカッションできるシステムを作ることが大きな鍵となる．すなわち，他職種の病棟配属やカンファレンス実施の仕組みなどのシステム作りが重要となる．同時に，そのようなシステムさえ作れば連携は可能かといえば，そうはいかない．システムは必要条件ではあるが，十分条件ではない．

チームアプローチと専門性は両方なくてはならず，それぞれの成熟度により連携にも質的な差が生まれると考えると，わかりやすいのではないか．連携には，少なくとも以下のようなレベルがあると考える．

（1）レベル1―患者に関わる日常的情報を共有

まずは他職種が日常的に関わり合えるシステムを作る．また，他職種同士の情報交換を奨励する方針を明確にする．経験が浅い，専門性が不十分なスタッフであっても，少なくとも患者に関わる情報を共有し，患者に対し共通したかかわりを行うことができる．チーム内で，患者に関わる日常的な情報を共有する．

（2）レベル2―各専門職が的確な専門的情報を，他職種に対して発信/他職種の情報を受信

各専門職が専門性を備えていること，他職種への正しい理解をしていること，情報発信・受信のシステムがあることにより，連携は次のレベルへと発展する．他職種の情報は自職種が提供できるサービスの質を向上させることができる．

（3）レベル3―専門的情報を統合し，分析し，方針を決定し，適宜修正

各専門職が専門性を備え，他職種を理解し，情報発信・受信を行ったうえで，それらを統合，分析できる力を個々のスタッフが身につけていく．カンファレンスでの論点を明確にするなどのシステム整備により，ある程度達成可能であるが，最終的には互いの高い専門性に基づき，重要な情報を見落とさず納得できる見通しを立て，的確な方針を打ち出す力が求められている．

レベル3の連携を行うために，専門職は専門性を備えるだけにとどまらず，他職種の情報を合わせて統合して患者の全体像を描くことができること，その中で自職種の専門性を発揮していく能力が求められる．

2．チームアプローチと専門性

チームアプローチと専門性はリハの両輪である．回復期リハにおいて，まさにこの2つが整っていなければならない．チームアプローチと専門性はどちらがより重要かという議論になることがある．筆者は，以前はそれぞれの専門職がある程度の専門性を持っていないと，チーム医療をすすめても正しい方向にすすむことが難しいため，専門性を重視したいと考えていたが，チームアプ

ローチは，経験の浅いうちから当たり前のように行っていないと身につきにくいことを実感し，今はどちらもより早期から意識しなければならないと考えている．

それぞれの専門職の質は高くても，チームアプローチが不足している病院がある．一方，チームアプローチは盛んに行われるが，それぞれの専門職の質が不足している病院がある．これらの病院はどちらが上でもなく，どちらも不十分である．専門性とチームアプローチはどちらかだけでは不十分であり，両方を備えてはじめてリハは成り立つ．

3．セラピスト間の連携
(1) セラピスト間の連携の重要性

回復期リハビリテーション病棟の大きな目標であるADLの回復は，運動機能と認知機能の双方の影響を受ける．それぞれの要因を組み合わせて考え，さらに予後予測できる力をつけることは，回復期リハを担当するセラピストにとって，重要なスキルであると考える．このスキルは理学療法士（PT），作業療法士（OT），言語聴覚士（ST）それぞれ1職種の力では獲得することができず，3職種がお互いの情報を交換し合い，情報を統合し，さらには良質なディスカッションを重ねることにより，はじめて実現できると感じている．この点について重ねて指摘し，部門間の連携をすすめるとともに，若いセラピスト同士の連携促進を望みたい．

(2) 脳科学の発展とリハビリテーションにおける連携

今世紀に入ってからの脳科学の進歩は目覚ましい．運動，知覚，高次脳機能の関係は従来考えられてきたよりも，密接なかかわりを持っていることがわかってきた．複雑な大脳ネットワークの中で，運動と高次脳機能を切り離して考えることに，そもそもあまり意味がないのではないか．片麻痺に加え，記憶や注意に障害を負った患者が，どのようにこれまで行ってきた動作に代わる新しい手順を学習し，日常の中で行えるようになっていくのかという課題は，PT，OT，STがそれぞれ単独で考えることもできるかもしれないが，それぞれが収集したデータを統合し，より効率のよいリハの方法をディスカッションするほうが，はるかに「良い」知見を得られる可能性が高い．

上述したとおり，連携を語るためには，その質を問わなければならない．家族構成や患者の主訴をチームで確認しただけでは，十分ではない．専門職が高い専門性のうえで行う連携の意味を，われわれは今考えていかなければならない．脳損傷のリハに関わるPT，OT，STは，脳損傷により生じたあらゆる（運動，感覚，認知障害などに関する）症状を，科学的にわかりやすく記述し，それらの情報から導き出される現在の活動能力（できるADL）を評価できることが望まれる．

例えば次のような例をみかけることはないだろうか．PTは「運動機能としては立てるが，あとは高次脳機能の問題」と評価した．STは「注意障害があります」と評価したものの，行動への影響については語らなかった．OTは「立てる時と立てない時があります」とコメントした．それぞれの職種からなんらかの評価は出されているが，実際の患者の能力はまったく伝わってこない．3者の評価が統合されれば，もっと違った情報が伝えられるのではないか，「運動機能としては立ち上がり動作が可能であるが，移乗場面では動作が性急になり，注意が多方面に向けられないために，安全管理が不十分で見守りを必要とする．周囲環境を整え患者が動作に集中しやすい状況で，落ちついて動作を誘導すれば，比較的安定した行動が可能である」という情報を伝達できれば，看護・介護職にとっては有効な情報となるのではないだろうか．

さらには，各機能値の推移を予測し，ADLの予

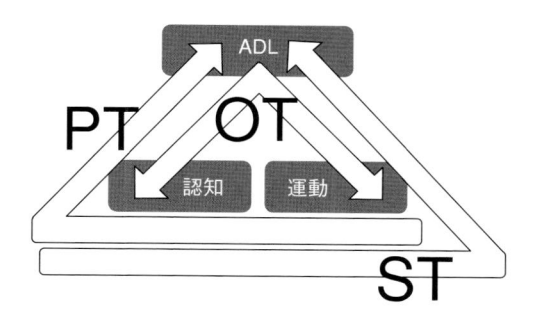

図2 脳損傷リハビリテーションにおける
PT・OT・STの役割と連携

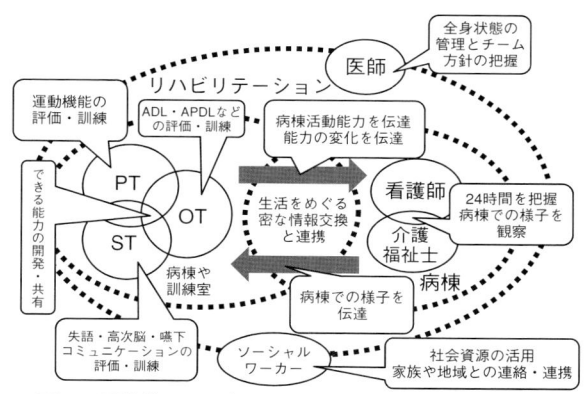

図3 回復期リハビリテーション病棟におけるチーム・アプローチ

後予測のレベルを上げていくことは，3職種に課せられた大きな責任である．これは容易な作業ではなく，今後の積極的な取り組みが必要である．医師をはじめとする他職種を交えながら，PT，OT，STが協力して行っていくべき壮大なテーマである．

(3) PT・OT・STの役割と連携

図2に，筆者が考える，PT・OT・STの関係を示したい．

PTは運動機能のプロである．運動機能と歩行などの活動について誰よりもよく説明できる存在であってほしい．そのために高次脳機能障害の理解が必要である．高次脳機能障害に対して基本的な理解を持つことにより，運動機能要因と歩行の関係をより正しく理解することができ，適切なアプローチが可能になる．STは脳の障害で生じる種々の高次脳機能障害のプロである．しかしながら，言語聴覚室に閉じこもり机上検査に明け暮れていたのでは役に立たない．運動機能を知り，ADLを知り，自らが机上で評価した高次脳機能が行動にどのような影響を与えるのかを説明できてはじめて，チームの中で役に立つことができる．OTは常に患者の傍らに立ち，彼らの生活を考えることから出発する．生活に責任を持つ専門職である．機能訓練のみにはまりやすいPTやSTの力をうまく引き出し，連携をつなぐ要となり得る．

3つの音色がうまくハーモニーを奏でた時にリハは最強である．若いセラピストは，単に表面的な仲の良さ，表面的な情報交換にとどまることなく，己の専門性の責任の上に立つ，重厚で潤で，科学的な連携を推進できる力を身につけてほしいと願う．

4．その他の職種との連携（図3）

(1) 看護・介護職との連携

回復期リハビリテーション病棟の看護師・介護士は，24時間の患者の生活リズムの把握，病棟生活の評価や観察を行う．セラピストがリハをすすめるうえで，看護師，介護士からの情報は欠くことができない．また一日最大3時間しか実施できない理学療法，作業療法，言語聴覚療法に対し，残りの21時間を対応する病棟生活こそ，ADLの向上，安定化を実現する機会である．看護師，介護士との密接な協働により，回復期リハビリテーション病棟はさらに大きな効果を発揮できる．

回復期リハビリテーション病棟は，各専門職の病棟配置が進み，一昔前に比べて，看護・介護スタッフとリハスタッフの関係は，ずいぶんと好転してきているように思われる．多くのリハ専門看護師が誕生し，回復期リハの奥深さ，興味深さを理解した看護師により，早期離床，離床時間の確保，早期からのADL拡大が取り組まれ，いっそ

うの早期退院，在宅復帰が実現されつつある．病院によってはまだまだ看護・介護スタッフとリハスタッフの間に，壁が存在する場合がある．先駆的取り組みを行う病院の試みを知り，それぞれの病院でできる改革に取り組んでほしい．

(2) ソーシャルワーカー・管理栄養士との連携

ソーシャルワーカーとの連携は第8章に示したとおり，患者・家族の気持ちを尊重しながらよりよい退院を実現していくために，きわめて重要である．ソーシャルワーカーの病棟配置はいまだ不十分であるが，重要性の認識は高まってきていると感じる．

最近では，管理栄養士を積極的に病棟配置し，チームの一員として連携を深める病院が増えている．管理栄養士との連携により，早期の経口摂取開始を推進し，栄養管理を行っていくことが重要である．意欲の高い管理栄養士は積極的に食事場面にも関与し，セラピストや看護師，介護士との連携を深め「患者の食」を守るために活躍している．

(3) 義肢装具士，歯科衛生士，薬剤師，事務スタッフとの連携

義肢装具士，歯科衛生士，薬剤師，あるいは事務系のスタッフなど，それぞれの回復期リハビリテーション病棟ではさまざまな職種間連携が行われている．それぞれの病院の個性を大切に，患者を中心とした多彩な連携が広がっていくことが期待される．

(4) 医師との連携

最後に，医師との連携について触れる．リハマインドあふれる立派な医師と出会った時は，チームの力は存分に発揮され，積極的なリハが展開され，チームは活気にあふれる．しかしながら，リハへの理解が必ずしも十分でなく，リハマインドへの理解が薄い医師と働くことは，残念ながら少なくない．やけを起こしたりさじを投げたりせず，その医師の得意な領域を探り，上手なかかわりをしてほしい．根気強い熱意と努力があれば，リハは必ず正しい方向へ向かうはずである．

5 回復期リハビリテーション病棟の今後

1. 科学に基づいたリハビリテーション

(1) 機能と生活の両立

リハ専門職が認識しておくべき基本である．活動は機能により成り立っている．この構造を理解していることにより，行動を理解でき，行動の改善に向けてアプローチすることができる．どちらを先に評価するかについては，職種の特徴や個々の患者による差があっていい．また状況に応じて変わる．ADLをみることにより，麻痺や筋力，運動の巧緻性，注意，病識，左半側空間無視の影響などの問題がみえる．会話の中から，喚語困難，理解障害，あるいは注意障害，社会適応障害がみえる．逆に，検査を行い麻痺，筋力，バランス，高次脳機能障害などを評価しておくことにより，生活で起こり得る問題を予想する．失語症検査を行い，会話に及ぼす影響を考える．

アプローチ方法も同様に多様である．個別の機能に働きかけることが有効である場合もあるであろうし，活動そのものに働きかけることにより改善が見込まれる場合もある．これらは的確な評価のうえで実施されることが望ましく，チームで相談のうえ分業することもある．どちらだけしかみないと，障害構造を捉えることができず，専門職としては不十分である．

(2) 臨床と研究の両立

自分のことを，「臨床を目指すセラピスト」であると感じたり，「研究を目指すセラピスト」であると思ったりすることはあるかもしれない．しかし，実際には臨床と研究もまたリハの両輪であり，どちらだけでいいというものではない．よい臨床家になるために，主観的経験だけをたよりに臨床を重ねていても，専門職としてスキルアップして

いくことはできない．経験を数値化し，データとして振り返り，科学的に分析する姿勢はリハになくてはならない．

　研究を進めるために，研究法の基礎を学んでほしい．最近は統計ソフトが簡便に使用できるようになり，データを収集し統計的処理をかければ，とりあえずなんらかの結果は出てくるようになった．しかし，偏りや欠落，誤りがある研究計画に基づき研究を進めた場合，不確実不適切な数値に振り回され，事の本質を見失うことになりかねない．このような失敗は比較的多くみかける．

　経験を客観的に振り返り，その後の臨床に生かしていくために，研究を行うことは有意義なことである．「こうだ」と思い込んでいたことが，データをとって確かめてみたところまったく違っていたということがある．逆に日頃感じている臨床的実感を証明するために地道にデータを収集し，検証し，証明していくことができる．科学的手続きを踏んで，仮説が正しいことを実証できれば，過去の研究との対比の中でその知見の意味を知り，自己の考えを整理し，臨床の新しい視点を獲得することができる．

2．プロフェッショナルが育つまで─新人教育の行方

　大量に誕生する新人セラピストに対して，どこの施設も必死に新人研修に取り組んでいる．どうしたら効率よく育てられるか，たいへん重要な課題である．放っておいても新人が自力で一人前に育たない例が増え，組織的に取り組むことの必要性が認識し始められ，さまざまな研修への取り組みが報告され始めている．新人らは入職からさほど立たぬうちに患者を担当し，日々臨床に取り組む．養成校で学んできた知識，技術だけでは到底太刀打ちできない．同時に，チームアプローチと連携も求められる．情報の発信，受信ができるようになるだけでも，大変な努力を要するスタッフ

も少なくない．職員研修に関わる仕事を担当している筆者は，リハ領域が抱える大問題として，真正面から日々，この問題に取り組んでいる．

　本書で詳しく述べるスペースはないが，スタッフ研修についてはより効率的なシステムを今後提案していかなければならないと感じている．ヒントはリハにある．つまり，リハと同様，新人たちの早期自立を目指していく．なんでも教えてもらうのではなく，自ら学ぶ力を引き出すことである．そのために誘導や援助は必要である．新人として迎えた若きセラピストたちが立派なプロフェッショナルになるまで，われわれは大切に育てていかねばならない．

3．リハビリテーションが担う領域の拡大と参加する職種のひろがり

　全国回復期リハビリテーション連絡協議会が主催する「研究発表会」に参加すると，参加者の数，熱気に加えて，発表の多彩さに目を奪われる．機能回復，能力回復，高次脳機能障害，コミュニケーション，装具，福祉機器，転倒対策，できるADLとしているADL，摂食嚥下，口腔衛生，栄養，失禁，家族，社会資源と生活サポート，そして職員教育やマネジメント….発症早期の患者が在宅に復帰することができるようサポートしていくことを考えれば，このようなリハ関連分野のひろがりは当然のことではある．しかし回復期リハビリテーション病棟創設時，10数年後にこれほどまで多方向広範囲に領域を広げ，多くの専門職の協業と連携を前提としたリハへ発展していることを，十分に予測していた人はどれほどいるのだろうか．

　回復期リハビリテーション病棟は，それ以前の「リハは理学療法士，作業療法士，言語聴覚士」という常識をぬり替えた．リハといえば「訓練室で機能訓練を行う」というイメージを変えた．リハの現場に，リハ専門職であるセラピスト以外に，

多くの「主役たち」を生んだ．看護師，介護士，ソーシャルワーカー，管理栄養士，栄養士，調理師，歯科衛生士，義肢装具士，そして医師ら自職種以外の職種とディスカッションすることは，実に興味深い．患者をみる視点，障害構造の捉え方が異なるということは，患者の全体像をふくらませ，そして細かいところまで見えるようにさせる．一人の人間をサポートしていくために，われわれはより力を合わせ合い，知恵を貸し合い，もっと多様なアイデアを出し合い，さらに連携を深めていかなければならない．

3．これからのリハビリテーション

今日に至るまでのリハの発展をみるかぎり，これからのリハもさらに多様化，高度化していくものと思われる．対象となる疾患や関わる職種もさらに広がるのではないだろうか．高い専門性がより評価され，チームアプローチの質がより評価される時代となる．

リハは，障害を負った人々が再び生き生きと輝くための試みである．経験を積み，知識，技術を磨くことで，より効果的なサービスを提供できるようになり，患者から感謝の言葉をいただく機会も少なくない．こんなにいい仕事はないというのが筆者の口癖である．われわれはリハ専門職として，誇りと責任を持ち，切磋琢磨し自己研鑽を重ね，さらにこの領域の発展に尽くすために，仲間としてともに歩んでいこう．

第11章

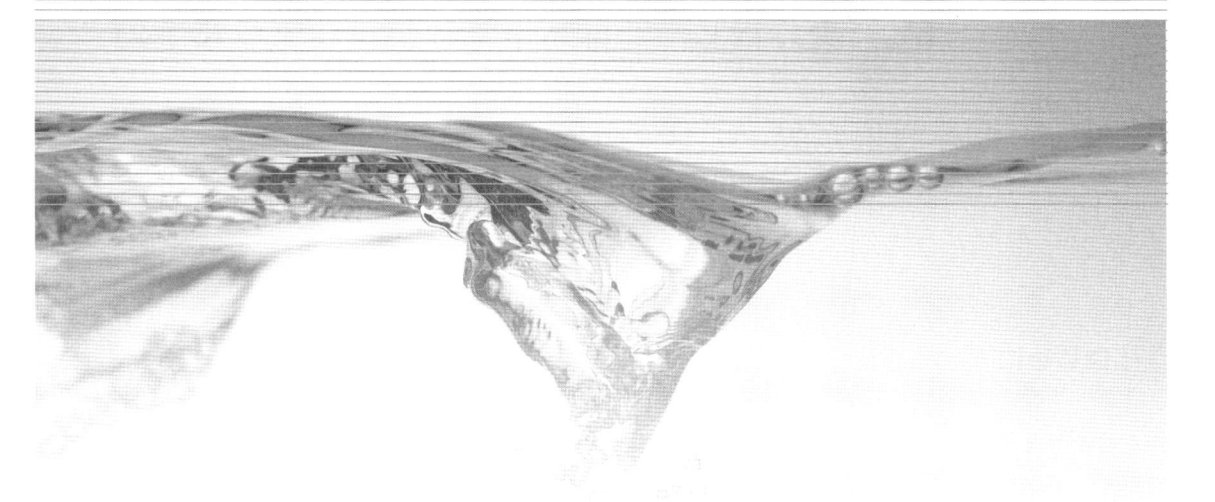

事例

11-1 退院後の「するADL」を意識したアプローチによって自宅内歩行自立，一部家事動作獲得に至った事例

木村麻奈美
ソフィア訪問看護ステーション経堂，作業療法士

1 はじめに

　左前頭葉皮質下の出血性梗塞により，重度右片麻痺と失語症を認めた62歳，女性．入院時は基盤的認知能力に低下を認め，ADLは全介助であったが，その後のアプローチにより屋内ADLが自立に至った．家事動作獲得に本人の強い希望があり，目標に取り入れ練習することで，一部可能となった．初期から退院後に自宅で「するADL」に着目し，家族の協力を得ながら関わることの重要性が示唆される事例であった．

2 事例紹介

　62歳，女性．左前頭葉皮質下に出血性脳梗塞を発症し，右上下肢に重度の運動麻痺と感覚障害を認め，発症18日で回復期リハビリテーション病棟へ入院した．発症前は平日勤務している夫と二人暮らし，専業主婦であった．入院時の家族のニーズは排泄の自立であり，家族は排泄が自立すれば自宅退院可能と考えていたが，直接自宅に退院するか中間施設を経由するかは判断できていなかった．

3 入院時の評価と初回目標設定

　運動麻痺（Br.stage）：右上肢Ⅱ，手指Ⅱ，下肢Ⅱ．

　感覚障害：表在覚・深部覚ともに重度鈍麻あり．麻痺側の管理はおおむね良好であった．

　高次脳機能面：意識は開眼しているが不清明で，注意障害，記憶の低下を認める．失語症，口部顔面失行，観念運動失行がある．レーヴン色彩マトリックス検査（RCPM）14/36点，認知・行動チェックリストは24/72点であった．

　コミュニケーション：失語症は中重度．理解は簡単な会話が部分的に理解できるレベル，表出は単語レベルの発話で，簡単なやりとりからも援助が必要な状態であった．コミュニケーションへの意欲はみられていた．

　基本動作：寝返り〜起き上がりは中等度介助，静的な端座位保持は自力で可能．立ち上がりは手すりを使用し中等度介助レベル，動作は失行の影響が大きく全体的に粗雑であった．

　ADL：FIM 44/126点（運動項目33点，認知項目11点）．食事は経口摂取可能，摂食具操作がやや拙劣．整容，更衣は一部介助，車いす操作は失行により拙劣となり介助を要した．尿便意は自発的な訴えがなく失禁状態であった．

入院時のカンファレンスにおいて，身体機能は重度に障害され，ADL にも全般的に介助を要していたが，比較的年齢が若いこと，発症後 18 日と早期であり今後意識をはじめとした基盤的認知能力の向上が期待できること，入院後 1 週間時点で尿便意の自発的訴えが出始めていたこと，失行はあるがリハビリテーション（以下，リハ）場面での動作学習がみられることなどを総合的に判断し，1 カ月時の目標を ① 基本動作・移乗動作の自立，② トイレ動作日中自立，③ 更衣動作一部獲得とし，最終目標は自宅退院を想定し ① T 字杖歩行屋内自立レベル，② 歩行での ADL 自立，③ コミュニケーション能力向上と設定して入院期間は 5 カ月程度と見込んだ．

作業療法では，一つの動作から次の動作に移る際に拙劣さが目立ったので，動作の移行を意識した練習を取り入れた．例えば移乗は，寝返り，靴着脱など移乗までの単一の練習に加え一連の流れで行い，次の動作移行時にジェスチャーやポインティングなどの非言語的な視覚誘導で手順を示し，混乱が生じないようにした．徐々に誘導を減らし動作が自動化されるように促した．その際，移乗に必要な右下肢の支持を促した方向転換や，靴着脱や車いすへのリーチに必要な座位バランス練習を行い，動作に必要な身体機能練習を実施した．また車いすや手すりとの距離の確認，場所を変えての移乗練習など，空間・環境の変化に応じた身体の使い方を確認しながら動作の再獲得を図った．介入の比率としては身体機能的な介入に重みを置き，覚醒の向上を図るため，よりダイナミックな身体運動をとり入れるようにした．また病棟の環境設定と ADL 練習も並行して実行した．

4 経過

1 カ月経過後，表情がはっきりとして笑顔も増え意識は清明となった．認知・行動チェックリストは 45/72 点．コミュニケーションは日常の簡単な会話は，聞き手の援助も必要とするがなんとか可能になり，家族や病棟スタッフとの意思疎通が可能になった．運動麻痺は上肢Ⅱ，手指Ⅱ，下肢Ⅲ，感覚障害は中等度へ改善した．基本動作は自力で可能になり，理学療法場面での歩行は短下肢装具と四点杖を使用して軽介助で可能になった．尿便意の訴えは正確さを増し日中の失禁はなくなった．ADL は全般的に介助量が軽減し，FIM は 63/126 点（運動項目 46 点，認知項目 17 点）となった．リハ場面での観念運動失行はほぼ消失した．ただし，安全への配慮が不十分でトイレ動作，移乗動作は自立には至らず 1 カ月時の目標を継続して介入した．

5 入院 3 カ月時（中間）評価と目標の再設定およびプログラムの変更

運動麻痺（Br.stage）：右上肢Ⅱ，手指Ⅱ，下肢Ⅲ．

感覚障害：表在覚，深部覚ともに中等度鈍麻．

高次脳機能面：失語症は中等度で軽度の注意障害が残存したが，記憶や状況判断は改善を認めた．観念失行は一定環境下であれば出現しないが，新しい環境下では適応できない場面がみられた．RCPM は 23/36 点，認知・行動チェックリストは 53/72 点であった（図1）．

コミュニケーション：発話は単語〜短文レベルで簡単な日常会話は可能だが，複雑なやりとりは困難であった．会話への意欲は高く，ジェスチャーを交え他者と意欲的に交流していた．

基本動作：自立，移乗は見守り．

歩行：リハ場面では短下肢装具と T 字杖使用にて見守りレベルで可能，病棟では未実施．

ADL：FIM 85/126 点（運動項目 63 点，認知項目 22 点）．

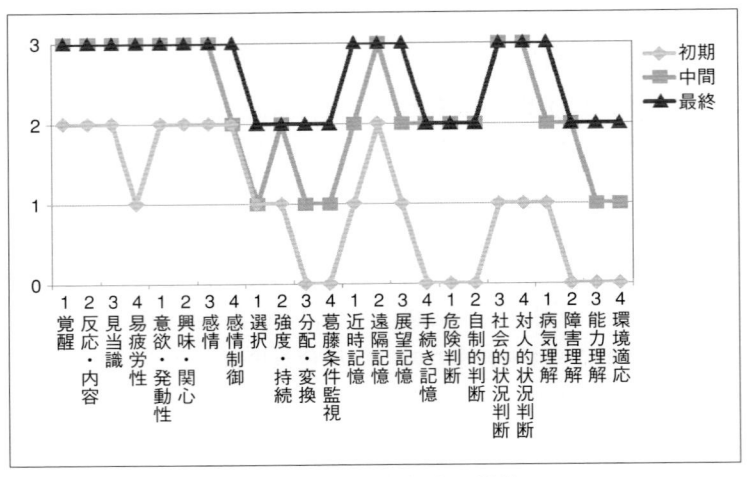

図1 基盤的認知能力の推移

医師との面談にて，退院先が自宅に決定し早急に家屋評価を行った．自宅では，階段昇降が必要であることが明らかとなった．また本人は家事復帰への希望が強く，退院後の意欲的な生活のためには家事の獲得が必要と考えた．本人の希望と家屋，身体機能の状況から可能と考えられる家事動作として，簡単な調理，洗濯物干し・たたみ，アイロンがけが挙がった．家事動作を行う際に移動先で杖と動作に注意をうまく分配できず転倒の危険性があることから，屋内では杖を使用せずにつたい歩きの獲得が必要と考えた．退院後に必要とされる「するADL」が明確となり，退院時ゴールを，① 室内つたい歩き自立，② 階段昇降の獲得，③ 屋外杖歩行見守り，④ 自立に至らないADL動作の代償方法獲得，⑤ 一部家事動作の獲得とした．

同時期に病棟での歩行練習を開始すると，訓練室歩行に比べバランスの崩れがみられた．また移乗動作の自立が1カ月目の目標であったが見守りがはずせず，病棟スタッフから不安の声が挙がった．リハ場面と実生活場面とでは能力の乖離が明らかになった．そこで身体機能重視の介入から動作重視の介入にシフトし，退院後の生活につながる「しているADL」向上のために理学療法士（PT），作業療法士（OT），言語聴覚士（ST），病棟スタッフで目標の共有化とかかわり方を再検討するため，身体機能面，高次脳機能面，環境面，心理面の問題点の抽出・分析を行った．

身体機能面では，① 側方移動など応用動作で右下肢の支持力不足，② 動的立位バランスの低下，高次脳機能面では，③ 歩行時，注意配分の低下により目的動作があると注意がそれ，バランスをくずしやすいこと，④ 作業工程が多いと手順の混乱や動作が止まる様子が観察され，新規課題場面での観念失行の再出現や情報処理能力の低下が疑われること，環境面では，⑤ 環境の変化に対応できないので，病棟の環境を統一するよう調整が必要なこと，心理面では ⑥ 能力向上を実感しており「できるかもしれない」と能力以上の動作を行う傾向があること，⑦ 病棟生活が思うようにならず退院後の生活への不安，焦燥感があることが挙げられた．

これらの問題点に対し，PTは二重課題での歩行練習，階段昇降練習，狭小スペース歩行など環境の変化に応じた応用歩行練習を行った．STは情報処理能力向上に向け，歩行を取り入れた注意課題や緊急連絡の方法など，実用的コミュニケーション手段の獲得に取り組んだ．OTは衣服の準

備など周辺動作も含んだ立位でのADL練習，化粧や下着着脱の獲得など本人にとって必要性の高いADL練習をした．また病棟スタッフには能力変化に応じた介助方法の変更を随時伝え，細かく段階づけすることで移乗，更衣の自立や病棟歩行の導入など「しているADL」向上の取り組みを行った．家事動作は動作評価から転倒の危険なく安全に配慮した自宅の環境調整を進め，自宅環境に近い空間を再現し動作練習を行った．また代償方法の獲得と手段の簡略化を行い確実にできる動作を増やしていった．家族には退院後予想される生活の様子を伝え，外泊訓練の際には必要と想定した動作をリストアップし，家族にその動作が可能であったかチェックしてもらった．

6 最終評価

1．退院時

運動麻痺，感覚障害は3カ月目から大きく変化しなかったが，動作能力は向上し，病棟では車いすでの生活が自立した．FIMは100/126点（運動項目73点，認知項目27点）となった．環境が変化する病棟では一部歩行導入にとどまったが環境調整下の自宅でのつたい歩きは自立，階段昇降は見守りレベルとなった．失語症は中等度残存したが，病識や状況判断は改善がみられ，認知・行動チェックリストは61/72点となった．家事動作は，調理は注意配分低下による転倒の危険性が払拭しきれなかったため，作業を限定することになったが，洗濯物干し・たたみ，アイロンがけは動作手順が定着し，環境に多少の差異が生じても確実性が増し対応できるようになっていた．結果として，本人の希望であった家事動作を一部獲得し自宅退院となった．

2．退院後

サービス調整により，退院後週1回の通所リハへ移行となった．身体機能面では大きく変化しなかったが，自宅環境に慣れたことで歩行の安定性は向上した．しかし，退院時に設定した家事以外も意欲的に取り組む機会が増え，不慣れな動作に困惑し失敗することも多くみられた．回復期リハビリテーション病棟で行うADL練習は，環境を再現しても仮定の空間であり，限界がある．退院後に想定した生活は，能力変化や活動範囲の変化で新たな問題点が出現する可能性がある．特に本事例のように失語や失行がある場合，新規課題や環境の変化に適応できないことが予想される．継続した支援体制を構築するために，関係先へ予想される問題点の申し送りを行うなど生活期との連携が必要と考えられた．

7 まとめ

回復期リハビリテーション病棟の生活は日常生活と異なることを念頭に置かなければならない．最大能力の「できるADL」や「しているADL」が向上しても，自宅環境などの要因によって，自宅で「するADL」には直結しないことがある．したがって，「しているADL」を向上させるのがゴールではなく，そのあとの在宅生活での「するADL」を向上させるという視点を持った介入が必要である．退院後想定される生活から必要な動作能力を見極め，回復期という限られた期間の中で，自宅退院に向け最大限の能力を引き出すための介入が必要である．その中でOTは，生活に責任を持つ専門職として，PTから得られる身体機能情報，STから得られる言語・高次脳機能情報を実際のADLと統合し，「どう生活していくか」を提案する力が期待される．

また回復期においては訓練室でみられる最大能力と，病棟で「しているADL」が乖離する事例を多く見る．身体機能や動作能力が向上する一方で，覚醒などの基盤的認知能力が改善してくると，失

行症などの個別的認知能力が表面化し，病棟では環境の変化に対応できず十分に能力が発揮できないことがある．「しているADL」はただ反復練習するだけでは向上しない．基盤的認知能力と個別的認知能力を評価し，身体機能と統合し，回復段階に合わせた，きめ細やかな介入プログラムの設定が必要となる．基盤的認知能力の変化や退院時期を考慮して，身体機能への介入と動作学習への介入の比率を変える必要がある．

　本事例の場合，入院初期には覚醒が不十分であり，ダイナミックな身体運動をとり入れた介入を行い，覚醒をはじめとする基盤的認知能力の向上を図った．その後，基盤的認知能力の改善に伴い，身体機能が向上したが，「しているADL」との差が生じたのを機に，自宅で行う家事動作に焦点をあて，多方向から分析して問題点を抽出することで，必要な機能の向上と動作学習に介入プログラムを変更した．そのことにより，病棟では歩行自立に至らなかったものの，自宅内歩行は自立し，家事動作を一部獲得した．しかし，入院時ほぼ全介助で退院先が未定であったこともあり，家族への積極的な介入ができず，退院後の生活を想定した「するADL」の把握が遅れてしまった．「するADL」を意識した介入を早期から展開できていれば，より早期の自宅退院が実現できた可能性があり，反省点であった．回復期では，入院時に「退院先が未定」，「回復の程度による」などの事態をしばしば経験するが，セラピストが積極的に家族へ情報発信し，現状や想定される生活を説明することで家族の理解を深め，また家族の不安を聴取して対応策を提案していくことで，早期の退院先の決定と退院先を意識したADLの早期改善につながると考える．そのためにも，正確な予後予測を行う能力や，対応策を提案するための情報発信，情報収集能力がセラピストには求められると考える．

11-2 注意の転導に対して声出し確認が有効であった事例

宍倉美樹子
船橋市リハビリセンター，作業療法士

1 はじめに

　右視床出血により，中等度左片麻痺と高次脳機能障害を呈した64歳，男性．左半側空間無視や注意障害，ペーシング障害が認められたが，言語機能や記憶は比較的良好であり，アプローチの結果，下肢の麻痺は軽度に改善，高次脳機能障害も改善し，比較的早期にADLが自立した．特に動作に際し，「声出し確認」が有効であった．自宅退院に向け，環境変化による動作の不確実性が認められた．比較的軽症例であったことから，早期に退院を見据え家族への介入，外泊や家屋訪問などを進めることが必要な事例であったと考えられた．

2 事例紹介

　64歳，男性，右視床出血後保存加療を行った．左片麻痺，注意障害，左半側空間無視，運動維持困難，ペーシング障害，病識低下を呈した．発症5日後から理学療法，作業療法を開始，発症15日目，リハビリテーション（以下，リハ）目的で回復期リハビリテーション病棟へ転入院した．入院時本人の希望は「自分のことは自分でできるように」「左を使って着替えなどをしたい」，妻（パート勤務）は「自宅で一人でもいられるように」とのことであった．

3 入院時の評価および目標設定

　意識：JCS Ⅰ桁（覚醒しているが，刺激がないとぼんやりしており清明ではなかった）．

　運動麻痺（Br. stage）：左上肢Ⅳ，手指Ⅲ，下肢Ⅳ．

　感覚障害：表在覚・深部覚とも中等度鈍麻．

　高次脳機能面：認知・行動チェックリストは33/72点．MMSEは20/30点．三宅式記銘力検査は有関係6-8-9，無関係1-3-4．標準注意検査法（CAT）の下位検査 disit span；順唱5桁，逆唱3桁，tapping span；順唱4桁，逆唱3桁，SDMT（Symbol Digit Modalities Test）21％．TMT（Trail Making Test）-part A 125秒，part B 途中で不可．行動性無視検査日本版（BIT）は102/146点．閉眼の持続5秒．「できるだけ遅く」の指示で自己氏名の書字は11秒であった．視覚・聴覚刺激に対して頻繁に注意が転導しやすく，次々と動作を行ってしまい，声かけにて静止が必要であった．左半側空間無視の影響もあり，右側からの刺激に対しては過剰に注意がそれてしまった．

　基本動作：起居動作は麻痺側の忘れなどがあり声かけが必要であった．静的端座位保持は上肢は手すり把持でやや左後方傾斜だが可能．動的端座

位保持は軽介助を要した．

ADL：移動方法は，車いす駆動にて直進時に左方向壁へのぶつかりがみられた．バランス能力はFBS (Functional Balance Scale) 18/56点で，平行棒内歩行では体幹側屈を代償とした振り出しとなり，重心の誘導に介助が必要であった．プラスチック短下肢装具4点杖での歩行では動作手順が定着しておらず，杖・下肢の運びなどの歩行リズムが乱れる状態であった．

日常生活面では注意面の選択性，転導性，配分性の低下を認め，誤りに気づいた際に動作が止まると，次の動作への切り替えに時間を要した．動作は性急で，気づいたことを次々に行ってしまうため，左上肢は注意が向いていれば管理が可能であるが，注意がそれると左上肢の管理が不十分となり，食事，整容，更衣は声かけや軽介助が必要，入浴は移乗・浴槽の出入りに介助が必要で，洗体は部分的に可能であった．

コミュニケーション：表出・理解ともに可能であるが，やや多弁であり，一方的な会話のペースとなりやすい．左半側空間無視の影響から対面での会話時には右側を向きやすく，アイコンタクトははずれやすい．注意障害の影響から話題は転導しやすく，内容を掘り下げるのは容易ではなかった．軽度の記憶機能低下を認めるが，日常動作場面では一度聞いた手順を自ら声に出しながら想起する様子がみられ，学習は可能であった．「よく左を見落とすから，よく見なさいって言われるんです」「急がないでゆっくりやりなさいって言われるんです」などの発言が聞かれ，自身の障害像や注意点を概ね理解しているが，日常場面では車いすのフットサポートから左足が落ちていても気づかず，病識は不十分であった．

中等度左片麻痺や左半側空間無視，注意障害，ペーシング障害を呈しているが，言語機能や記憶は比較的良好であり，発症より半月程度であることや比較的年齢が若いこと，病識はあいまいであるものの，自身の状況を理解できていることなどから総合的に判断し，屋内での活動は自立すると予測された．本人・家族の希望である日中独居を可能とするには，早期に退院を見据え家族への介入，外泊や家屋訪問などを進めることが必要であった．

退院時の目標として①屋内フリーハンド自立歩行，②屋外は杖を使用しての歩行自立，③麻痺上肢の補助手としてのADLへの参加（入浴は見守り，その他は自立）とした．また退院後は社会参加を促していけるよう，外来リハやデイサービスなどの通院・通所サービスでのリハを継続することも踏まえ，入院期間は4カ月～4カ月半程度と見込んだ．

入院1カ月後の目標として①自室内での移乗と車いす移動の自立，②病棟での歩行見守り，③声出し確認の定着を目標とした．

4 アプローチと経過

1. アプローチ方法の検討

言語機能や記憶機能は比較的保持されていたことから，紙面提示やマーキングを試みたところ，有効ではあったが，目標とする自宅内生活の自立に向けて，それらの代償方法だけでは自宅内の多くの動作まで補いきれないと考えた．そこで，実際の生活場面である病室にて「動作手順を声に出しながら行う動作」の獲得を進めた．訓練をする際の環境設定として，訓練室などの周囲に人が大勢いるなど注意が転導しやすい場所では訓練が困難であり，人のいない廊下など静かな環境で訓練を実施した．病室での訓練においても同様で，注意がそれやすい場合は，カーテンにて仕切るなどの工夫が必要であった．

最終目標である，①屋内フリーハンド自立歩行レベル，②屋外は杖を使用しての歩行自立，③麻痺上肢の補助手としてのADLへの参加に向け

て，訓練では，1) 歩行時の杖，下肢の手順確認，2) 段差昇降の手順確認，3) 両上肢支持を利用しての床上動作の手順確認，4) 食事・整容・更衣動作時の左手の使い方の確認の4点に重点を置き，理学療法士（PT），作業療法士（OT），言語聴覚士（ST），看護師，介護士が動作状況の情報共有を行いながら，まずは病棟生活における自立度の向上を目標に訓練を実施した．

　PTは立位バランス，歩行バランス能力の向上と杖・下肢の運びの順番に関して，事例自身が声を出して行うことで確認しながら行った．OTは左上肢機能訓練とともに，両上肢を使用しての床上動作と食事・整容・更衣動作を実施し，動作手順を確認した．STは，ペーシング障害に対しゆっくりと書字を行う課題を行い，行動抑制を促すとともに，理学療法，作業療法の訓練時に注意が転導しやすい場面を振り返り，安全な動作を事例と共に紙面上に言語的表現にて確認した．病棟でも同様に，看護師，介護士の介助のもと，動作ごとに事例自身が声を出して確認するように促した．さらにどのスタッフが介入しても同様の手順が踏めるように，居室に紙面にて手順を掲示した．そのことで事例自身も訓練以外の時間にも積極的に手順を学習することを促した．

2．入院1カ月後の評価

　回復期リハ開始後1カ月では注意機能の改善がみられ，認知・行動チェックリスト48/72点，意識は清明となり，注意面での改善を認めた．MMSEは27点/30点となった．CATの下位検査 disit span；順唱6桁，逆唱5桁，tapping span；順唱5桁，逆唱4桁，SDMT 43%，TMT-A 63秒，TMT-B 105秒，BITは132/146点，閉眼の持続30秒以上，「できるだけ遅く」の指示で自己氏名の書字は30秒以上となり，机上では大幅な改善がみられた．視覚刺激，聴覚刺激に対しても容易に注意がそれることなく，訓練室での歩行訓練も行えるようになった．

　麻痺（Br. stage）は左上肢Ⅴ，手指Ⅲ，下肢Ⅴへ．感覚障害は軽度鈍麻に改善し，バランス能力はFBS 46/56点と改善した．歩行はT字杖を使用して見守りで歩行が可能になった．車いすでの病棟内の移動が自立し，病棟歩行はT字杖使用にて看護師，介護士の見守りで行った．

　日常生活では手順を自身で確認しながらの動作となり，安定性が改善され自立度が向上した．介助量は軽減したが，動作の不確実さや衝動性は完全には消失せず，とっさの場面や起居動作や車いす操作での麻痺側の管理は声かけや声出しなしでは不十分さが目立ち，更衣や入浴は動作中に一度失敗をすると動作が性急となり修正が困難で，軽介助を必要とする場合もあった．注意力低下や病識低下は残存しており，「動作の順番はしっかり覚えている」「あとはうっかりをなくすだけ」などの発言が聞かれるものの，行いたい動作を思い立つと，動作手順を声出し確認することなく動作を開始するなど，性急な行動がみられることがあり，声かけの静止が必要で病棟生活では見守りははずせなかった．

3．入院3カ月後の評価—声出し確認の意識づけによる変化

　理学療法，作業療法訓練時に歩行・更衣などで，(1)声出し確認をせずに動作を行った時と，声出し確認をしての動作を比較して行い，声出し確認することにより，動作の確実性が増し介助量が軽減することを事例とともに確認，(2)動作中に失敗した際には，動作を静止し失敗を言語的に確認してから動作を再開することを繰り返した．

　言語療法では声出し確認を行わず動作をしてしまうことを振り返り，(3)いつ，どこで，どんな時に声出し確認を忘れるのかを確認した．事例が自身の動作を振り返ることにより，動作が性急であること，衝動性がありとっさの行動を抑制できな

いことを確認できた．「何かを始める時は一呼吸おいてから」「失敗したらあせらず最初から」との事例自身の発言もあり，病識が改善され，日常生活でも繰り返し動作を行った場面では，動作開始前に動作手順を確認してから行う，動作途中で失敗した際には，動作を静止してどこで失敗したかを確認し，手順を確認してから動作を再開することが増えた．

回復期リハ開始 3 カ月後には，起居動作，車いす駆動では意識して動作することにより，声出し確認を行わなくとも麻痺側の管理ができるようになった．更衣，入浴では動作の性急な場面は残存しているものの，動作を静止し失敗を確認し，どのように修正するべきかを検討しながら動作を開始できるようになった．

4．入院 4 カ月後，家庭訪問で明確になった問題点に対して

回復期リハ開始後 4 カ月が経過し，歩行速度やバランス能力は改善を認め，屋内 ADL はおおむね可能となった．落ちついて行動するために，手順確認や声出しにより歩行，段差昇降，床上動作を行うことが引き続き有効であった．自宅退院に向けて準備が始まり家庭訪問を実施した．家庭訪問時，自宅での動作では，上り框，階段（手すりあり），自宅内の庭の不整地にて注意が次々に転導し，環境に影響され動作に集中できず動作手順があいまいになり，動作不安定となった．そのため介助量が増加し，同行した PT が軽介助する状態となった．

原因として，自宅であっても訓練した場所とは違い不慣れな環境となり，あせりや不安が注意の転導を引き起こし，動作手順があいまいとなって動作が不確実なものとなり介助量が増加したと考えられた．院内と比べ，家庭内では物が置いてあったり，廊下が狭いなど環境が異なるためにさらに複雑な注意が必要となった．玄関から自宅の庭のように屋外という広い環境は，家庭訪問時には不慣れであり，事例も「自分の家なのに練習した場所と違うだけで焦っちゃった」との発言あり．不慣れな環境下での注意力の変化（転導性の亢進）が顕著に出現した．身体機能面では，屋外歩行は見守りで可能な能力を保持していたにもかかわらず，注意障害や左半側空間無視，ペーシング障害といった高次脳機能障害を統制することの不十分さが浮かび上がった結果となった．

自宅での動作評価後，自宅内で安全に歩行，段差昇降，床上動作が実施できるように，動作評価時に問題となった場所の写真をもとに，安全な動作を確認し，模擬的な環境を設定し動作の訓練を行った．さらに今後，通院でのリハを実施する際に，病院までの屋外歩行，病院の待合所など人ごみでも安全に歩行できるように，院外での歩行や人ごみ，公共交通機関での歩行を繰り返し実施し，事例自身に場所によって能力の変化があることを意識づけるとともに，多種多様な場所で繰り返すことで左への注意を喚起させ，不慣れな場所に対する恐怖感を軽減した．また家族指導を実施し，妻と一緒に実際に動作を行いながら動作手順の確認を訓練場面と同様に声出ししながら行い，妻の介助によって自宅内・外でも安全に動作が可能になった時点で外泊訓練を実施した．

5　退院時再評価とまとめ

回復期リハビリテーション病棟入院後，約 4 カ月半で退院となった．退院時の歩行は整地であれば杖なしで見守りレベルとなり，自宅内では手すり・壁づたいで移動は自立し，上り框は手すり使用にて自立，屋外歩行は T 字杖にて見守りレベルとなった．左上肢Ⅳ，手指Ⅳ，下肢Ⅴ，FBS 54/56 点であった．認知・行動チェックリスト 62/72 点，病識適応での改善が認められてきた．MMSE は 30 点/30 点となった．CAT の下位検査 disit

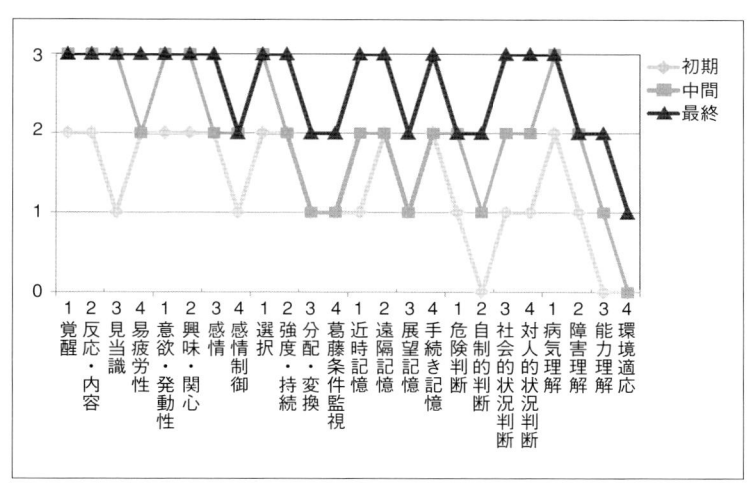

図1 基盤的認知能力の推移

span；順唱6桁，逆唱6桁，tapping span；順唱5桁，逆唱5桁，SDMT 52％，TMT-A 49秒，TMT-B 98秒，BITは144/146点となった．

日常生活は動作手順が定着し，注意が転導することなくスムーズに動作が行えるようになった．ADLは更衣，排泄，食事は自立し，入浴は洗体が不十分である以外は見守りレベルとなった（FIM 120/126点）．コミュニケーションでは，アイコンタクトも十分に持続することが可能になった．話題が転導することはなくなり，内容を掘り下げることも可能となり，深刻味を帯びた発言が聞かれ，病識が獲得されてきていることがうかがえた．

6 まとめ

本事例は入院初期は基盤的認知機能に低下が認められたが（**図1**），言語機能，記憶機能は比較的保持されており，記憶では陳述記憶の想起が可能であった．そのため，注意障害や運動維持困難やペーシング障害，左半側空間無視の影響による動作の性急性や左の見落としに対して，声出し確認の代償方法が獲得できた．また病識も不十分ではあるものの，訓練中や病棟での生活場面においても毎回手順を確認しながら行動することで，事例自身が自分の能力を正しく理解し，注意が低下しやすい場面への気づきが図れ，対応の仕方を学習できた．その結果，自ら動作手順を検討し声出しが可能となった．これらのことが訓練効果を上げる要因となり，病院内での動作の安定を可能にしたと思われる．

しかし反省点として，環境の変化によって動作の確実性が低下することを予想しなかったことが挙げられる．動作評価では，家庭訪問時の動作では，高次脳機能の影響がより浮きぼりとなった．不慣れな環境での注意障害，左半側空間無視，ペーシング障害といった複数の高次脳機能障害の統制を図るためのアプローチがされていなかった．多様な場面での動作の確実性の低下は自宅外での動作の自立を阻害するものであり，入院中から運動と認知を統合した考え方を持ち，想定され得る問題を見極めて介入することが，退院後の生活の幅を広げることにつながると思われた．

11-3 基盤的認知能力の変化に合わせてアプローチ方法を変更した右半球損傷の事例

志村圭太
国際医療福祉大学大学院, 理学療法士

1 はじめに

本事例は入院時重度の左片麻痺と感覚障害に加えて, 座位・立位時のPusher症状, 軽度意識障害と注意障害, および左半側空間無視を認めた. 回復期リハビリテーション病棟転入初期からMMSEの得点は高かったが, 身体機能の低下に加えて注意障害と左半側空間無視を主症状とした高次脳機能障害の影響と思われる行動所見が多く観察され, ADL全般に介助を要していた. そこで高次脳機能障害を分析的に捉え, 効果的と思われるアプローチ方法を選択し, 適宜変更することで, 徐々にADLの獲得が進み自宅退院が可能となった事例である.

2 事例紹介

60歳, 男性. 右内頸動脈閉塞を発症しt-PAが施行されたが, 中大脳動脈領域の広範梗塞が残存した. 左上下肢に重度の運動麻痺と感覚障害, 左半側空間無視, 注意障害を呈した. 発症28日で回復期リハビリテーション病棟へ転入院した. 発症前は妻と二人暮らしをしており, 仕事は会社の役員でデスクワークが中心だった. 入院時の本人および家族の希望は, 立位歩行レベルのADLが自立しての自宅退院および職場復帰であった.

3 入院時の評価と初回目標設定

意識レベル: JCS I-1. 開眼しているが, ぼんやりとしており外部刺激に対する反応遅延を認めた.

運動麻痺 (Br.stage): 左上肢Ⅱ, 手指Ⅱ, 下肢Ⅲ.

筋緊張: 左上下肢とも亢進. MAS (Modified Ashworth Scale) 上肢屈曲筋群1+, 下肢伸展筋群1+.

関節可動域制限: 胸椎の後弯変形

筋力: 右上下肢MMT (徒手筋力テスト) 5レベル, 体幹屈曲4レベル.

感覚障害: 左上下肢に表在覚・深部覚ともに重度感覚障害.

視野欠損: 左下1/4の視野欠損.

高次脳機能面: 机上検査および行動上で左半側空間無視 (線分二等分線では右に3cm偏倚), 注意障害 (TMT-Aは186秒, TMT-Bは256秒), 構成障害 (立方体模写にて全体的に崩れあり) を認めた. MMSEは28/30点と, 得点だけをみると全般的な認知能力は保たれているように思われた. しかし, 表情の変化や発動性に乏しくぼんやりしているように感じられ, 意識障害の軽度残存

を疑わせた．動作場面では動作手順の間違いを途中で指摘すると混乱し，動作が止まり困難になる様子がみられた．また会話中に突如として泣き出すことが多く，感情失禁も疑われた．認知・行動チェックリストは38/72点であった．

コミュニケーション：日常的なやりとりは可能であり，自身の仕事の話などはかなり高度な内容まで説明できていた．しかしセラピストの多段階的な指示に対する理解は十分でなく，一つの動作に執着し，指示されたことを自身で復唱して同じ動作を繰り返すなど，何度も確認する様子がみられた．

基本動作：寝返りは左右どちらにも自力で可能．起き上がりはHead Up～On Elbowにかけて介助を要した．寝返り・起き上がり動作場面では，動作が性急で麻痺側上下肢の操作を忘れるなど，麻痺側に対する認識が不十分な様子が観察された．静的な座位では，非麻痺側上下肢の過剰努力によるPusher症状を認め，軽介助を要した．立ち上がり動作は手すりやベッド柵があれば軽介助で可能だが，立位保持時にPusher症状を認め，麻痺側への体幹の崩れが観察された．

移乗動作（ベッド⇔車いす）：一人介助で可能だったが，ブレーキおよびフットレストの管理には常に口頭指示が必要だった．また非麻痺側上肢の過剰努力が強く，手すりあるいはベッド上についた上肢を突っ張ってしまい，方向転換時に介助を要することもあった．

歩行：平行棒内で短下肢装具を使用し，中等度の介助にて3往復可能だった．立脚期の支持性は比較的良好だったが，静止立位ではPusher症状により，非麻痺側への重心移動が不十分で，麻痺側の振り出しが困難だった．

ADL：食事は車いす座位にて箸を用い自力にて摂取可能．整容動作は見守り～一部介助，更衣動作は全介助，トイレ動作全介助，車いす駆動では左側への注意が低下しており口頭指示および介助を要した．尿便意は自発的な訴えが可能だったが時折失禁がみられた．FIMは71/126点（運動項目41点，認知項目30点）．

入院初期には重度の左片麻痺に加え，Pusher症状，軽度の意識障害と左半側空間無視および注意障害を認めており，ADLにも全般的に介助を要していた．しかし比較的年齢が若く全般的な認知能力が保たれていること，尿便意に改善がみられていることから十分に今後の改善が期待できると考え，回復期リハビリテーション病棟転入1カ月時の目標を①基本動作および移乗動作自立，②トイレ動作軽介助～見守りとし，最終目標は「4カ月程度で装具およびT字杖使用で屋内歩行自立，屋外歩行見守り，歩行を主体としたADLでの自宅退院」と設定した．

理学療法では，感覚障害が重度で麻痺側の認識も不十分だったため，麻痺側への寝返り，長座位や胡座位での非麻痺側上肢を使用した麻痺側上下肢の探索，麻痺側空間へのリーチ課題を行うなどして，感覚入力と空間認識の拡大を意識して介入した．また非麻痺側への重心移動が不良でPusher現象を認めたため，アライメントの正中化を図りつつ，座位および立位での非麻痺側への重心移動を促した．高次脳機能面の問題としては，はじめに意識・覚醒水準の向上が必要と考えられたため，静的な姿勢保持課題や動作の学習課題よりも全身運動による意識・覚醒水準の向上，動的な運動課題でのバランス機能の改善を目的としての歩行練習に比重を置き，積極的に短下肢装具を用いての歩行練習を実施した．その際，本事例はさまざまな場面で運動・動作の口頭指示に対して執着し，一定の順序や方法に固執する傾向が強かったため，言語的な動作指示は極力減らし，セラピストが動作を徒手的に誘導する形で動作学習を図った．

4 経過

1．入院 1 カ月時まで

入院後約 1 カ月時までに，意識・覚醒状態が改善，表情がはっきりとして外的刺激に対する反応は早くなった．しかし，注意障害が顕在化したためか，さまざまな場面で動作の性急さがより目立つようになった．会話中に突如として泣き出す様子はほとんどみられなくなった．運動麻痺は上肢Ⅱ，手指Ⅱ，下肢Ⅲと変化なく，感覚障害は表在覚が改善し軽度鈍麻となったが，深部感覚障害は重度のままだった．基本動作は自立し，Pusher症状は消失した．

しかし，移乗動作ではブレーキ・フットレストの操作を忘れるため，口頭指示が必要であった．歩行はプラスチック製短下肢装具（継ぎ手なしシューホンタイプ）と四点杖を使用して軽介助で可能になったが，歩行中の他者や周辺環境への注意は不十分で，安全面への配慮も低下していた．尿便意の訴えは正確となり日中の失禁はなくなった．ADL は全般的に介助量が軽減し，FIM は 88/126 点（運動項目 53 点，認知項目 35 点）となった．安全への配慮が不十分でトイレ動作および移乗動作は自立には至らず，1 カ月時の目標を継続して介入した．新たな目標として，3 カ月時までの装具および杖を使用しての屋内歩行自立を追加した．

高次脳機能障害としては，注意障害に起因すると考えられる動作の性急さが大きな問題となっていた．本事例も「気がそれるとうまくいかない」と話しており，自身の注意障害について徐々に認識している様子がうかがえた．

移乗動作やトイレ動作自体は可能なレベルとなっていたが，動作手順の学習が進まず見守りや口頭指示を要していた．歩行による ADL 獲得にはまだ時間を要することが予想されたため，病棟での車いすレベルの ADL 拡大を目的に，理学療法ではこれまでよりも歩行練習の時間を減少させ，ベッドサイドでの移乗動作およびトイレ動作の反復練習と，体幹を中心とした身体機能向上に向けたアプローチの割合を多くした．また移乗動作を行う際，自身に手順を言語化して行わせることで明示的な動作手順の学習を図った．

2．入院 2 カ月時まで

入院 2 カ月頃には，身体機能面では運動麻痺や感覚障害に変化はなかった．認知・行動チェックリストは 51/72 点まで改善した．移乗・トイレ動作が自立し，車いすレベルの ADL は入浴と更衣動作を除き自立レベルとなった．歩行場面では，歩行動作自体の安定性は向上し身体介助なしで歩行可能となったが，外部刺激に対する注意の転導性の亢進や左側空間への不注意さが観察され，周囲環境の変化による歩行安定性の変化があり，実生活場面での歩行導入には至らなかった．リハカンファレンスにて，3 カ月時までの病棟内歩行自立，入院 4 カ月での自宅退院を目標に設定することが確認された．この頃から実際の生活場面に即した動作の学習を目的として，病棟内での歩行練習を多く取り入れた．

更衣動作の学習が進まない原因として，注意障害に加え，左半側空間無視や構成障害の影響が考えられた．これに対し，作業療法では使う衣類の形状を統一し，一つの方法を繰り返し練習することで学習を促した．また自宅内の浴室環境に近い状況を設定し入浴動作の練習を行った．

5 再評価

入院 3 カ月時

意識レベル：清明．

運動麻痺（Br. stage）：左上肢Ⅱ，手指Ⅱ，下肢Ⅲ（わずかに足関節の背屈が可能となった）

筋緊張：左上下肢とも亢進しMASのグレードには変化なし．

　感覚障害：表在覚は軽度鈍麻，深部覚は重度障害が残存．

　高次脳機能面：注意障害は軽症化したが，新しい環境での動作場面では手順がわからなくなるなど混乱する様子を呈した．左半側空間無視症状は机上および行動場面ともに消失した．認知・行動チェックリストは60/72点であった．

　コミュニケーション：日常生活上問題ないレベル．

　基本動作：自立．

　移乗動作：自立．

　歩行：プラスチック製短下肢装具およびT字杖使用にて日中の病棟内歩行自立．屋外歩行時には病棟内歩行時には観察されなくなっていた外部刺激に対する注意の転導性の亢進や左側空間への不注意さが再び観察され，つまずきも頻出したため介助を要した．

　ADL：FIM108/126点（運動項目73点，認知項目35点）．主な減点項目は更衣および入浴であった．特に更衣動作では依然として洋服の形状が認識できず，一部口頭指示や介助を要した．

　この頃から自宅環境に慣れていただくために，週末には毎週外泊練習を繰り返し行った．退院時目標を①妻による介助での屋外短距離歩行獲得，②妻による介助での更衣動作・入浴動作獲得とした．理学療法では妻による介助での短距離の屋外歩行獲得を目標に，屋外歩行練習を開始した．屋内歩行では狭小スペースでの方向転換，つたい歩きなど自宅内で想定される動作の練習を多く行った．

6 退院時評価（転入4カ月）

　身体機能面では3カ月目と比較して大きな変化は認めなかった．認知・行動チェックリストは65/72点であった．屋外歩行では依然として環境の変化に伴い注意が転導し不安定さを認めたが，介助量は大幅に軽減し妻の見守り～声かけ程度の介助量で近隣の散歩は可能となった．妻に対しては，今後も環境の変化や心理的負荷が高まった状況では，再び介助量が多くなることが予想される旨を伝え，介助の方法に注意するよう指導した．更衣動作ではTシャツとズボンの更衣は自力で可能となったが，それ以外の上衣の着替えは一部介助を要した．入浴に関しては軽介助で可能となった．外泊を数回繰り返し，自宅退院となった．

7 退院後のアプローチ

　本事例は外泊を数回繰り返したとはいえ，病院から自宅へと環境が変化することで注意障害の影響により動作手順の混乱をきたすと考えられた．そこで，まずは自宅内でのADL獲得を目的に，あらかじめ訪問リハを導入することをケアマネジャーに依頼した．環境の変化に対する適応が難しい症例に関しては訪問リハを導入し，徐々に自宅内から活動範囲をひろげていくことが望ましいと考えられる．

8 まとめ

　急性期には意識レベルが低下することで，半側空間無視や注意障害などの右半球症状が重度に認められる例が少なくない．またそのような症例では，長期的な目標が低く見積もられることがある．しかし，基盤的認知能力が早期に改善すればこれらの症状は軽症化することが多く，屋内レベルの歩行能力や長期的なADLには大きな影響はないことを多く経験する．本事例も入院時は軽度の意識障害が残存し，右半球症状が顕著に認められたが，覚醒度が上がるにつれて半側空間無視は消失した．つまり，急性期～亜急性期に認められる左

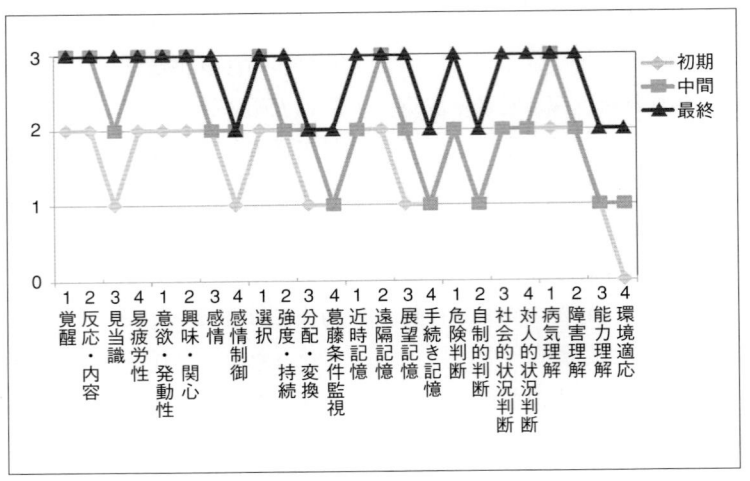

図1　基盤的認知能力の推移

半側空間無視症状に対しては初期の重症度にとらわれず，基盤的認知能力を評価したうえで長期的な目標を設定することが重要である（**図1**）．

本事例のように意識・覚醒に問題があり，右半球症状が顕著に認められる症例では，早期からの明示的な動作学習は難しい．「意識・覚醒」は基盤的認知能力を構成する要素の中で最も下位に位置する能力であり，これが改善されることで，その症例の高次脳機能障害の本質がみえてくる．意識・覚醒の改善を促すことを目的に積極的な立位歩行練習を実施し，その改善に合わせ動作の言語化などを用いた明示的な動作学習にシフトさせ，最終的には動作の自動化を促していくことで，効率的な動作獲得につながると考えられる．また注意障害を呈する症例では，機能的には安定して可能な動作でも環境の変化によって動作安定性の変化をきたす場合が多い．そのことを理解し，環境に対する順応は進むのか，実際の生活環境でその目的動作が安定性をもって遂行可能なのかどうかという観点からも動作を観察していくことが必要である．

11-4 基盤的認知能力の回復が不十分でADLが自立に至らなかった摂食・嚥下障害の事例

藤田　愛
船橋市立リハビリテーション病院，言語聴覚士

1 はじめに

　身体機能，嚥下機能はADL自立可能な程度に回復したが基盤的認知能力の回復が不十分で，食事などADLが自立に至らず，家族状況の要因もあり，施設入所になった事例について，摂食・嚥下障害に対する言語聴覚士（ST）の訓練を中心に紹介する．

2 事例紹介

　78歳，女性．自宅にて突然意識消失し，A病院に救急搬送され，頭部CTにて右被殻出血と診断された．発症後3日，意識障害遷延し頭部CTにて脳浮腫強く開頭血腫除去術が施行された．左上下肢に重度の運動麻痺と感覚障害，左半側空間無視，注意障害，摂食・嚥下障害，運動障害性構音障害などが残存し，発症後35日にリハビリテーション（以下，リハ）目的で当院回復期リハビリテーション病棟へ入転院した．
　発症前は家事全般を行い，長男（会社員）との二人暮らしであった．長男は，日中一人で過ごせるようにならなければ施設入所を考えているとのことであった．

3 入院時の評価および初回目標設定

　頭部MRI所見：右被殻の血腫はほぼ吸収されていたが，左側皮質下に陳旧性の小梗塞巣が点在していた．
　運動麻痺（Br.stage）：左上肢Ⅰ，手指Ⅰ，下肢Ⅱ．
　感覚障害：表在覚・深部覚ともに重度鈍麻．
　高次脳機能面：軽度意識障害を認め，開眼は15分程度しか持続せず易疲労性が顕著であった．すべての活動の開始には促しを要し，感情は平板化していた．机上課題において単一の刺激の選択は可能であったが，注意の持続は10分程度であった．近時記憶は，家族の面会など本人にとって印象的と思われるエピソードの想起も困難であった．病識低下を認め，危険判断は困難であり，右側上下肢を過剰に動かしベッドから転落しそうになることもあった．左半側空間無視を認め，抹消課題，模写課題ではいずれも左側の見落としが著明であった．MMSEは3/30点，コース立方体組み合わせテストとレーヴン色彩マトリックス検査（RCPM）は施行不能，認知・行動チェックリストは22/72点であった．
　運動障害性構音障害：左顔面下部および左舌の麻痺による母音・子音の歪み，左軟口蓋の挙上不

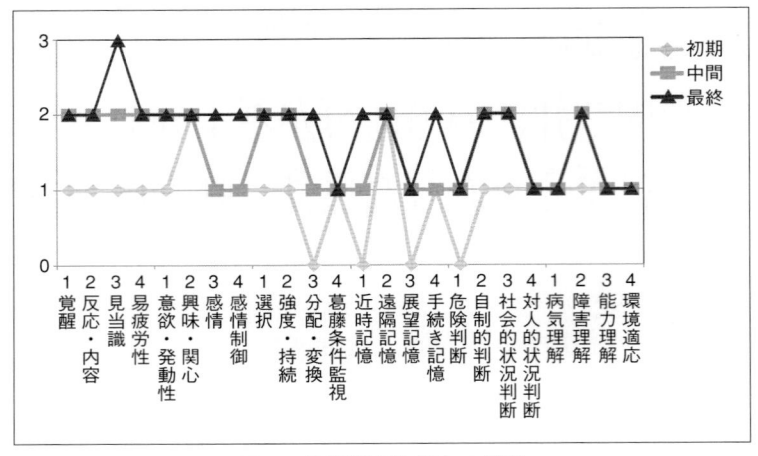

図1　基盤的認知能力の推移

全による開鼻声のため，発話明瞭度3/5（聞き手が話題を知っていればわかる），自然度3/5（明らかに不自然である）であった．ゆっくりと区切りながら話すよう促すと聞きとれる単語もあったが，聞き手が推測しYes-No反応で確認する必要があった．

摂食・嚥下障害：経口摂取は不可能で，間欠的口腔食道経管栄養法にて栄養と水分は摂取していた．摂食・嚥下能力グレード（以下，Gr）2/10（基礎的嚥下訓練のみの適応あり），摂食・嚥下状況のレベル（以下，Lv）2/10（食物を用いない嚥下訓練を行っている）．反復唾液飲み検査（RSST）は0回．改訂水飲みテスト2/5（嚥下あり，むせないが呼吸変化あり）．先行期は覚醒が不確実で，食物の認識は可能だが食思低下していた．口腔期は食塊形成が困難で送り込みも困難，少量ずつ送り込まれていた．咽頭期は嚥下反射が遅延し，喉頭の挙上範囲に制限を認めた．嚥下造影（VF）では食道入口部の開大不全を認め，梨状窩への顕著な咽頭残留がみられた．喉頭挙上時に咽頭残留の少量の喉頭侵入を認めたが，ムセはみられなかった．食道期は停留および逆流はみられなかった．

基本動作，ADL：すべての基本動作とADLに介助が必要で，FIMは23/126点（運動項目13点，認知項目10点）であった．

4 経過

1. 入院時アプローチ方法の検討

高次脳機能面：覚醒時レベルの低下を認め，基盤的認知能力全般に影響を及ぼしていた（**図1**）．まずは活動量を増加させ，意識レベルの改善を促すことにした．

摂食・嚥下：入院時のVFでは咽頭残留が多く，姿勢の調整，複数回嚥下などの咽頭残留を除去する方法や効果的な嚥下手技を検討するが見つからず，直接訓練が開始できる状態ではなかったため，食物を用いない間接訓練を集中的に実施することにした．言語聴覚士（ST）は主に，バルーン拡張訓練，頭部挙上訓練と基本的な構音の訓練を行い，看護師が摂食機能療法の一環として，口腔器官の筋力増強および可動域訓練，顔面のアイスマッサージなどの間接訓練を行った．理学療法士（PT）による訓練では，胸郭などの可動域訓練，呼吸訓練，座位訓練などを行い，作業療法士（OT）による訓練では精神機能賦活訓練，頸部のリラクゼーション訓練を実施した．また看護師を中心に全職種で，離床時間を延長させるよう取り組んだ．

入院2週間後のVFで，咽頭残留が軽減し，明らかな誤嚥や喉頭侵入がみられなかったので，直接訓練を開始した．リクライニング30度正面位，ゼリー小さじ1杯，全介助の設定で直接訓練を開始し，訓練開始後数日間は特に誤嚥性肺炎の兆候がないか全身状態の観察を強化し，徐々に摂取量を増やした．

2．入院1カ月経過時の評価とアプローチ

　運動麻痺（Br.stage）：左上肢Ⅱ，手指Ⅱ，下肢Ⅱ．

　感覚障害：表在覚・深部覚ともに中等度〜重度鈍麻．

　高次脳機能面：意識レベルは改善し，開眼時間は延長してきたが，依然としてぼんやりしていた．病院に入院していることは理解し，左片麻痺，嚥下障害があることは認識していた．しかし，日常の場面では，コールを使用することは困難で自ら動き出すことが多い，車いすのフットレストに足を置いたまま突然立ち上がろうとする，車いす乗車時に未確認のまま急に後方に駆動し始めたりするなど，動作は衝動的で，安全確認も不十分で，自力では行えない動作をしようとするため，絶えず見守りを要した．注意面は，持続は30分程度可能となったが，右方向からの刺激に対しては特に転導しやすかった．左半側空間無視の自覚はあるが，TMT-Bで数字が見つからない場合も左方を探索することはなく，衝動的に数字を飛ばすこともあった．また車いす駆動時には左側の壁にぶつかるが，修正は困難であった．スタッフの顔の理解が可能となり，予定管理では詳細に把握することは困難だが，次の予定を気にする発言がきかれるようになった．MMSEは22/30点，コース立方体組み合わせテストは粗点3，IQ39，認知・行動チェックリストは36/72点であった．

　運動障害性構音障害：左顔面下部および左舌の麻痺による母音・子音の歪み，左軟口蓋の挙上不全による開鼻声は若干改善したが，発話明瞭度3/5，自然度3/5のままであった．音読課題では，ゆっくり区切りながら言うことができたが，会話場面では促してもできなかった．

　摂食・嚥下障害：入院1カ月後のVFでは，嚥下反射惹起が速まり，増粘剤でトロミをつけた水分では多少の咽頭残留はあるが，ゼリーの交互嚥下で咽頭残留は軽減できることが確認でき，その嚥下手技を使用して昼食時に食事を摂取する直接訓練を開始することになった．リクライニング30度正面位，全介助，ペースト食，水分ジャム状トロミ，一口量5ccから開始した．その際，周囲の音や人の動きに注意がそれることが多かったので，「食べること」に集中できる環境を整えた．また随時，複数回嚥下やハッフィングを促し，咽頭残留の除去と誤嚥・喉頭侵入の予防に配慮した．食事（場面での直接）訓練開始直後は，食事後半の疲労感が強くムセを認め，経口摂取量が必要な食事量より少なかったため，管理栄養士と相談して，少量の経口摂取でも効率よく栄養が補給できるように栄養補助食品を併用した．その後，徐々に摂取量が増加し，1食を食べきる耐久性も向上したため，リクライニング30度正面位，全介助，ペースト食，水分ジャム状トロミ，一口量5ccの設定で，3食経口摂取可能になった．

　基本動作，ADL：介助量は若干軽減したが，すべての基本動作とADLに介助が必要で，FIMは43/126点（運動項目24点，認知項目19点）であった．

　STのアプローチ：覚醒の改善に伴い，高次脳機能障害（特に情動抑制障害，注意障害，左半側空間無視）が顕在化してきたので，構音訓練に加え高次脳機能障害に対する机上課題を実施し，これらにアプローチすることにした．摂食・嚥下障害については，常食の自力摂取を目指して，直接訓練を中心に行うことにした．

3. 摂食・嚥下障害の経過

咽頭期の機能改善がすすみ，水分のトロミは不要になり，入院2カ月後には軟菜食の摂取が可能になった．自力摂取に向けて，食事の姿勢を30°リクライニング位から45°，60°とアップした．60°リクライニング位で介助での摂取が安定した後，自力摂取を導入した．本事例は「食べたい」衝動をコントロールすることが不十分で，嚥下前に次々と口腔内に詰め込み，ムセを生じながらも詰め込もうとし制止を要した．一口量も多めで顔面神経麻痺のために，口腔内に取り込む前にこぼれを生じても気にかける様子はなく，またいったん口に取り込んだ食物が口唇からこぼれても，気にする様子はなかった．

そこで，適切な一口量をSTがすくっておき，事例がスプーンを口に運んで取り込むことから始めた．嚥下前に新たな一口を取り込もうとする際には制止した．次に事例自身がスプーンですくう動作を導入した．一口量が多すぎる場合は，STがスプーン上の食物をそぎ落として一口量を調整した．繰り返し動作を行うことで，適切な一口量をすくうようになり，ペース配分も徐々に遅くなり詰め込みは軽減した．しかし，STや看護師が近くにいないと一口量が多くなり，嚥下前に次々と口に運んでため込むため，見守りは必要であった．また食事中の右方向からの刺激に対しては転導しやすく，事例の右側を他患が通るとそちらに気をとられ，食事動作がとまってしまい，自力では食事動作を再開させることはできず，再開には促しを要したため，壁が右側になるよう環境を調整した．

5 退院時（入院後4カ月）評価

運動麻痺（Br. stage）：左上肢Ⅱ，手指Ⅱ，下肢Ⅲ．

感覚障害：表在覚・深部覚ともに中等度〜重度鈍麻．

高次脳機能面：「早く退院して，家のことをしなくては」との発言が多く，本事例の身体能力は家事ができる状態ではなく，事例自身に介助者が必要であることを伝えるが，退院まで同様の発言を繰り返し，理解することができなかった．ADL場面での危険動作は継続し，見守りははずせないままであった．動作，会話場面でも注意は転導しやすかった．コールの使用は困難であったが，スタッフを呼んで，簡単な内容の依頼を行う場面もみられるようになった．MMSEでは25/30点，コース立方体組み合わせ検査では粗点6，IQ43と机上検査では緩やかな改善を示した．認知・行動チェックリストは42/72点であった．

運動障害性構音障害：母音・子音の歪み，開鼻声は若干改善したが，発話明瞭度3/5，自然度3/5のままであった．依然として音読課題では，ゆっくり区切りながら言うことができたが，会話場面ではできなかったため，聞き手が推測しYes-No反応で確認する必要があった．

摂食・嚥下障害：舌の運動機能も改善を認め，常食レベルのかたい食物の咀嚼も可能になった．嚥下内視鏡検査（VE）にて麺摂取評価を実施したが，麺をすすり食べても吸気と嚥下の処理が適切であった．パンも嚥下機能的には摂取が可能であった．また椅子座位での自力摂取も可能になった．食事形態のレベルアップとともに，一口量を切りわける必要がある食物も提供されるようになったが，自力での切りわけは困難であり，口に入りきれないほどの量であっても一気に取り込もうとした．また食事開始時には空腹なこともあってか，ペースが速くなりがちであった．このため，一口大カットの介助と摂食ペース調整の見守りは継続して必要なままであった．最終的には嚥下Gr 9（常食の経口摂取可能，臨床的観察と指導を要する），Lv8（特別に食べにくい物を除いて，3食経口摂取している）であった．

基本動作，ADL：介助量は若干軽減したが，高次脳機能面の改善が不十分であることもあり，食事をはじめ，ADL は自力で安全に安定して行うまでには至らなかった．退院時の FIM は 60/126 点（運動項目 35 点，認知項目 25 点）であった．ADL が自立しないために，在宅系の介護保険サービスを利用しても安全に日中一人で過ごすことはできないと判断され，介護老人保健施設へ退院となった．

6 まとめ

1. 本事例まとめ

本事例の場合は入院時には咽頭期障害が重度で基盤的認知能力も不良であった．咽頭期障害の軽快が比較的早期からすすみ，3 食経口摂取が可能になったが，基盤的認知能力の改善が不十分で適切な一口量，摂取ペースを習得することができず，最終的にも見守りを要した．食事動作が自立できるかという問題は，咽頭期の機能だけではなく，基盤的認知能力など高次脳機能の影響を無視できない．加えて退院先のことも考慮すべきである．

本事例の場合，家族状況などから移動，排泄などの ADL が自力で行え，日中一人で安全に過ごせることが自宅退院の条件であった．しかし，移動・排泄が自力で行えるまでには改善しなかったために施設入所となった．仮に移動，排泄が自力で行え，食事場面に見守りを要する状況であったなら，食物形態をソフト食・ペースト食などより食べやすい形態に調整し，多少一口量の多さ，摂食ペースの早さがあっても見守りなしで安全に食べれる形態，設定を検討できたと思われる．

2. 摂食・嚥下訓練にあたって気をつけたこと

回復期リハビリテーション病棟入院時に摂食・嚥下障害を呈している患者は，大きく 4 群にわけられるように思う．① 摂食・嚥下機能の障害は軽度であるが，通過症状群の影響で経口摂取未実施，② 仮性球麻痺，③ ワレンベルグ症候群など咽頭期障害が重度，④ 摂食・嚥下障害が重度で，全身状態が不良，認知機能障害が重度な例である．

① については，通過症状群や基盤的認知能力の改善に伴い，比較的早期に 3 食経口摂取に至る例が多く，嚥下機能については良好な予後を示すといえる．② については適切な評価，訓練を行うことで，咽頭期障害が軽減するだけでなく，認知機能が比較的良好に保たれていれば，たとえ咽頭期障害が残存していても代償的な嚥下手技を習得し，経口摂取が可能になることがある．③ については，② 同様，経口摂取が可能となる例もあるが，嚥下反射惹起が困難な予後不良例もある．④ については，少量の経口摂取でも困難なことが多いように思う．ST は①〜④の咽頭期障害の重症度と食べ方の工夫の必要性，それを完全に遂行していくだけの高次脳機能が保たれているかどうかの 2 点を評価し，この 2 点を兼ね合わせながら，退院先を考慮して「食事」の設定を検討していく必要があると思われる．

第12章

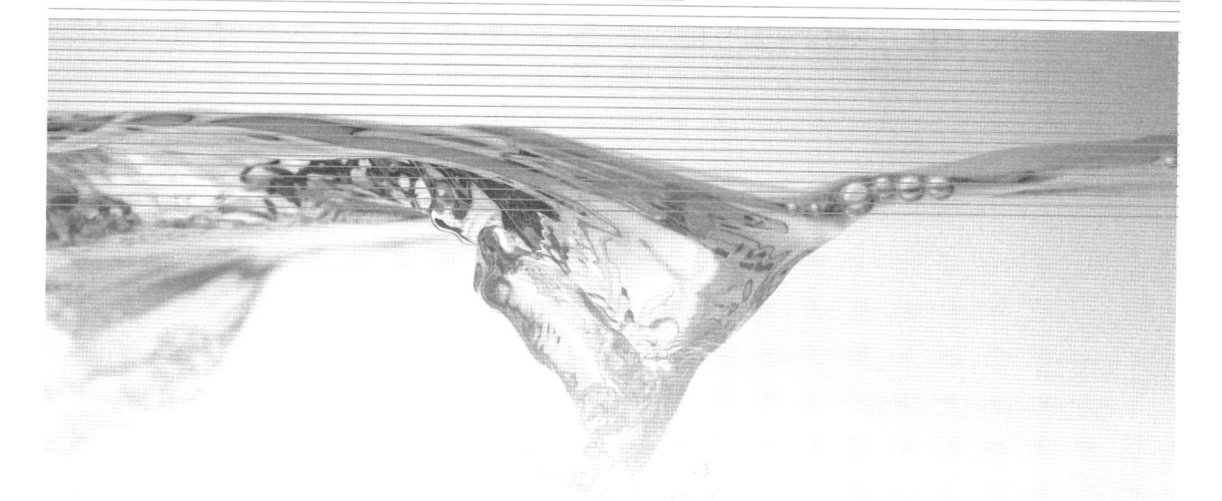

プロフェッショナルに
なるために

12-1 回復期リハビリテーション病棟の理学療法士

榎本洋司(えのもとようじ)

徳丸リハビリテーション病院,理学療法士

1 回復期リハビリテーション病棟における理学療法士の役割

　回復期リハビリテーション病棟には,脳損傷を発症し急性期病院に入院となり,そこで疾病に対する医療的処置および早期離床を目的とするリハビリテーション医療を受けた患者が入院してくる.回復期リハビリテーション病棟では,機能回復,ADLの向上,家庭復帰を目標とする集中的リハビリテーション医療が施される.その中で理学療法士(PT)に求められる役割は,再発予防への寄与,基本動作能力の改善,活動水準の向上,対象者の自己管理能力の獲得,福祉との連携などが挙げられる[1]が,特にPTに求められる専門的役割はリスク管理と歩行を含む基本動作能力の改善である.

　近年,診療報酬改定で発症から2カ月以内の回復期への入院が要件として定められたことにより,発症より間もない,全身状態が不安定な患者の入院が増えている.そのような状況下において,循環動態や呼吸機能などの全身状態の評価,リスク管理は,リハビリテーション(以下,リハ)を実施するうえで再発の予防や運動負荷量の調整の観点から重要である.高齢化に伴い,複数以上の合併症を有する患者が多くみられるようになり,患者の中には脳損傷を発症して入院したが,心不全などのコントロール不良により離床が図れないケースも存在する.疾病の知識や治療技術のみならず,リスク管理に必要な呼吸・循環に関する知識とリスク管理のスキルが求められる.呼吸,循環などの分野は,身体運動を担当するPTとしては十分に理解しておいてほしい.われわれPTが的確なリスク管理を実施し,その他のチームスタッフと情報を共有することにより,より安全で効果的なリハ介入が可能となる.

　回復期リハビリテーション病棟に入院する患者やその家族にとって,歩行が可能になるかどうかは,家庭復帰の可否に大きく関わる問題である.回復期リハビリテーション病棟に入院した脳血管障害患者の転帰に影響をおよぼす因子について検討した浅川ら[2]の報告では,退院時のFIMが90点以下の,ADLが介助レベルの患者においては,移動様式が歩行であることが自宅退院を可能とする因子の一つであると報告している.自立歩行が可能となることに越したことはないが,たとえ自立できなくとも家族の介助で歩行が可能であれば,自宅退院の可能性が広がるのである.移動能力はADLの基盤である.歩行が可能となるかどうかは,回復期のPTにとって最大の課題である.そのためにPTは,患者の持つ残存能力や潜在能力を見過ごすことなく評価し,その能力を最大限

に発揮できるよう援助しなくてはいけない．回復期のPTは歩行のプロフェッショナルでなければいけない．

2 高次脳機能の理解

ケースカンファレンスなどの場で，運動機能は比較的良好で，リハ中は介助なく歩行が可能であるが，実用歩行が自立に至らない患者に対して「機能的には歩けるんですけど，あとは高次脳機能障害の問題…」というPTのセリフをよく耳にする．なんらかの高次脳機能の症状が歩行自立の阻害因子になっている可能性はあるが，どの程度，その病態を理解しているのか疑われる場合が少なくなく，患者の問題を直視していない姿勢が感じとれる．

PTは運動機能を専門とするが，脳損傷のリハに従事するのであれば，高次脳機能に関する知識は必須であり，その患者の高次脳機能を理解したうえで介入を行う必要がある．高次脳機能の専門性は言語聴覚士（ST）あるいは作業療法士（OT）に求められるが，高次脳機能へのアプローチはSTやOTが行うものであるという理解は正しくはない．PTが脳損傷者のアプローチを行ううえで，その患者の高次脳機能を理解しているかどうかによって，そのアプローチの方法は大きく変わる．例えば，言語的や徒手的あるいは視覚的な教示やフィードバックの方法，あるいはその言語的内容など，患者への声のかけ方一つをとっても，その患者の抱える高次脳機能障害に合わせて変化させることで，より効果的なアプローチの実現が可能となる．PTが専門的な高次脳機能の評価をする必要はない．そこにチームアプローチの意義がある．STやOTから必要な情報を共有し，自分のアプローチに役立てればよい．

ADLに高次脳機能障害が影響を与えることは明白であるが，歩行においても同様である．PTが歩行のプロフェッショナルである以上，高次脳機能の理解は必要不可欠である．OT，STと情報共有し，共通の目標を持ってその患者にアプローチを行うことで，前述の「高次脳機能があるので…」の後に発展的な文章が続くはずである．PTは，運動機能に加えて高次脳機能障害を含めた予後予測やアプローチができる専門職でありたい．

3 プロフェッショナルになるために

患者の持つ能力を最大限に引き出し歩行を可能とするために，自ら知識や技術を身につける努力をすることが重要である．日々，患者と向き合う中で，問題にぶつかり，その問題に対し悩み，考え，解決していくことでPTとしての自分を磨きプロフェッショナルとして成長ができる．ある程度経験を積み，技術も身につき，自分のアプローチに満足してしまえば，プロフェッショナルへの道は途絶える．自分を磨き自信をつけながら，同時に謙虚さを忘れず，新たな知識や技術を追い求めることが，さらなる成長への条件であり，それがプロフェッショナルの条件である．

新しい知識や技術を身につけていくうえで，病院などの組織の中で働いていくうえで，チームアプローチを行っていくうえで，あるいは患者と向き合ううえで，相手の言葉に謙虚に耳を傾け，その意味を熟慮し，真摯に対処する姿勢は重要である．そうすることで，自分の考えと比較でき，互いの理解を深めていくことができる．これがコミュニケーション能力であり，プロフェッショナルとして何より重要なスキルであると考える．話がうまいということではなく，相手の考えていることを察して話ができるかどうかである．

PTとして徒手的な治療技術を研鑽することは重要である．しかしその前提として患者と信頼関係を築けることが重要であり，信頼関係を築くためにはコミュニケーションが不可欠である．失語

症があり発話が困難な患者であっても，視線や表情などで相手の考えていることを推察し，対応することで信頼関係が生まれてくる．患者とコミュニケーションをとることにより，家族や仕事などに関する情報，性格などの情報を得ることもできる．さらには，高次脳機能障害に関するスクリーニングを行うことができ，治療上の教示やフィードバックなど声かけの方法やアプローチにつなげていくことが可能になる．コミュニケーションは患者との間だけでなく，チームアプローチを行ううえでも欠くことのできない要素である．他職種の考えに耳を傾け，またわれわれPTの考えを他職種に伝えることで，他職種間で問題共有，目標共有ができ，チームアプローチが成立する．たとえ，それぞれの職種がそれぞれの考えで高い技術のアプローチを行っていたとしても，それはリハではない．リハはチームアプローチを前提としたものである．

「再び歩けるように」というのが，患者本人のhopeであり，家族のneedであることが多い．われわれPTへの期待は大きく，課せられた責任も大きい．歩行のプロフェッショナルとして，患者の能力を正確に評価したうえで，的確な予後予測を提示し，患者の持っている能力を最大限引き出すことがわれわれの責務であり，専門性である．しかし，PTだけでは回復期のリハは成立しない．自分たちの専門性を理解し，さらにチームであるOTやSTその他の職種の専門性を理解し，それぞれがプロフェッショナルとしての自覚を持ち，患者と向き合うことで最良のリハサービスが実現できる．

【文献】

1) 内山　靖：脳卒中のゴール設定 脳卒中の病態評価と解釈による理学療法士のゴール設定―急性期から回復期．PTジャーナル　44：115-121, 2010
2) 浅川育世, 居村茂幸, 臼田　茂, 他：回復期リハビリテーション病棟に入院した脳血管障害患者の転帰に影響をおよぼす因子の検討―FIM総得点90点以下の症例を対象に. 理学療法科学　23：545-550, 2008

12-2 回復期リハビリテーション病棟の作業療法士

池田吉隆
医療法人社団輝生会，作業療法士

1 作業療法とは

「作業療法とは何？」「理学療法とどこが違う？」とよく聞かれる．日本作業療法士協会の定義では「身体又は精神に障害がある者，またはそれが予測される者に対し，その主体的な生活の獲得を図るため，諸機能の回復，維持及び開発を促す作業活動を用いて，治療，指導及び援助を行うこと」とある．簡潔に書かれているが，具体的な作業療法士（OT）のイメージはつきにくいのではないかと思う．

作業療法はなぜイメージがつきにくいのか．その理由の一つは，作業療法で実施可能な領域がきわめて広く，「何をやってもいい」「何でもできる」ことにより，「便利屋」「何でも屋」のようなイメージを持たれやすいということにあるのではないか．領域が広範囲であるため，作業療法を提供するうえで持っているべき知識は，広く浅くなりやすい．そのため，経験の浅いOTは自己の専門性のアイデンティティがつかみにくく，専門職として自信を持つことが難しい．作業療法とは何かを考えた時，10名のOTが10通りの答えをするかもしれない．このことは作業療法の可能性を示すことでもあり，また難しさでもある．

2 作業療法の領域

平成22年に厚生労働省の医政局より下記のような「作業療法の範囲」（厚生労働省医政局，平成22年4月30日）示された．

作業療法の範囲
・移動，食事，排泄，入浴などの日常生活活動に関するADL訓練
・家事，外出などのIADL訓練
・作業耐久性の向上，作業手順の習得，就労環境への適応などの関連活動の訓練
・福祉用具の使用などに関する訓練
・退院後の住環境への適応訓練
・発達障害や高次脳機能障害などに対するリハビリテーション

これをみても，作業療法の対象領域が実に広いことがわかる．ここには「身体機能」へのアプローチが書かれていないが，もちろんそれも入るであろう．上肢機能，作業活動，ADL，IADL，福祉機器，職業復帰，余暇，役割，習慣への働きかけなど，OTが対象とするのは，身体機能，高次脳機能，環境調整，心理的サポート，生活支援，家族支援などに広がっている．

作業療法の目的は「作業をすることで主体的に生活を変化させる」ことであると筆者は考える．

OTは生活のプロであってほしい．より快適に暮らすために，どのような方法があるのかを考え，どのような方法をとってもかまわないから，柔軟な思考でさまざまなアイデアを出して，その方に合った生活を考えていく．それがOTの仕事であり，真髄であると思う．作業療法は，時代とともに変化してきており，現在の作業療法はまだまだ過渡期にある．しかし，生活という人間にとって最も身近で，最もその人らしさがあらわれる活動こそが，作業療法の対象であり続けると思う．

われわれが働いている回復期リハビリテーション病棟では，患者は突然の発病により身体の自由な運動が奪われ，考えたり話したりすることも病前と同様にはできにくくなっている．日常的に行っていたトイレに行くことや食事や歯磨きさえままならない．家族をはじめ周囲の人間関係も一変し，患者は徐々にその状況に理解がおよび，ショック，混乱，否認，悲しみなどに暮れるのが回復期である．このステージでわれわれOTは最大限の機能回復を促進し，同時に不自由になった身体で，なんとか身の回りのことが自分でできるように練習をするとともに，患者がやりやすい環境を整え，少しでも可能な動作を日々の中で引き出していくことも重要である．この時期は本人だけでなく，家族も心理的に不安定な時期である．OTは柔軟な発想とADLの構造を最も理解するプロとして，この時期患者に密接に関わり，チームに現実的な提案をしていくことが求められている．

3 ジェネラリストとスペシャリスト

OTは，「ジェネラリスト（一般職）」か，「スペシャリスト（専門職）」かと問われることがある．筆者はOTはスペシャリストであるべきであると思っている．冒頭に述べたように，作業療法は対象領域が広いために「何でも屋」になりやすく，

全体をみる立場に立つことが多く，ジェネラリストになりやすい特性があるともいえる．生活に責任を負おうとすると，抜け落ちたところを埋める役割を担うことも多く，調整役のような，コーディネーターのような役回りが回ってくることも多い．それでも筆者は，OTはスペシャリストでなければならないと思う．

さて，どのようなスペシャリストか．身体機能面については理学療法士（PT）と領域が重なり，高次脳機能障害については言語聴覚士（ST）との協業や分業が必要になる．ADLは看護師や介護福祉士との密接な連携なしでは進められない．このように，幅広い職種と職域が重なり合う職種ならではの，われわれだけが持つ専門性があるはずである．生活を通じ，幅広い他職種と熟達した連携を成し，OTはジェネラリスト的な機能を果たすことができるかもしれない．しかし，忘れてはならないのは自己の領域に責任を持つこと，生活やADLを誰よりも理解し，その障害構造を語れるOTでなければならない．科学的に分析し「考える」ことのできる職種でなければならない．これができるのはスペシャリストである．

4 他職種との連携

経験の浅いスタッフにとって，他職種とうまく連携をとるのは容易なことではない．どのように関わればよいのかを考えてみたい．

1．理学療法士との連携

PTは身体機能・構造のプロであってほしい．歩行やADLがわかっていることはもちろん重要であるが，機能について理解していてほしいと思う．もちろん機能ばかりを語り，生活を見ることができないのでは困るが，まずは機能を評価でき，そこから歩行や動作を分析することができ，適切な機能回復訓練ができる存在でいてほしい．「上

肢は OT」「下肢は PT」というような安易な分業は，お互いにぜひ避けたいものである．例えば，食事動作について考える時，OT は実際の食事場面から評価，分析を行う．食べている様子を観察しながら，姿勢や肩甲帯，運動の分離の状態，椅子や机，食具など環境的要因などを評価していく．もし，姿勢や肩甲帯に問題があると感じれば，PT に体幹，上肢の機能訓練を依頼するということがあってもいい．実際の動作から，アプローチすることが必要な機能を見つけ出してこそ，OT の本領発揮である．

2．言語聴覚士との連携

一昔前の ST は，個室での活動が多かったと感じている．特に，資格制度が確立されるまでの時期に，そのような印象がある．時代の変遷に伴い，嚥下訓練や高次脳機能障害に対するアプローチが広がり，ST に対するイメージはたいへん変わってきた．このように考えると，ST の変化には回復期リハビリテーション病棟のひろがりが関与しているのかもしれない．

高次脳機能障害へのアプローチは OT が行うべきか，ST が行うべきかを考えてみたい．まず机上で行う検査はどうか．筆者は，どちらがやってもよいと思っている．しかし，検査の結果を共有することは重要である．次に，生活場面での評価，訓練はどうか．一般的には，これは OT が行うことが多い．介入を考える時，机上検査結果を十分に検討しながら日常生活に介入するが，机上検査結果と実際の ADL，APDL 場面での症状が異なる症例に出会うことは多い．ST が机上検査を実施した場合，OT は活動から高次脳機能を評価することが必要になる．両者の結果を総合し，机上場面と日常場面の両側面からの評価を統合して患者の全体像を評価することができれば，最強であるといえる．まだまだ視野が狭く，機能しかみていない ST に出会うこともあるが，これからの ST にはぜひ他職種との連携と情報発信を強く期待したい．

3．作業療法士と連携

OT にとって重要なのは，「他職種をうまく使う」ということではないかと考えている．「使う」というと言葉が悪いが，その職種をよく理解し，やってほしいことを思いつくということが重要であると思う．もちろん，これは他職種でも同じことをすればよいのであるが，OT は他職種にやってほしいことに気がつきやすい職種である．それは職域のひろさとかかわりがあるかもしれない．自分が何でもやるのではなく，必要な職種の力を引き出してはじめて，われわれの専門性が発揮され，患者を中心とした連携ができたということになる．OT は，活動（ADL や APDL）を先にみて，それから機能（運動，高次脳機能）を評価し，介入していく専門職である．運動機能を先にみる PT，高次脳機能をみる ST とは，そもそも視点の違いがあるように思う．その視点の違いが，連携には重要であると感じる．

5 まとめ

われわれにとって最も重要なことは，患者から信頼される関係を築くことである．患者との信頼関係を構築するために重要なのは，1) 対象者に寄り添い一緒に考える姿勢でいること，2) OT として何ができるかと考えることの 2 点である．OT にできること，OT がやらなくてはならないことは何か．その人に合った生活を送っていただくために，諸活動を良い方向へと変化させていくことである．結果として患者が満足を得られたならば，責務を果たしたといえる．

12-3 回復期リハビリテーション病棟の言語聴覚士

古屋由美
広瀬病院，言語聴覚士

1 はじめに

　回復期リハビリテーション病棟において，言語聴覚療法の対象となる疾患は，脳血管疾患，頭部外傷などを主軸とする脳損傷が主であり，コミュニケーション障害はもとより，高次脳機能障害，摂食・嚥下障害をきたす患者が多く，言語聴覚士（ST）の介入意義は大きい．一方，回復期リハビリテーション病棟は，『機能回復とADL能力の向上による寝たきりの防止と家庭復帰を目的とした集中的なリハビリテーション（以下，リハ）を行うための病棟』であることは周知の通りだが，ADLや家庭復帰という視点がSTの養成教育において，どれほど重きが置かれているだろうか．言語聴覚療法は個別訓練室での実施を重視され，机上課題を中心とした評価・訓練の枠組みの中で，STとしての役割を見い出せずに，もがいているセラピストが少なくないように思う．

　本章では，筆者の経験を通して培ってきた回復期リハビリテーション病棟におけるSTの姿を『運動・ADLを理解し全体をみる』という視点から述べるとともに，プロフェッショナルを志すSTの一助になれば幸いに思う．

2 言語聴覚士の専門性とは

自らの役割を伝えるために

　STとは『コミュニケーションや食べることに障害を持つ人々の言語や聴覚，摂食・嚥下の機能の獲得・回復・維持を支援し，最終的に生活の質（QOL）を高めるために訓練，検査および助言，指導を行うこと』を専門とする職種であることは言うまでもない．またコミュニケーションはlanguageやspeech，hearingのみにとどまらず，その基盤を形成する高次脳機能も含まれ，実際に患者を担当すればするほど，専門領域の広さに気づかされる．ここであるカンファレンスでのSTの発言を例にとってみる．

　「SLTA（標準失語症検査）の結果から，単語の聴覚的理解は30％と低下し，呼称も0％，重度の失語症です．表出語彙の増加と聴覚的理解を80％以上にすることを目標に行っていきます」

　「BIT（行動性無視検査）で，通常検査成績，行動検査成績ともにカットオフ点となっており，左半側空間無視を認めます．左側への注意向上のために机上課題でアプローチを行い，BIT所見で正常値に達したいと思います」

　これら2つの内容は，まさにST＝言語・高次脳機能の評価，診断する人という図式になってい

る．患者，家族，他職種に対して，自らの役割を伝える時，あなたは何を思うだろうか？　STの専門性とは言語診断名や高次脳機能障害名をつけることではない．ましてや機能の改善を示す時，検査数値のみを語るのではないことを考えてほしい．

　STは具体的にどこを改善したのかよくわからないと言われることがある．それは『運動機能』や『ADL』に比べ，STが対象とする『コミュニケーション』が尺度のつけにくいあいまいさを持つ特性からかもしれない．しかし，だからこそSTの専門性を語る時，機能障害の改善のみにとらわれないでほしい．失語症である患者が「単語の聴覚的理解が30％，呼称が0％によって，誰と，どのような場所で，どのような状況で，コミュニケーションが障害されるのか，したがってどのような支援が今は必要であり，80％聴覚的理解が向上することによって，生活上，コミュニケーションがどのようにひろがるのか」，左半側空間無視である患者が「BITの得点がカットオフ点であることによって，生活上どのような問題が生じており，したがってその問題を解決する手段として，どのような机上課題を用いて，アプローチをしていくのか」という視点を持つことである．コミュニケーションの改善はその人の，何のために必要なのかを具体的に示すこと，高次脳機能障害を改善することがその人の何を変化させるのかを常に考えることが重要である．

　目の前の患者と向き合い，『全体』を見据えながら，自らの専門性である言語，聴覚，摂食・嚥下，高次脳機能において適切な根拠に基づいて判断する．そして，今求められる最良の働きかけを決断していく仕事であると認識しながら，周囲にそれを示すことによって専門性は磨かれていくのである．

3　回復期リハビリテーション病棟とは

言語室，病棟，そして在宅へとつなげる

　入院期間の短縮，早期退院，在宅へと医療のあり方は時代とともに変化し，回復期リハビリテーション病棟は病院から家庭へとつながる大切な通過点である．

　疾患別リハ施設基準の中で，言語聴覚療法を行う場合『遮蔽等に配慮した専用の個別療法室』とある．なぜこの施設基準が設けられているのか，その意味を考えたことがあるだろうか？　どこで訓練をするのかが問題ではなく，何のためにそこで訓練をするのかが問題なのである．したがって，言語室で訓練すべきことは，言語室で訓練すべきなのである．なぜなら機能回復にとって必要な環境があるからである．病棟で訓練をしなさいというのでは決してない．しかし，どんな場所であっても必要性に応じて言語聴覚療法は可能なのだという思考を持つことである．生活場面においては，聞かれた単語の絵をポインティングする状況はないのである．立方体を模写する状況はないのである．特定の記号を抹消していく状況はないのである．そのことが理解できていれば，机上で行われた評価や課題を，生活場面に変換させて解釈する作業を行えばよいことに気づくだろう．また逆に言えば，生活場面の評価から机上課題の評価を推論することも可能なのである．限られた空間である言語室の扉の向こう側に，生活がある．

4　他職種との連携とは

「たかがST」であることを忘れない

　生活とは，『生きて活動すること』である．人は，朝起きてから夜寝るまでの間にさまざまな活動をしている．その人がその人らしく生きていくために必要なことは言語機能，高次脳機能，摂食・嚥

第12章　プロフェッショナルになるために　199

下機能のみでないことをST自らが知っていることである．さまざまな機能が統合されて『生きて活動すること』になるのである．そう思えば，STであっても担当する患者の『運動機能』や『ADL状況』を理解しようとするのは当然である．ここで大事なことは，「たかがST」として理解することである．移乗時の下肢の支持性を評価するのではなく，移動手段を評価するのではなく，動作時や道具使用時に関与する高次脳機能を評価すること．離床できなかった患者が車いすに座り，やがて自走し，歩行ができるようになった時，その人の生活はどのように変わっていくのかを考えること．ベッド上から，部屋を出て，屋外へと行動範囲が広がった時，コミュニケーションの相手は，身近な人から見知らぬ人とのかかわりへ，簡単な会話からより複雑な会話へと変化していくだろうし，食生活も変わっていくだろう．

　PTはPTとして，OTはOTとして，STはSTとしての専門性を発揮し，それらを統合した時はじめて連携が生まれるのである．

5 プロフェッショナルの仕事とは

言語聴覚士が言語聴覚士たること

　ここまで『運動，ADLを理解して全体をみること』を述べてきたが，そのことを実践しすぎるがあまり，本来の専門性を発揮できないという事態に陥ってはならない．われわれSTの専門性は，コミュニケーション障害，高次脳機能障害，そして摂食・嚥下障害を持つ患者に対して，刻々と変化していく病態や症状の本質を見極めて，「レディメイド」ではなく「オーダーメイド」の訓練と環境を提供できることにある．

　そしてプロフェッショナルとは，その道においてきわめて高い知識や技術を持ち，なおかつそれを自己満足のためではなく，『人』のために尽くすことができる人であると思う．『人』とは，患者，家族，そして共に仕事をするすべての人をさす．『コミュニケーション障害，高次脳機能障害，摂食・嚥下機能障害』のリハを提供するセラピストとして，プロフェッショナルといえるSTを目指したい．

6 おわりに

　プロフェッショナルは，ある特定の分野にたけていても，すべての分野に精通しているわけではない．日々の臨床の中で，適時に必要な人と協力し，患者を支援するチームを動かすこと．「ありがとう」を言える信頼できる仲間を持つことが，プロフェッショナルへの近道なのかもしれない．

第13章

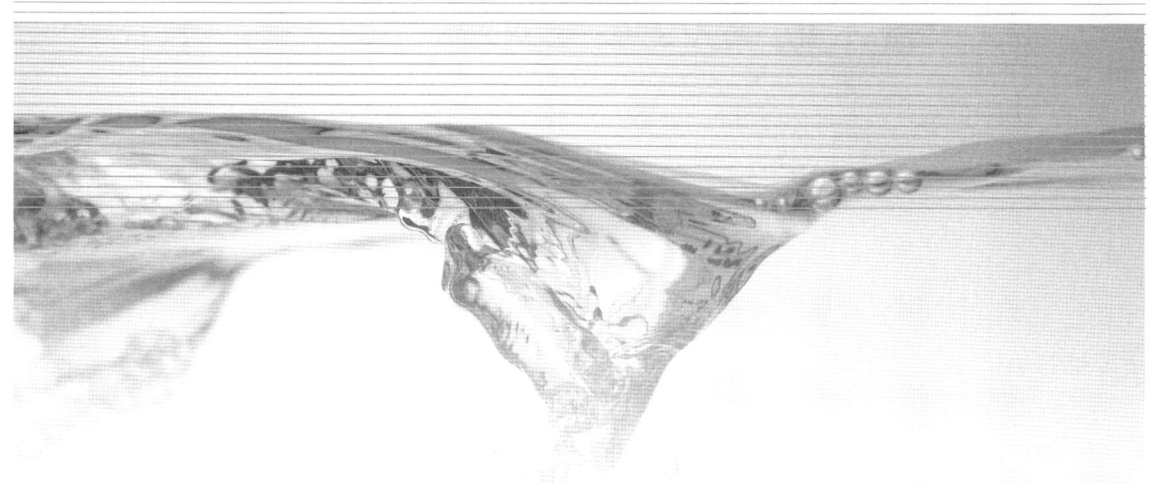

回復期リハビリテーションにおける臨床研究のすすめ

13 回復期リハビリテーションにおける臨床研究のすすめ

牧迫飛雄馬（まきざこひゅうま）
独立行政法人国立長寿医療研究センター，理学療法士

1 はじめに

リハビリテーション（以下，リハ）に関わるセラピストにとって，日々の臨床において，患者に対して常に最善の治療方法やリハプログラムを模索して，それらを提供することは重要な責務の一つである．しかし，自分が行っている治療方法や提供しているプログラム内容がはたして本当に最善であろうか，または本当に効果があるのだろうかと疑問を持つことは少なくはないのではないだろうか．「教科書に書いてあるし，専門家も効果があると発言しているから」，または「これまでの経験から判断して効果がある」といった説明では，どれほどの信頼性があるのであろうか．

日々の臨床での疑問や問題を解決し，かつ第三者からリハ効果の信頼を得るためには，やはり科学的根拠を明らかにする必要がある．このため，回復期リハにおいても科学的な根拠を明らかにすることは不可欠であり，個別性を重視しつつも根拠に基づくリハを確立することが必要とされる．1990年代に普及した evidence based medicine（EBM）の定義によると，「個々の患者のケアに関する意思決定をする場で，現在ある最良の根拠を良心的かつ理解したうえで慎重に用いること」とされ[1]，ここでいう科学的な根拠とは，**表1**に示

表1 米国医療政策研究局によるエビデンスの分類

レベル	エビデンスの種類
Ⅰa Ⅰb	無作為化比較試験のメタ・アナリシスによる 少なくとも一つの無作為化比較試験
Ⅱa Ⅱb	少なくとも一つのよくデザインされた非無作為化比較試験による 少なくとも一つの他のタイプのよくデザインされた準実験的研究による
Ⅲ	よくデザインされた非実験的記述的研究による（比較試験，相関研究，ケースコントロール研究など）
Ⅳ	専門委員会のレポートや意見，権威者の臨床経験

（丹後俊郎：医学統計学シリーズ4 メタ・アナリシス入門 エビデンスの統合をめざす統計手法．朝倉書店，p26，2002）

す臨床研究の信頼性，エビデンスレベルによって判断される．とはいえ，科学的な根拠を確立させる作業は容易ではない．まずは，日々の臨床で疑問や問題を敏感に感じる意識を持って患者に接し，常に最善のアプローチ方法を模索する姿勢で患者と対峙することが第一歩であろう．

本章では，臨床研究を進めるうえでの理解しておきたい内容を整理し，臨床研究の進め方について概説する．

表2 臨床研究の分類

1. 調査研究，観察研究
    a. 横断研究
    b. 縦断研究
        コホート研究（前向き，後向き）
        ケースコントロール（症例対照）研究
2. 実験，臨床試験
    a. 無作為化比較対照試験
    b. 非無作為化比較対照試験
    c. 対照を設けない（コントロールされていない）臨床試験
3. 症例報告

2 臨床研究とは？

厚生労働省の臨床研究における倫理指針（2003年制定，2004年および2008年改正）[2]によると，臨床研究とは「医療における疾病の予防方法，診断方法及び治療方法の改善，疾病原因及び病態の理解並びに患者の生活の質の向上を目的として実施される医学系研究であって，人を対象とするもの（個人を特定できる人由来の材料及びデータに関する研究を含む）」と定義されている．ここでいう医学系研究には，リハ学や健康科学に関する研究も含まれる．ここでは，便宜的にわかりやすく，回復期リハビリテーションに携わる従事者を想定して，リハを必要とする患者またはその家族を含めた人や地域を対象とした心身機能および生活の質の向上，症状や現象の理解を目的として実施される研究を臨床研究と定義して展開していきたい．

臨床研究は，研究のデザインや調査および評価の時間的な構造の違いなどによっていくつかに分類される．これまでにいくつかの臨床研究の分類方法が提示されているが，本章では回復期のリハにおける臨床研究という立場から分類した例を紹介する（**表2**）．**表1**にも示されているように，無作為化比較対照試験（RCT：randomized controlled trial）による研究がエビデンスレベルは高いとされているが，現実的にはリハの臨床において，1施設でRCTデザインの研究を実施するのは障壁が多く，観察研究（ケースコントロール研究）や症例研究が取りかかりやすい．ましてや，回復期リハビリテーションの対象となる患者においては，無作為に割りつけたある群の患者に対してはリハアプローチを施して，他方の群には施さずに効果を検証するといった完全な対照群を設けたRCTデザインは，現実的にはほぼ不可能と言わざるを得ない．

例えば，1990年代のはじめに脳卒中患者に対する在宅リハ効果を検証したイギリスでのBCST study（The Bradford Community Stroke trial），DOMINO study（The Domiciliary Rehabilitation of Nottingham）（**表3**）[3]では，退院後に一方の群ではデイホスピタルによるリハを実施したのに対して，他方の群では在宅での訪問リハを実施した[3]．その後，6カ月間にわたりフォローした結果，訪問リハの実施群ではデイホスピタルと同等，もしくはそれ以上の改善が示され，これらの先行研究によって脳卒中患者に対する早期からの在宅でのリハの有用性が示されている．しかしながら，これらは治療者のほとんどが理学療法士（PT）による主として日常生活活動（ADL）能力の向上に対する効果を示した結果であり，セラピストが各職種の専門的な視点からそれぞれ提供しているアプローチには，いまだその効果が明らかとなっていないことも多い．軽度の運動麻痺が残存する下肢筋力の低下を認める症例に対して，PTを中心とした筋力増強運動や作業療法士（OT）による立位での動作練習によってADLの向上に効果があるかもしれない．しかしながら，対象の患者が軽度の高次脳機能障害を併発していると，言語聴覚士（ST）などによる高次脳機能障害に対するアプローチなくしては，その効果が必ずしもADL能力の向上に結びつくとは限らないかもしれない．このように，ある機能低下を有する患者には

表3 脳卒中患者を対象に訪問リハビリテーションの効果を検証した2つの無作為化比較対照試験の比較[3]

	BCST； The Bradford Community Stroke trial	DOMINO； The Domiciliary Rehabilitation of Nottingham
診断・分析	臨床	臨床
除外	施設入所 地域外 発症前とBIが同等の者 60歳未満	施設入所 地域外 機能障害のない者 入院7日未満 終末期/緩和医療
層化	退院時のBI 発症後時間	退院時の病棟
割付	無作為	無作為
デイホスピタル 　治療の選択 　治療の量	 割付られた対象者全員 週2回の8週間	 臨床医の判断による 臨床上の指示による
在宅サービス 　サービスの歴史 　サービスの利用 　スタッフ 　治療の選択 　治療の量	 制度上確立されたサービス 他の地域でも利用されている 5名の理学療法士 割付られた対象者全員 8週間にわたり要求に応じて	 新たなサービス（研究のため） 研究のためのみ 2名の非常勤理学療法士， 1名の常勤作業療法士 臨床医の指示により治療を行う 6カ月間にわたり必要に応じて
主たるフォローアップ	6カ月	6カ月
測定項目 　運動機能 　基本的なADL 　手段的なADL 　健康観 　介護者の幸福感	 Motor Club Assessment Barthel Index Frenchay Activities Index Nottingham Health Profile General Health Questionnaire	 Rivermead Motor Assessment Barthel Index Extentded ADL Nottingham Health Profile Brief Assessment of Social Engagement Life Satisfaction Index

(Glandman J, et al, 1995)

効果的であっても，その他の機能障害が併発することでその効果はどこまで得られるかは不明な点も多い．

たしかに，リハの臨床においてはRCTによる研究デザインを実施するためには，さまざまな面から困難なことが多いと推測されるが，決して不可能ではなく，回復期におけるリハの効果やPT，OT，STなどのそれぞれによる効率的なアプローチを組み合わせた効果検証などを明らかにするためにも，それぞれの専門的な視点からの共同による質の高い臨床研究の発展が望まれる．そのためには，先の章でも述べられているように，少なくともリハに携わる職種においては，共通言語を理解しておくことが前提であろうし，それぞれの専門性を理解したうえで情報を共有することが重要であると考えられる．

3 臨床研究の必要性

リハ医学に関する多数の著書がある砂原氏[4]は，1988年に出版の『臨床医学研究序説』の中で，「現代医学は著しく進歩し，高度の技術と体系として君臨しているように見えるが，実際はきわめて不完全，不確実の段階にとどまっている．医療

者は日常診療に精進するとともに研究のための努力を1日も怠るわけにはいかないのである」と記している．セラピストにとっても常に患者へ最善のリハアプローチを提供することが望まれるが，現在となっても必ずしも回復期リハにおける技術と体系は，完全かつ確実といえる段階に至っているとは限らない．一人ひとりの患者に対する日々の臨床での支援に精進するとともに，臨床研究に対しても積極的な姿勢で取り組み，臨床研究のための努力も惜しんではならないであろう．

4 臨床研究の進め方

臨床研究における一連の流れを**図1**に示した．セラピストの視点からみたリハにおける臨床研究では，臨床での疑問や問題への気づきから始まり，それを解決するためのプロセスこそが臨床研究を進める過程であろう．必ずしも新しいことを発見すること，新たな評価指標や治療方法を開発することが臨床研究とは限らず，臨床での疑問を解決するためのプロセス自体が臨床研究の一部であると考える．

1. 臨床での問題抽出，テーマの選定

回復期リハにおける臨床研究の出発点は，日常での臨床における疑問や問題に敏感に気づくことからといっても過言ではない．先行研究や専門書をいくら眺めていても得られることのできない，臨床での"生きた疑問"にいかに気づくことができるかが重要であろう．臨床研究の仮説を立てたり，研究結果を患者へ還元するための道筋を考えたりする情報源は，日々の臨床で遭遇する現象や患者の変化への"気づき"に勝るものはないと考える．この"気づき"を養うためには，日々の臨床で患者と真剣に向き合い，少しでも改善してもらいたいという意欲に他ならないかもしれない．またテーマを選定したら，根気強く調べて一定期間はそのテーマを中心に取り組むことも必要である．臨床での経験や知見を積み重ねることによって興味の所在は随時変化していくであろうが，根本には同じテーマやキーワードを持ち続けて臨床研究に取り組むことが重要であると思われる．

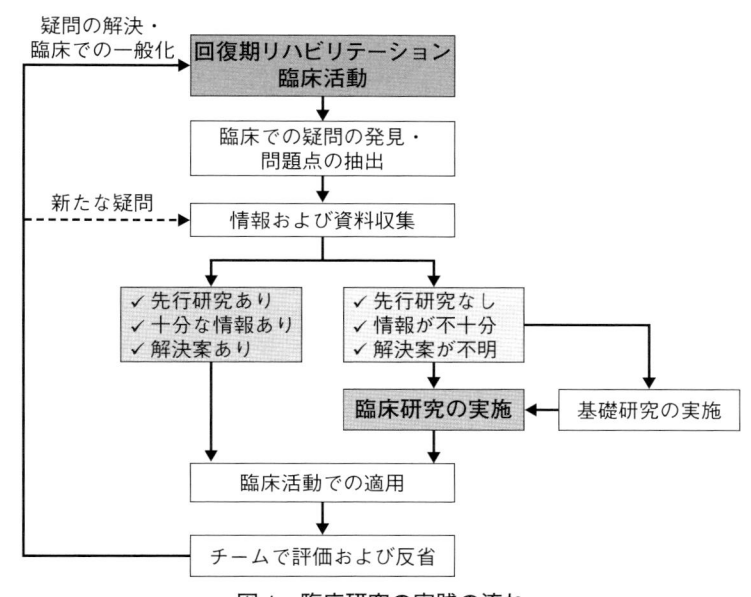

図1 臨床研究の実践の流れ

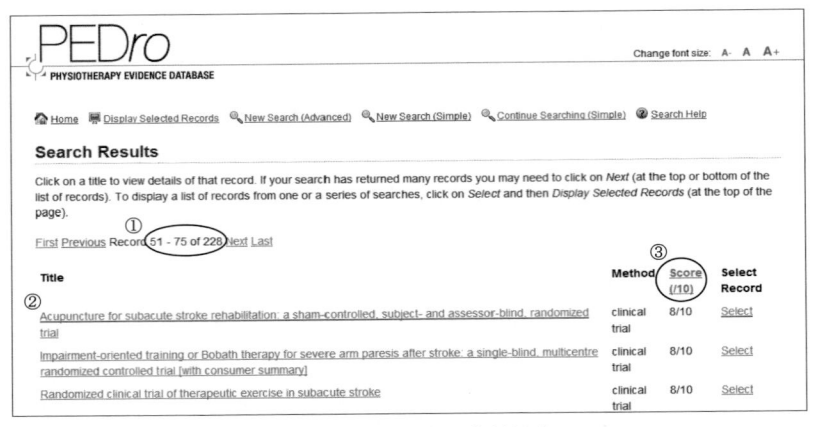

図2　PEDro による文献検索
① 上図では simple search で「stroke rehabilitation recovery」と入力で検索した結果，228 件が該当（2011 年 10 月 3 日現在）
② 検索結果のタイトルをクリックすると論文の詳細画面に切り替わる．抄録や全文入手可能な URL へリンクが紹介
③ PEDro score によって論文の質を評価．スコアが高い（10 点満点）ほど研究デザインが良好であり，科学的な根拠レベルが高いことを示す

2．先行研究の見つけ方

　臨床での問題や疑問を解決するために，まず取りかかることは解決策を調べることであろう．抽出した問題や疑問，選定したテーマに関して，何がどこまで明らかとなっていて，何が明らかとなっていないのかを理解する必要がある．抽出した疑問が調べることにより解決されれば，その方法を一人でも多くの患者に還元すべきであろうし，先行研究を調べることによってより多くの知識や技術を得ることが臨床研究活動の第一歩といってもよいかもしれない．

　先行研究を調べるには，インターネットによる文献情報データベースの活用が有効である．例えば，PubMed（米国立医学図書館），Web of Science（トムソン・ロイター）などの文献情報データベースが提供されている．しかし，ライセンス契約の必要なものも少なくはなく，文献全文の閲覧は掲載元の雑誌によっては料金が必要となる．理学療法，運動療法に関するデータベースでは，PEDro（The Center for Evidence-based Physiotherapy）は無料で文献検索が可能であり，検索された文献には研究方法（無作為化の有無，対象者や検者の盲検化の有無など）をもとにした PEDro score（0～10 点）により論文の質をスコア化しており，より迅速に有効な根拠を示している文献に到達することが可能である（**図2**）．全文の閲覧のために掲載誌元のホームページへリンクされているが，全文の閲覧には料金が発生するものもある．

　一方，邦文誌の論文データベースでは，医学中央雑誌（医学中央雑誌刊行会），CiNii（国立情報学研究所），J-STAGE（独立行政法人科学技術振興機構）などが有名であり，キーワードやテーマをもとに検索することも容易である．全文の閲覧には，掲載誌によっては提供されていないものもある．また Google Scholar（Google）では国際誌，国内誌問わずに検索可能であり，全文閲覧が可能な論文にはファイルやホームページがリンクされているので，使い勝手がよい（**図3**）．これらの検索手段を駆使して，テーマに該当する"鍵（key）"

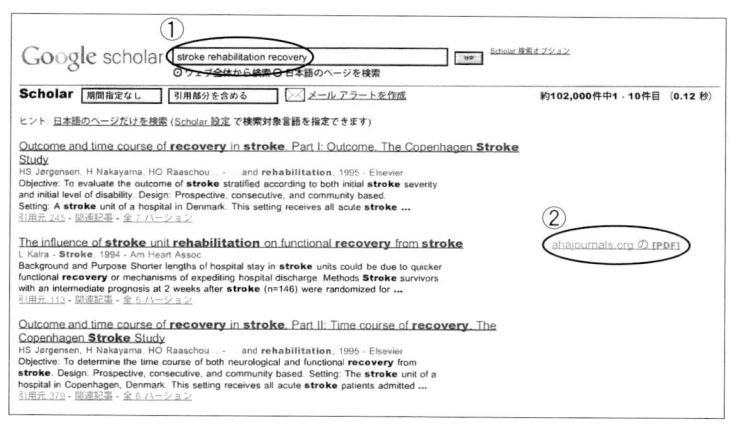

図3　Google Scholar による文献検索
① キーワードで検索可能．上図では「stroke rehabilitation recovery」で検索
② 全文の閲覧が可能な文献にはタイトルの右に PDF ファイルがリンクされている．

となる論文を何編か探し出してじっくり読む込むことにより，テーマとする領域の研究にある背景や現状，今後明らかにすべき点を整理することが必要である．またテーマに関連する論文で頻繁に引用されている論文は，該当領域の歴史的背景を把握するためにも押さえておきたい．

3．学術論文の読み方

学術論文の代表的なものには，原著（original article, research article, experimental paper など），短報（short report, brief report），症例報告（case report），レター（letters to the editor）などがあり，雑誌により名称は若干異なる．

ここでは，原著論文を例に挙げると，緒言（Introduction），方法（Methods），結果（Results），考察（Discussion），結論（Conclusions）といった構成が一般的である．緒言では，研究の仮説や目的が明記されているほか，研究の背景としてこれまでに明らかとされている点や研究の必要性が述べられているので，自分のテーマと合った先行研究であれば，じっくりと読み深める必要がある．方法では，研究の対象とした患者の属性，選択（組み入れ）基準，除外基準，倫理面への配慮といった対象者に関する情報のほか，具体的な研究の方法として，評価項目や評価方法，介入（治療）方法，分析方法などが記載される．結果では，方法で示された分析方法に基づいた分析結果が述べられており，考察では得られた結果の概要とそれらを裏づける根拠や先行研究と照らし合わせた結果の解釈を示すとともに，緒言で述べられている仮説や目的に対する答えが述べられているべきである．慣れないうちは，分析方法の理解や結果の解釈に苦労するかもしれないが，なるべく丁寧に記載された論文に読み慣れていき，自ら書く経験をすることも早道かもしれない．

学術論文から情報を得る際に注意しなくてはいけない点は，必ずしも論文で記載されている内容が解決策のすべてを反映しているわけではなく，あくまでも得られた結果をもとにした説の一つであり，学術論文から得られる情報を整理して解釈する読み手としてのスキルも必要となる．考察の一部として研究の限界（Study Limitation）が記載されているため，これらの限界を踏まえたうえでの結果の活用，解釈が必要となる．信頼性の高い

表4 リハビリテーション領域のジャーナルのインパクトファクター（1点以上）

Neurorehab Neural Re	5.398
J Orthop Sport Phys	2.482
Ieee T Neur Sys Reh	2.417
J Head Trauma Rehab	2.391
Manual Ther	2.319
Arch Phys Med Rehab	2.184
J Neuroeng Rehabil	2.115
Support Care Cancer	2.089
Phys Ther	2.082
J Electromyogr Kines	1.995
J Rehabil Med	1.882
Clin Rehabil	1.767
Aust J Physiother	1.709
Am J Phys Med Rehab	1.556
Disabil Rehabil	1.555
Brain Injury	1.533
J Rehabil Res Dev	1.367
Top Stroke Rehabil	1.226
Eur J Cancer Care	1.100
J Manip Physiol Ther	1.059

(Journal Cited Reports®, 2009)

論文にたどり着く一つの手段として，国内誌であれば査読制度の確立されている雑誌における学術論文を優先的に参照にしたり，国際誌であればインパクトファクター（impact factor）[注1]を参考にすることも有用である（表4）．またレビュー論文（review article）やメタ・アナリシス（a meta-analysis）[注2]による論文は，該当するテーマにおける多くの先行研究を概観するためには非常に効率的であり，かつ質の高い論文が多いため，ぜひとも参考にされたい．

4．研究計画

臨床研究では，思いつきやひらめきでデータを取得したり，新たなアプローチを試みたりする実行力も必要ではあるが，しっかりと研究計画を立てておかないと結果をまとめる段階になって方法の不備や研究デザインの欠陥に気がつくことも少なくない．そのようなことに陥らないためにも，時間をかけて事前にしっかりと研究計画を立てたうえで，データの取得や分析を実施することが不可欠である．研究計画の段階で押さえておきたい事項を表5にまとめた．研究計画で研究全体の出来がほぼ決まるといっても過言ではないくらいに重要な作業である．

リハアプローチの効果を検証したり，実験的なデザインでの研究を企画したりする場合では，予備的な検証を繰り返して手続きの確認を行い，メインとする評価変数の選定や評価者による差異が生じないように評価方法の統一などを確認しておく必要がある．日々の臨床活動から得られたデータを用いたケースコントロール研究や後ろ向きによるデータの解析においても，研究計画として扱う変数や想定される結果，研究仮説を整理したうえで分析に取りかかるべきである．

5．研究の実施

研究を実施する際には，研究の対象者に対する倫理面の十分な配慮が必要である．具体的には，研究の目的や趣旨の説明は当然のこと，参加の自由や途中で辞退することの自由，参加に伴う利益および不利益，結果の公表（個人の特定はできないデータ），プライバシーの保護，データの保管方法などについての説明が含まれるべきである．参加しないことによって不利益が生じないことにも触れておく必要がある．

データの取得方法や分析方法は，基本的には研究計画に沿って実施し，得られた結果への解釈や考察を慎重に加えていく．すでに蓄積されているデータやカルテ情報から探索的に分析を行う場合には，メインの指標となる変数に影響を与え得る交絡因子には十分に注意しながら論を展開することが必要となる．具体的な例を挙げると，これまでのカルテ情報から脳卒中発症後のADL自立の獲得に影響を及ぼす要因を探索的に検証するとする．臨床での評価データとして，PTでは運動麻痺や筋力，バランス，歩行能力などの身体機能を

表5 研究計画のアウトライン

要素	目的
研究題目	研究内容を最もよくあらわす題目は何か？
研究テーマ	どのようなテーマを研究するのか？
キーワード	研究に関連するキーワードは何か？
（臨床的な）意義・背景	なぜこの研究を実施する必要があるのか？ 臨床でのどのようなことに寄与するのか？
研究デザイン ・研究の種類 ・実施期間	いつ，どのように実施するのか？
対象者 ・選択基準・除外基準 ・リクルート方法 ・サンプルサイズ ・倫理面の配慮	どのような対象者をどれくらい調査，測定するのか？
測定変数 ・メインアウトカム ・予測因子 ・交絡因子 ・測定者	誰が，どのような変数を測定するのか？
統計学的検討 ・仮説 ・解析方法 ・サンプルサイズ	どのような解析を実施するのか？
成果の公表	いつ，どのように成果を公表するのか？
共同研究者	それぞれの共同研究者の役割は何か？

中心に評価し，将来の ADL 自立に影響する要因を検証しようと試みるかもしれない．当然のことであるが，これらの身体機能には患者の性別や年齢のほか，発症前の機能状態なども影響し得るため考慮が必要である．また発症からの経過期間や合併症の有無，生活環境なども ADL の自立に影響を与える潜在的な因子となり得るであろうし，日常生活における注意や判断など高次の認知機能も ADL の自立を図るうえでは重要な役割であろう．これらすべてを網羅した臨床データの蓄積は困難かもしれないが，測定変数に影響し得る交絡因子や明らかにしようとする現象に潜在的に影響を与える要因などを念頭に置いたうえで，考察を展開したり，結論を導き出したりする注意が必要となる．

6．研究成果の公表

一連の臨床研究は，その成果を公表するまでが一つの臨床研究である．学術論文としてまとめて発表することが望ましいと考えるが，関連領域での学会発表や報告書としてまとめることも積極的に行うべきである．研究に協力してくれたセラピストや関連職種スタッフなどにも結果を提示して，さらなる発展や患者へのより多くの還元が図れるようにするためにも，研究成果の公表は臨床研究を実施するうえでの責務であると考える．そのため，研究計画の段階で研究成果の公表についても計画を立てておくことが望ましい．

5 症例報告

リハ分野における臨床研究では，1 症例もしくは数症例の診療経過やリハアプローチの経験を詳

a）症例概要（一部抜粋）

症例：	82歳　女性
主訴：	もの忘れ．1〜2年前から何度も同じことを聞く．同じ物を何度も買ってくる（家族より）．
現病歴：	高血圧，高脂血症（通院中）．1〜2年前から日付や予定を何度もたずねたり，鍋こがしや大量の重複買いが目立つようになる．
生活歴：	高等女学校中退．25歳で結婚，2男2女の子ども．45歳で夫の死去に伴い，自営の仕事を引き継ぎ，75歳まで継続．現在息子2人と同居．
既往歴：	特になし．
現症：	意識清明．血圧 138/84 mmHg 胸肺部聴診，生化学検査，胸部レントゲン上の問題なし．

b）リバーミード行動記憶検査の結果

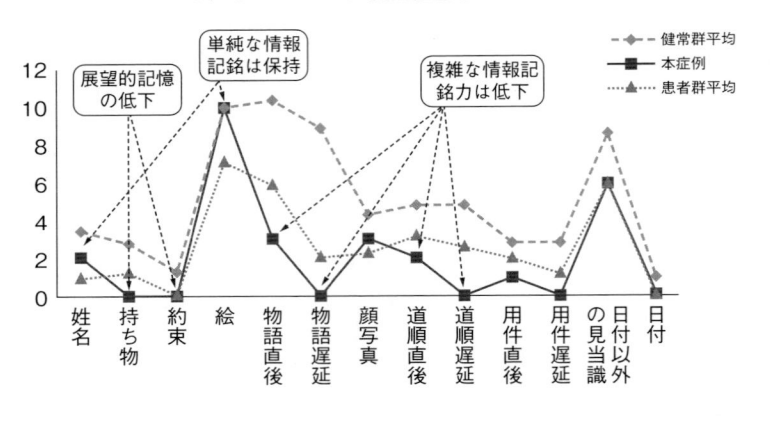

図4　症例報告における症例概要と一部の認知機能検査の結果
（扇澤史子，他：認知機能検査を認知症の生活障害支援に活用した1例—本人，家族への心理教育の視点から．日老医誌　47：474-480，2010）

細に記載した症例報告（case report）もセラピストにとっては非常に重要な情報となる．症例報告で気をつけたい点は，あくまでも具体的な事実や情報を提供することを前提とし，得られた情報から飛躍した新説や一般化させる結論を展開することは避けるべきであろう．また1例の症例に対するアプローチの経過や効果を提示する際であっても，これまでに報告されている参照値や治療効果を示している先行研究などと照らし合わせて，あくまでも客観的な論を展開することが望まれる．
扇澤ら[5]は，認知機能検査の結果に基づいて，実際に生じている生活障害とすり合わせながら，障害されている機能と維持されている機能を把握したうえでの支援が有用であった認知症1症例の経験を報告している．その報告によると，展望的記憶や抑制機能の低下，保続を背景に有する生活障害が推測された一方，単純な情報記銘は保持されており，この保持された能力を活用する家族指導を導入することで心理行動上の症状の改善に有用であったことが報告されている（**図4**）．このような症例報告の原点は日々の診療記録（カルテ）に他ならない．通常の臨床でも経験し得ることであると思われるが，それらを丁寧に記述して，先行研究で示されているデータや結果とすり合わせながら慎重に考察を加えることにより，回復期でのリハにおいてもより多くのセラピストにとって有益な情報を提供することに発展することとなる．また日々の臨床で経験する貴重な症例の報告を積み重ねて蓄積していくことが，回復期リハに携わるセラピストにとって共有の財産となるであろう．しかし，1例もしくは数例の症例報告は，非常に有益な情報を提供することは間違いないが，これらの症例に代表性が担保されている保障はないため，一般化するまでの結論を導き出すには限界があることを踏まえておく必要がある．とはいえ，このような臨床における貴重な経験を体感することができることは，リハに携わるセラピストにとっての最大の強みであり，日々の臨床で偶然に遭遇した1例こそが貴重な出発点となり得る．このような貴重な経験を論理的にまとめる技術を備えて，積極的に公開できるように努めていくことも責務かもしれない．

6 まとめ

　本章では，臨床研究の進め方と臨床研究を進めていくうえでの留意点について概説した．臨床研究というと難しそうに感じたり，一人ひとりの患者と対峙する毎日では抵抗感を感じたりするかもしれない．しかし，少しでも良い治療方法や支援方法を患者へ提供するためには，臨床研究への取り組みは不可欠であり，むしろ，良い臨床家であるためには臨床研究は避けられないのではないだろうか．回復期リハが社会的にもさらに価値ある役割を担うためにも，リハに携わる専門職協同での臨床研究の活性化による今後の発展を期待したい．

注1）インパクトファクター（impact factor）：雑誌に掲載されている論文の被引用回数をもとに算出したその雑誌の影響度を示すといわれている指標で，インパクトファクターが高い雑誌ほど，影響度の高い論文が掲載されていることになる．

注2）メタ・アナリシス（a meta analysis）：過去に行われた複数の独立な研究結果を統合するための（統合できるか否かの検討も含めた）統計解析である[6]．

【文献】

1) Sackett DL, Rosen berg WM, Gray JA, et al：Evidence based medicine：what it is and what it isn't. *BMJ* **312**：71-72, 1996
2) 厚生労働省：臨床研究に関する倫理指針. http://www.mhlw.go.jp/general/seido/kousei/i-kenkyu/index.html#4（2011-05-23 参照）
3) Glandman J, Forster A, Young J：Hospital- and home-based rehabilitation after discharge from hospital for stroke patients：analysis of two trials. *Age Ageing* **24**：49-53, 1995
4) 砂原茂一：臨床医学研究序説—方法論と倫理. 医学書院，pp12-20, 1988
5) 扇澤史子，磯谷一枝，山中　崇，他：認知機能検査を認知症の生活障害支援に活用した1例—本人，家族への心理教育の視点から．日老医誌 **47**：474-480, 2010
6) 丹後俊郎：医学統計学シリーズ4　メタ・アナリシス入門　エビデンスの統合をめざす統計手法．朝倉書店，pp1-42, 2002

あとがき

　リハビリテーションの世界と出会い，30年にならんとしている．その大半を回復期リハの現場で過ごしてきた．

　筆者のルーツとなる徳丸病院（現在の徳丸リハビリテーション病院）での仲間たちとの出会いは，今では奇跡にも思える．1990年代，設備的にも人員数的にも必ずしも恵まれた環境ではなかったが，集まったメンバーの熱さは日本一だと信じていた．カンファレンスの立ち上げ，退院者の集いの開催，早出して参加した朝のケア場面，そして脳卒中予後予測システムRESの導入とデータ収集システムの運用開始，筆者は予後予測研究へとのめり込んでいった．寝ても覚めてもADLの予後を考え，鍵は高次脳機能障害にあると確信したのは，あの頃であった．

　筑波大学夜間修士課程リハビリテーションコースにて，拙いながら「高次脳機能障害がADLに及ぼす影響」を論文にしてほどなく，19年間の臨床現場から教育の現場へと移ることになった．国際医療福祉大学言語聴覚学科で過ごした6年間に，筆者は自分の知識と論理性の甘さをつきつけられ，リハは科学でなければならぬと教えられた．研究のおもしろさと苦しさに引き込まれるとともに，現場からしか，リハを変えられないという思いも強くなった．この間，筆者は国際医療福祉大学病院リハビリテーション室の責任者を兼務した．リハカンファレンスを立ち上げ，若い仲間たちと侃侃諤諤の熱い議論を繰り返しながら，真実は現場にあると感じていた．今，医療法人輝生会へと働く場を変え，多くの出会いの中で新しい学びを経験している．理学療法士，作業療法士，言語聴覚士との間でリハを中心的に考えてきた筆者は，看護師，介護士，ソーシャルワーカー，管理栄養士たちと繰り広げるリハの底知れないおもしろさに，今は目を奪われている．

　本書は，あえて理学療法士，作業療法士，言語聴覚士の成すべき仕事に絞り，回復期リハを見つめなおすことを目的とした．リハはハートは熱くかつ科学でなければならない．障害を治さねばならない．リハの発展はそこにある．リハセラピストの責務は重い．若い理学療法士，作業療法士，言語聴覚士が，本書からなんらかの手がかりを得ることがあれば，と願う．

　「言語聴覚士が，部屋にこもって評価ばかりしていてもだめ」という思いから，意を同じくする仲間たちと「言語聴覚士によるADL研究会」を立ち上げたのは3年前．その後，理学療法士，作業療法士の仲間が加わり「運動と認知からADLを考える」ことを目的に「運動・認知・行動研究会」へ発展解消した．本書は同会のメンバーとしたためた．まだまだ未熟なわれわれであり，本書の足りない部分を埋めるべく，この先も努力を続けていきたい．

　著者全員で全章の原稿を読み合い，議論を重ねながらの執筆となり，大変な編集作業であった．迷走した日々にも，温かく見守ってくださった三輪書店編集者の小林美智氏に，心より感謝したい．また，われわれの活動の最大の支援者である保健医療科学研究所代表の瀧田勇二氏に，同様の感謝を捧げたい．そして，自らリハをうけ，本書の一般読者第1号になり，発行を心待ちにしながら，晩秋にこの世を去った亡き母に本書をささぐ．

編者　森田秋子

索　引

【欧文】

ADL ················66,139,145,203
AFO ·································95
alien hand sign ·····················64
APDL ······························66
BI ···································83
Brunnstrom stage ····················26
Center Of Gravity ·················35
CiNii ·····························206
confusional state ····················49
evidenced based medicine ·········202
FIM ·································83
Functional Balance Scale ··········31
IADL ······························66
J-STAGE ·························206
KAFO ······························95
Manual Muscle Testing ············30
MMSE ···························144
Modified Ashworth Scale ··········29
Motor Age Test ····················36
PAFO ······························96
PEDro ····························206
PubMed ··························206
rt-PA ·······························13
rTMS ······························42
Rusk の神経心理ピラミッド ········42
Stage Ⅱ transport ·················108
USN ··············62,102,145,147,151
VF ····························109,186
Wallenberg 症候群（延髄外側症候群）
·····································107
Web of Science ···················206
WH 質問 ·························125

【あ】

アテトーシス ·······················29
暗示的（非宣言的）学習 ············46

【い】

医学中央雑誌 ·····················206
医師 ·······························166
意識 ································48
意識障害 ·············56,100,110,115
意思決定能力への対応 ············138

移乗 ····························67,73
胃食道逆流 ·······················109
1 本杖 ·····························93
移動 ································67
意味記憶 ···························45
咽頭期 ····························108
　　──の状態 ···················110
咽頭残留 ·····················186,187
インパクトファクター ···········208

【う】

右島皮質 ···························47
右半球損傷 ·······················102
　　──によるコミュニケーション障害
·····································127
運動維持困難 ·················62,102
運動系神経路 ······················19
運動失調 ···························30
運動障害性構音障害 ··············121
運動年齢検査 ······················36
運動麻痺 ···························25
運動野 ····························18

【え】

栄養の確保 ·······················115
エピソード記憶 ····················45
エビデンスレベル ················202
嚥下造影検査（VF） ·········109,186
嚥下内視鏡検査 ···················109
嚥下モデル ·······················107

【お】

多くの職種の専門的なかかわり ····115
起き上がり ························70

【か】

開口障害 ·························108
介護士 ····························165
介護保険 ·························135
外受容感覚 ························47
介助量 ····························139
階層性 ····························42
外来リハビリテーション ·········134
踵脛試験 ···························30

学習 ································46
覚醒意識 ···························48
下肢装具 ···························95
仮性球麻痺 ·······················107
家族 ·······························160
　　──の変化 ···················140
家族構成 ·························133
家族状況 ·························140
片麻痺 ····························19
感覚障害 ···························30
環境依存症候群 ····················42
看護師 ····························165
感情 ································47
感情障害 ···············57,100,111,115
関節可動域制限 ····················29
関節可動域測定 ····················29
観念運動失行 ······················60
観念失行 ······················61,113
カンファレンス ·············156,159
管理栄養士 ·······················166

【き】

既往歴 ····························133
記憶 ································45
記憶障害 ·····················101,113
　　──によるコミュニケーション障害
·····································126
記憶能力の低下 ····················58
起居 ································67
義肢装具士 ·······················166
拮抗失行 ···························64
基盤的認知能力 ····················
　　44,60,100,144,148,150,152,185,
　　186,189
基本コミュニケーション行動 ····124
基本動作 ······················67,70
逆向健忘 ···························46
球麻痺 ····························107
共感 ·······························127
共感能力 ···························48
強制把握 ···························64
協調運動障害 ······················30
強直 ································29
共同運動 ···························26

214

居宅介護支援事業所……………135
筋力低下………………………30

【く】
区市町村役場……………………135
口ジスキネジー…………………29
くも膜下出血……………………12
車いす駆動………………………74
車いす座位………………………74

【け】
経口摂取…………………………114
経済状況…………………………133
経済的背景………………………141
痙縮………………………………28
痙性………………………………29
ケースコントロール研究………208
化粧………………………………80
血圧管理…………………………12
研究………………………………166
顕在学習…………………………46
幻視………………………………64
原著論文…………………………207
現病歴……………………………133

【こ】
更衣…………………………68, 78
口腔送り込み期…………………108
口腔ケア……………………79, 108
口腔準備期………………………108
高血圧対策………………………14
抗血栓療法………………………13
拘縮………………………………29
構成障害…………………………61
行動………………………………40
合同評価…………………………156
咬反射……………………………108
交流………………………………67
誤嚥リスク……………109, 110, 115
5期モデル………………………108
心のケア…………………………159
個人因子…………………………70
個別性……………………………132
　──の尊重……………………138
個別的認知能力………………44, 59
コミュニケーション……………67
　──, 言語……………………67

　──の回復過程………………123
　──, 非言語………………67, 128
コミュニケーション技術………125
コミュニケーション手段………124
コミュニケーション障害……76, 120
コミュニケーション伝達尺度…123
雇用促進…………………………137

【さ】
座位……………………………67, 72
作話…………………………46, 126
サービス付き高齢者向け住宅…137
左半球症状群……………………59
左半球損傷………………………101
3期モデル………………………108

【し】
歯科衛生士………………………166
視覚失認の障害……………63, 113
視覚認知……………………69, 74
視覚認知症状群…………………63
自己意識…………………………48
自己決定の尊重…………………138
支持基底面………………………35
指示代名詞………………………128
四肢麻痺…………………………20
ジストニア………………………29
姿勢………………………………113
姿勢制御障害……………………31
肢節運動失行……………………61
施設入所…………………………161
失禁………………………………149
失行症……………………………102
失語症………………59, 122, 146, 148
　──の重症度…………………122
失語症患者………………………101
失調性歩行………………………99
しているADL………………82, 158
事務スタッフ……………………166
社会資源…………………………132
社会的認知機能……………48, 127
社会的認知障害によるコミュニケー
　ション障害……………………127
社会的認知能力の低下…………63
重心………………………………35
住宅状況…………………………133
重複歩距離………………………90

周辺症状…………………………128
就労支援…………………………137
就労支援センター………………137
主訴………………………………133
手段的日常生活動作（IADL）……66
趣味………………………………133
主要姿勢筋………………………90
障害………………………………70
上行性網様体賦活系……………48
小脳………………………………23
症例報告…………………………209
職業歴……………………………133
食具………………………………113
食事設定…………………………114
食思低下……………………111, 115
食事動作……………………67, 76
食道期……………………………108
新人教育…………………………167
振戦………………………………29
身体イメージの障害……………62
身体障害者手帳…………………136
心理社会的背景…………………133
診療情報提供書…………………15

【す】
随意運動…………………………26
錐体外路…………………………21
錐体路……………………………21
するADL………………………82

【せ】
生育歴……………………………133
性格………………………………133
生活関連動作（APDL）…………66
生活設計…………………………133
生活背景…………………………130
生活歴……………………………133
精神保健福祉手帳………………136
整髪………………………………80
整容……………………………68, 79
摂食・嚥下障害…………………106
　──の原因……………………106
摂食・嚥下状況のレベル………186
摂食・嚥下能力グレード………186
セラピスト間の連携……………164
洗顔………………………………80
選言質問…………………………125

215

先行期……………………………108
前向健忘…………………………46
潜在学習…………………………46
洗体動作…………………………80
前頭葉症状群……………………64
専門性……………………………163

【そ】
相互作用性………………………42
相談援助…………………………138
相貌失認…………………………63
ソーシャルワーカー………137,166
咀嚼嚥下…………………………108

【た】
退院後のサービス………………161
退院準備…………………………160
退院調整…………………………160
体幹・下肢運動年齢……………36
対象意識…………………………48
代償手段…………………………112
代替栄養…………………………115
代替コミュニケーション機器…122
大脳基底核………………………21
唾液貯留…………………………110
多脚杖……………………………94
他者視点取得……………………127
立ち上がり………………………73
単麻痺……………………………19

【ち】
地域社会…………………………133
地域障害者職業センター………137
地域包括支援センター…………135
チームアプローチ………………163
地誌的失見当……………………63
着衣失行…………………………79
注意………………………………49
　学習された――………………49
　受動的――……………………49
　能動的――……………………49
　――の容量……………………50
注意障害……57,100,111,113,115,175
　――によるコミュニケーション障害
　…………………………………125
中心溝……………………………18
中心前回…………………………18

中枢性運動パターン発生器……91
長下肢装具（KAFO）……………95
長期経過…………………………162

【つ】
対麻痺……………………………21
通過症状群…………………49,56,59
通所リハビリテーション………135

【て】
手洗い……………………………79
できるADL…………………82,158
手続き記憶………………………45
転院・転施設……………………132
転倒………………………………15
　――のリスク…………………75
展望記憶…………………………45

【と】
道具的日常生活動作（IADL）…66
道具の強迫的使用………………64
統合的認知能力…………………44
同時定着時期……………………90
頭部外傷…………………………12
閉じ込め症候群…………………77
徒手筋力検査法…………………30

【な】
内受容感覚………………………47

【に】
二関節筋…………………………29
日常生活活動（ADL）
　………………………66,139,145,203
入院期間…………………………161
入院初期…………………………131
入浴…………………………68,80
認知………………………………40
認知・行動チェックリスト
　………………………54,148,185,187,188
認知症によるコミュニケーション障害
　…………………………………128

【ね】
寝返り……………………………70

【の】
脳科学……………………………164
脳血管性認知症…………………128
脳梗塞…………………………10,11
脳出血…………………………10,11
脳の可塑性………………………41

【は】
パーキンソン病様歩行…………98
はい-いいえ質問…………………125
排泄機能…………………………67
排泄機能障害……………………77
排泄動作……………………67,78
廃用症候群………………………14
発話明瞭度………………………121
早出遅出勤務……………………158
バランス障害……………………31
バリスムス………………………29
バリント症候群…………………63
ハローワーク……………………137
半側空間無視……………………112
半側身体失認…………………62,112
半側身体パラフレニー…………62
反復経頭蓋磁気刺激（rTMS）…42

【ひ】
ひげ剃り…………………………80
非言語的行動……………………124
膝折れ……………………………97
皮質脊髄路………………………21
皮質盲……………………………63
鼻指鼻試験………………………30
左半側空間無視（USN）
　………………62,102,145,147,151
病識低下……………………58,112
表出………………………………67
病態失認…………………………62

【ふ】
不顕性誤嚥………………………112
不随意運動………………………29
プッシャー症候群………………62,72
プラスチック短下肢装具（PAFO）
　…………………………………96
プロセスモデル…………………107
分回し歩行………………………98

【へ】
ペーシング障害……62, 102, 112, 175
変形視………………………………64
変性型認知症……………………128
扁桃体………………………………47

【ほ】
訪問リハビリテーション……135
歩隔…………………………………90
歩行…………………………………74
歩行器………………………………94
歩行車………………………………94
歩行周期……………………………89
歩行補助具…………………………93
歩行率………………………………90
ボディ・マップ……………………41
歩幅…………………………………90
本能性把握反応……………………64

【ま】
麻痺の回復…………………………31

【み】
ミオクローヌス……………………29
ミラーニューロン…………………48
ミラーニューロンシステム………48

【む】
無作為化比較対照試験…………203

【め】
明示的（宣言的）学習……………46
命令嚥下…………………………108
メタ・アナリシス………………208

【も】
目標設定…………………………113

【や】
薬剤師……………………………166
山鳥による行動・認知のモデル……44

【ゆ】
遊脚相………………………………89
有料老人ホーム…………………137

【よ】
要介護認定………………………135
浴槽移乗……………………………80
予後予測……………91, 131, 144, 145
4期モデル………………………108

【り】
理解…………………………………67
リスク管理…………………………14
立脚相………………………………89
流暢性………………………………60
利用者の利益の最優先…………138
両側支柱付短下肢装具（AFO）……95
臨床研究…………………………203

【れ】
レーブン色彩マトリックス検査
　（PCPM）……………………144
レビュー論文……………………208
連携………………………………163
連合反応……………………………26

【ろ】
ロフストランド杖…………………94

【わ】
ワーキングメモリー………………46

217

PT・OT・ST のための脳損傷の
回復期リハビリテーション
―運動・認知・行動からのアプローチ―

発　行	2012 年 1 月 30 日　第 1 版第 1 刷 2016 年 2 月 10 日　第 1 版第 3 刷Ⓒ
編著者	森田秋子
著　者	運動・認知・行動研究会
発行者	青山　智
発行所	株式会社　三輪書店 〒 113-0033　東京都文京区本郷 6-17-9　本郷綱ビル TEL 03-3816-7796　FAX 03-3816-7756 http://www.miwapubl.com
装　丁	石原雅彦
印刷所	三報社印刷　株式会社

本書の内容の無断複写・複製・転載は，著作権・出版権の侵害となることがありますのでご注意ください．
ISBN978-4-89590-396-7 C3047

JCOPY 〈（社）出版者著作権管理機構　委託出版物〉
本書の無断複製は著作権法上での例外を除き禁じられています．複製される場合は，そのつど事前に，（社）出版者著作権管理機構（電話 03-3513-6969, FAX 03-3513-6979, e-mail：info@jcopy.or.jp）の許諾を得てください．

■ 時代の転換点に合わせた回復期リハ病棟のあり方

回復期リハビリテーション病棟 第2版
質の向上と医療連携を目指して

編集 日本リハビリテーション病院・施設協会
全国回復期リハビリテーション病棟連絡協議会

　回復期リハビリテーション病棟が誕生して2010年で約10年。さまざまな専門職がチームとなって患者を支える画期的なこの病棟は、10年間で全国に約1,300病棟、5万6,000床にも拡大した。

　急性期〜回復期〜維持期・在宅と続く医療提供体制の中、その要の位置にある回復期リハ病棟の重要性はますます高まってきている。これからの回復期リハ病棟の発展には、身体・生活機能を向上させるためのサービスのさらなる質的向上と、急性期と回復期、回復期と維持期・在宅との連携が必要不可欠である。

　今回、約6年ぶりに全面改訂を行い、「質の向上」と「医療連携」を主要テーマとして、あらゆる角度から、次の段階の回復期リハ病棟のありかたを示した。リハ医療にかかわるすべての人に必読の書。

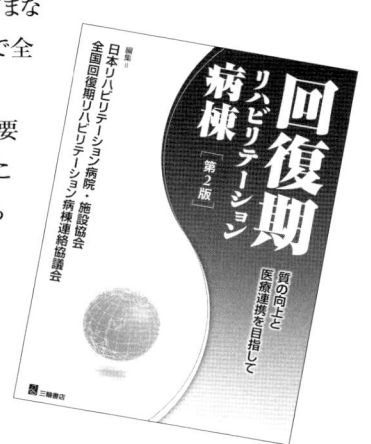

■ 主な内容 ■

- Ⅰ．日本の医療制度の中の回復期リハ病棟……堀岡 伸彦
- Ⅱ．高齢者リハビリテーション医療の
  グランドデザインと回復期リハ病棟……浜村 明徳
- Ⅲ．回復期リハ病棟からみた
  リハビリテーション医療の流れと今日的課題……石川 誠
- Ⅳ．病院経営からみた回復期リハ病棟……米満 弘之
- Ⅴ．データでみる回復期リハ病棟の変遷と課題……筧 淳夫
- Ⅵ．脳科学からみた
  回復期リハ病棟におけるリハビリテーション……宮井 一郎
- Ⅶ．利用者からみた回復期リハ病棟……山崎 昇
- Ⅷ．医療連携の要としての回復期リハ病棟
  1．急性期との連携のあり方……栗原 正紀
  2．急性期からみた回復期 ①……橋本 洋一郎, 他
  3．急性期からみた回復期 ②……大高 弘稔
  4．回復期からみた急性期 ①……逢坂 悟郎
  5．回復期からみた急性期 ②……鄭 統圭
  6．回復期から在宅への連携 ①……橋本 茂樹, 他
  7．回復期から在宅への連携 ②
  ― 心理社会的問題の解決の視点からみた連携のあり方
  〜ソーシャルワーカーの立場から……取出 涼子
  8．在宅から回復期リハ病棟への期待と課題……長谷川 幹
  9．回復期から在宅へ　中間施設としての入所系施設
  ……吉田 隆幸
  10．地域医療計画の中での回復期リハ病棟……松坂 誠應
  11．患者・家族への支援と地域連携……赤羽 卓朗, 他
- Ⅸ．回復期リハ病棟の質向上のために
  1．回復期リハ病棟に求められる質とは……岡本 さやか, 他
  2．チームアプローチのための各職種の役割 ①
  ―看護・ケア……小林 由紀子
  3．チームアプローチのための各職種の役割 ②
  ―セラピストの立場から……井手 伸二
  4．日常生活機能評価と看護師の役割……井上 郁
  5．回復期リハ病棟における亜急性期医療について
  ―状態不安定な患者への対応……伊藤 功
  6．重症例に対し回復期リハ病棟は何ができるか……今西 剛史
  7．チームの輪に入る栄養管理・フードサービスの発展
  ……桐谷 裕美子
  8．回復期リハ病棟における医療安全……渡邊 進, 他
  9．回復期リハ病棟におけるスタッフ教育……金森 毅繁, 他
  10．「機能評価」からみた回復期リハ病棟……及川 忠人

● 定価（本体2,600円+税）B5 頁184 2010年 ISBN 978-4-89590-343-1

お求めの三輪書店の出版物が小売書店にない場合は、その書店にご注文ください．お急ぎの場合は直接小社まで．

〒113-0033
東京都文京区本郷6-17-9 本郷綱ビル

三輪書店

編集 ☎03-3816-7796　FAX 03-3816-7756
販売 ☎03-6801-8357　FAX 03-6801-8352
ホームページ：http://www.miwapubl.com

■ 高次脳機能障害を理解し、実践に役立てる

● 定評ある作業療法テキストに、新たな1冊。類のない高次脳機能障害の教科書
高次脳機能障害の作業療法
編　鎌倉 矩子・山根　寛・二木 淑子
著　鎌倉 矩子・本多 留美

　高次脳機能障害とは何か、高次脳機能障害に見舞われた人はどのような生活を生きているのか、その人のためにセラピストはなにができるのか。本書では、一人の患者に出会ったとき、セラピストはどのように自らの療法計画を立てていけばいいのかという疑問に、この分野の第一人者である著者が、臨床的事実と幅広い文献考察に基づいて答える。

● 定価（本体4,800円+税）
ISBN 978-4-89590-359-2
B5　頁550　2010年

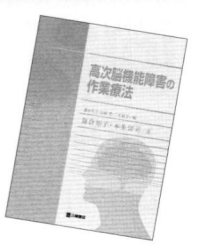

● わかりにくい高次脳機能障害を誰にでもわかりやすく書いた本
理解できる高次脳機能障害
中島 恵子

　高次脳機能障害は目に見えない"脳の機能"の障害であるため、「脳機能」に関する医学的理解がなければ本質的に理解することは難しい。この医学的理解の難しさが高次脳機能障害の特徴といえる。本書は本人と周りの人々にとって最も必要である「障害についての特徴と病態の理解」「障害に対応するための具体的方法」をとことんわかりやすく説明した。

● 定価（本体1,800円+税）
ISBN 978-4-89590-323-3
B5　頁112　2009年

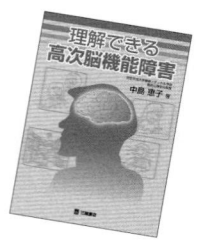

● 高次脳機能障害のグループ訓練の本邦初の実践マニュアル！
高次脳機能障害のグループ訓練
編著　中島 恵子

　集団の中でさまざまな活動を行うグループ訓練は、記憶障害、注意障害、遂行機能障害、社会的行動障害などへの直接的訓練として、また高次脳機能障害に伴うコミュニケーション障害の治療訓練としての効果は大きい。本書では、グループ訓練の方法論から訓練の実際までを、わかりやすく、具体的に紹介している。明日からの臨床の現場で活かしていただくために、高次脳機能障害に関わるOT、ST、心理士、看護スタッフの方に、また「グループ訓練をやってみたい」と思っている初心者の方にも、ぜひお勧めしたい1冊である。

● 定価（本体3,200円+税）
ISBN 978-4-89590-342-4
B5　頁200　2009年

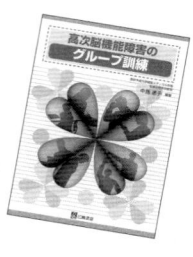

● 医療職と教育者のための、こどもの高次脳機能障害への対応マニュアル
子どもたちの高次脳機能障害
理解と対応
監訳　中島 恵子

　本書では、発達段階にある子どもの高次脳機能障害は大人の高次脳機能障害とどう違うのか、社会面や学習面にどのような影響があるのかなど、子どもたちの生活の場中心である学校生活での対応について豊富な事例を紹介しつつ、具体的にまとめている。医師やリハスタッフ、教育者や地域の療育関係者など、いずれの現場でも明日から役立つ本。

● 定価（本体3,000円+税）
ISBN 978-4-89590-360-8
B5　頁164　2010年

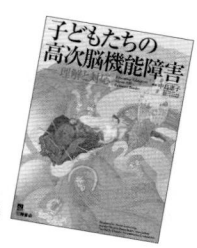

● 障害の評価から生活を支える高次脳機能リハビリテーションへ
生活を支える高次脳機能リハビリテーション
橋本 圭司

　目に見えない障害といわれ、理解に誤解の多い高次脳機能障害。高次脳機能とは何か、高次脳機能障害とは何か、といった基礎知識、そして高次脳機能障害のリハビリテーションとはどうあるべきか、その診断、検査や患者・家族とのコミュニケーションから、私たちが今日から実践できる対応法までをコンパクトにまとめた、看護師、リハスタッフ、そして医師の方、必読の一冊。

● 定価（本体1,800円+税）
ISBN 978-4-89590-307-3
A5　頁100　2008年

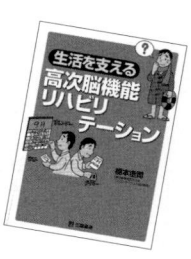

お求めの三輪書店の出版物が小売書店にない場合は、その書店にご注文ください．お急ぎの場合は直接小社に．

〒113-0033
東京都文京区本郷6-17-9 本郷綱ビル

三輪書店

編集 03-3816-7796　FAX 03-3816-7756
販売 03-6801-8357　FAX 03-6801-8352
ホームページ：http://www.miwapubl.com

■ より効果的なリハビリテーションを

● 患者自身が自分と向き合える作業へ
患者力を引き出す作業療法
認知行動療法の応用による身体領域作業療法
編著　大嶋 伸雄

　いま作業療法に必要なのは"患者自身が自分と向き合える作業"を提供することである。つまり、"患者を治す視点"から"セルフヘルプペイシェントを作る視点"へのパラダイムシフトである。本書は、このパラダイムシフトを実現するためにOTに必要なのは"認知行動療法（CBT）"であることについて、序章、第1章、第2章に分けて丁寧に解説されており、理論がわかる実践書となっている。

● 定価（本体3,600円+税）
ISBN 978-4-89590-432-2
B5　216頁　2013年

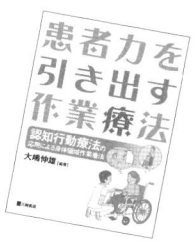

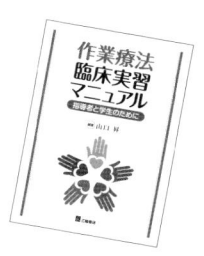

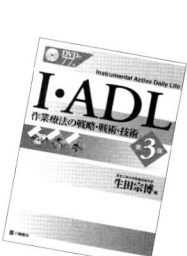

● "患者力"を呼び覚ませ!!
リハビリテーション効果を最大限に引き出すコツ【第2版】
応用行動分析で運動療法とADL訓練は変わる
編集　山﨑 裕司・山本 淳一

　本書は、応用行動分析のリハビリ分野応用への開拓書となり、セラピストに敬遠されがちな応用行動分析を身近なものへと導いた好評の書である。応用行動分析についての解説をさらに平易にし、リハを行うためのEBM的根拠に基づく基準値データ4年間分を追加、臨床事例を大幅に入れ替え、特に関心が高まっている認知症への応用例を増やした。行動リハビリテーション研究会（2011年）の発足や関連雑誌の発行など、リハの技術として飛躍しつつある「応用行動分析に基づくリハ」を本書を通して身につけてほしい。

● 定価（本体3,400円+税）
ISBN 978-4-89590-407-0
B5　260頁　2012年

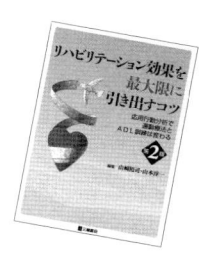

● 当事者と専門職が協働で切り拓くこれからの性支援!
身体障害者の性活動
編著　玉垣 努・熊篠 慶彦

　本書は身体障害者の性支援に焦点をあて、性機能の解説に始まり、専門職の知識と技術を用いてどう支援するのかを提示するとともに、さまざまな疾患、さまざまな性の形（性同一性障害など）をもった身体障害者当事者が、どのような思いを抱いて、どのような方法で性活動を営んでいるのか、実際の生の声を集めたものである。専門職になぜ性支援が求められるのか、そして、性支援に必要なものとは何かを知りたいすべての人のための本。

● 定価（本体2,800円+税）
ISBN 978-4-89590-417-9
B5　170頁　2012年

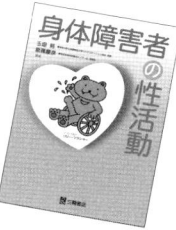

● 大好評書「ADL」が、より広範囲の生活を捉えた「I・ADL」へとバージョンアップ
I・ADL 作業療法の戦略・戦術・技術【第3版】
編集　生田 宗博

　本書では、I・ADLに必要な戦略・戦術・技術について、第I章に「さまざまな生活態様に対しての作業療法の有効性」、第II章に「患者から生活者へと再起するための作業療法」、第III章に「各疾患に対しての生活基本動作・能力強化の作業療法」、第IV章に「各生活項目における能力・動作回復の作業療法」、第V章に「より良い作業療法を行うための方法論」といった実践に用いられる作業療法を、分かりやすく解説した。さらに、従来のDVDに「摂食・嚥下」「吸引・吸痰」「更衣」「入浴」を加え、初学者からベテランまで学べる充実した内容となっている。

● 定価（本体5,400円+税）
ISBN 978-4-89590-395-0
B5　490頁　2012年

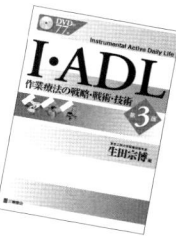

● 臨床実習の醍醐味をつまびらかに!
作業療法臨床実習マニュアル
指導者と学生のために
編著　山口 昇

　本書では、実習の教育的意義から始め、実習の受け入れから開始までのステップ、評価、治療計画立案、治療実施、指導方法、学生評価、終了に至るまで幅広く触れる。チェックリストと対話形式のページを採用し、本文を読んだ後、自分の考えと施設に合うように空欄を埋めていけば、実習指導に不慣れた、あるいは不安な指導者でも、実習指導が可能になるよう構成されている。学生には本書で、実習開始までに指導者がどのような受け入れ準備をし、どれほどの労力を費やし、配慮をしているのかを知って欲しい。

● 定価（本体3,600円+税）
ISBN 978-4-89590-451-3
B5　192頁　2013年

お求めの三輪書店の出版物が小売書店にない場合は、その書店にご注文ください．お急ぎの場合は直接小社に．

〒113-0033
東京都文京区本郷6-17-9　本郷綱ビル

三輪書店

編集☎03-3816-7796　FAX 03-3816-7756
販売☎03-6801-8357　FAX 03-6801-8352
ホームページ：http://www.miwapubl.com

■ **すぐに使いたい臨床技術**

● 「これだけは知っておきたい！」上肢への作業療法のポイントを疾患別に解説

作業療法における上肢機能アプローチ

編集　山本 伸一

　本書では、上肢の機能・役割等を解説した総論に続き、疾患別のアプローチとして脳血管障害、パーキンソン病、脊髄損傷、関節リウマチ、末梢神経損傷、骨折、手外科疾患、ALS、乳がん（リンパ浮腫）、切断について、疾患の概説、上肢機能・治療のポイント、症例報告等を収めている。対象者の状況に応じ、上肢の能力を最大限に引き出し、その方の生活を支えるための介入ポイントを知るために最適な実践書として活用いただきたい1冊である。

● 定価（本体3,600円+税）
ISBN 978-4-89590-408-7
B5　164頁　2012年

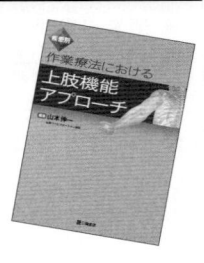

● 中枢神経疾患の対象者の能力を最大限に引き出す方法を伝授！

中枢神経系疾患に対する作業療法

編集　山本 伸一

　セラピストが"脳の可塑性"を考慮して適切な課題を提示し、介入することによって、中枢神経疾患の対象者の能力、可能性は変化する。本書では、「神経-筋再学習」の基礎から作業療法士の具体的介入論、ADL・福祉用具・住環境整備への展開までを網羅。健常者と対象者の動作を分析し、その治療的介入のポイント（知覚-運動アプローチ）を症例とともに提示した。中枢神経疾患のリハに携わる作業療法士・理学療法士のための実践書である。

● 定価（本体3,600円+税）
ISBN 978-4-89590-331-8
B5　270頁　2009年

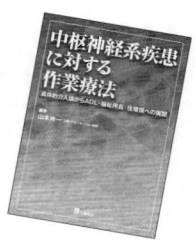

● ADL上で困難と感じる動作を改善するためのヒントが満載！

パーキンソン病はこうすれば変わる！

編集　高畑 進一・宮口 英樹　／　ダンス制作　橋本 弘子

　本書は、パーキンソン病の理解を深めるための疫学や治療、臨床像や心身機能評価に加え、運動イメージをパーキンソン病の治療にいかに役立てるか、患者さんが日常生活で感じる困難に対処するためのヒント、さらにパーキンソン病に効果的な動きを取り入れたダンスをDVD付で紹介する。これまでにない観点からパーキンソン病の方を理解・支援し、新しいトレーニングとしてダンスを取り入れたいと考える当事者・支援者に必ず役立つ1冊である。

● 定価（本体2,800円+税）
ISBN 978-4-89590-413-1
B5　130頁【DVD付／35分】
2012年

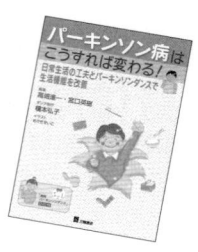

● 科学的根拠に基づいた最新のパーキンソン病のリハビリテーションテキスト

図説パーキンソン病の理解とリハビリテーション

山永 裕明・野尻 晋一

　神経難病のなかでも発症率の高いパーキンソン病だが、その生命予後は長く、一般の平均寿命とほとんど差は無い。それだけに在宅で生き生きとした人生を全うするために長期にわたる治療、リハビリテーション、ケアが必要となる。本書では、脳神経科学の最新の知見に基づいた原因や症状のメカニズムから薬物治療、手術をはじめ遺伝子治療の可能性、そして著者の豊富な経験に裏打ちされた実践的なリハビリテーション、在宅支援までを一貫して解説する。

● 定価（本体3,200円+税）
ISBN 978-4-89590-353-0
A4変型　140頁　2010年

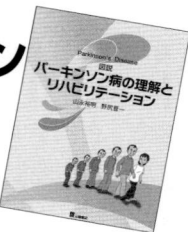

● 今日から実践!!　手軽で楽しい、根拠のある転倒予防トレーニング！

転倒予防のための棒体操
―運動機能と認知機能へのアプローチ

横井 賀津志・高畑 進一・内藤 泰男

　高齢者が寝たきりになる原因の上位に転倒が挙げられ、これまでにも様々な転倒予防のための訓練プログラムが実施されてきた。本書では、従来の筋力・バランス強化一辺倒ではなく、あえてバランスを崩した動作を安全な環境下で体験することにより転倒防止を図る「転倒擬似動作」による「転倒予防棒体操」を提唱する。本書は、介護現場で誰もが楽しく安全に棒体操が行えるよう、イラストを多用するなどの読みやすい内容となっている。プロフェッションによる根拠ある転倒予防プログラムを、多くのセラピスト、介護士に是非活用して頂きたい。

● 定価（本体2,400円+税）
ISBN 978-4-89590-365-3
B5　110頁　2010年

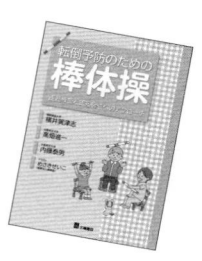

お求めの三輪書店の出版物が小売書店にない場合は、その書店にご注文ください。お急ぎの場合は直接小社に.

〒113-0033
東京都文京区本郷6-17-9 本郷綱ビル

三輪書店

編集☎03-3816-7796　FAX 03-3816-7756
販売☎03-6801-8357　FAX 03-6801-8352
ホームページ：http://www.miwapubl.com

■ 実際に使える技術と知識を身につけていますか?

● 関節運動の改善に関わる皮膚の役割とは?

皮膚運動学 機能と治療の考え方

編 福井 勉

　身体運動時に皮膚が動く方向へ皮膚を他動的に誘導すれば、関節可動域が改善するという事実がある。また、臨床家の間では手術後の瘢痕形成は関節運動に影響することがよく知られている。本書は、皮膚の動きについて科学的な検証と長年の臨床経験をもとに、皮膚の特徴から原則までを明確に解説し、各部位への可動域アプローチの方法および症例を交えて動作障害に対する治療技術を具体的に理解しやすくまとめた類のない書である。

● 定価(本体2,800円+税)
ISBN 978-4-89590-370-7
A5 頁154 2010年

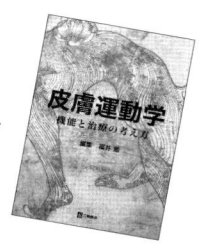

● あなたは本当に正しく統計処理ができていますか?

真に役立つ研究のデザインと統計処理
統計の論理的なストーリーを理解する

関屋 昇

　統計学の専門書には高度な数学の知識を必要とするものが多いため、一般的に「統計＝難しい」という印象をもたれるが、EBMが求められる現在、医学・保健学領域の臨床研究などでは統計処理が不可欠である。本書ではセラピスト、医師、看護師らが使用する頻度の高い統計処理を取り上げ、その成り立ちについて、研究のデザインとともに、例題を用いて解説。数学的な記載は最小限にとどめ、豊富な図やグラフにより理解が容易になるよう工夫されている。

● 定価(本体4,800円+税)
ISBN 978-4-89590-369-1
B5 頁236 2010年

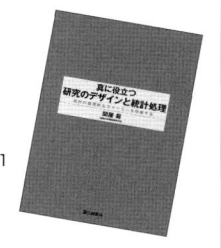

● 教科書で学んだことは、実際の臨床で使えますか?

片麻痺 能力回復と自立達成の技術　DVD付 80分
現在の限界を超えて

生田 宗博

　「脳卒中後の片麻痺者の能力回復と自立」とは、著者がセラピストとして37年間にわたり追求してきたテーマである。本書は、その著者の豊富な臨床と研究の実績に裏打ちされた、現時点での技術の頂点を解き明かす至高の治療技術書であり、さらなるスキルアップを目指す作業療法士、理学療法士にとって、最良の指南書である。

● 定価(本体5,200円+税)
ISBN 978-4-89590-295-3
B5 頁240 2008年

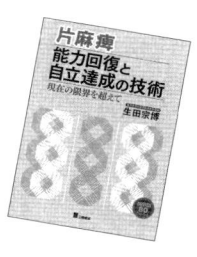

● 関節可動域制限の発生機序から治療手技までを解き明かす!

関節可動域制限 病態の理解と治療の考え方

編 沖田 実

　近年、治療手技については、さまざまな技術が日々開発されている。しかし、病態を知る前に結果を求めて技術のみに走り、うまく治療できない現状の壁にぶちあたっている悩めるセラピストが溢れている。まずは本書を通して、その結果にかわる病態のメカニズムを追求し、それに即した治療技術を選択・実施できるようになれば、新たな一歩が開けるであろう。

● 定価(本体2,800円+税)
ISBN 978-4-89590-291-5
A5 頁210 2008年

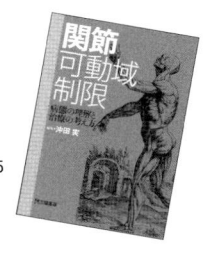

● 知覚・認知の視点から、身体運動がもつ新たな一面を解き明かす

身体運動学 知覚・認知からのメッセージ

樋口 貴広・森岡 周

　近年認知科学の急速な発展に伴い、知覚・認知機能が運動制御や運動機能に密接に関連しているという事実が次々と明らかにされている。本書は、二人の筆者がそれぞれの専門である『実験心理学』と『リハビリテーション科学』の立場から認知科学の研究成果を紹介したうえで、知覚・認知機能が身体運動に対してどのような貢献をしているか、また知覚・認知の機能を理解することの臨床的な重要性について、わかりやすく解説した秀逸な一冊である。

● 定価(本体2,800円+税)
ISBN 978-4-89590-319-6
A5 頁250 2008年

お求めの三輪書店の出版物が小売書店にない場合は、その書店にご注文ください．お急ぎの場合は直接小社に．

〒113-0033
東京都文京区本郷6-17-9 本郷綱ビル

三輪書店

編集 ☎03-3816-7796　FAX 03-3816-7756
販売 ☎03-6801-8357　FAX 03-6801-8352
ホームページ：http://www.miwapubl.com

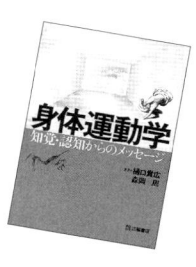

三輪書店のST関連好評書

■ 地域言語聴覚療法において求められる幅広い知識とスキルが網羅された本格的入門書

在宅・施設リハビリテーションにおける
言語聴覚士のための地域言語聴覚療法

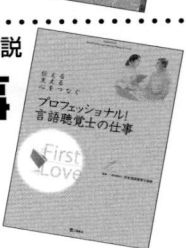

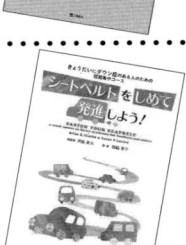

編集　森田 秋子・黒羽 真美

● 定価（本体 3,600 円+税）　B5　190頁　2014年　ISBN 978-4-89590-474-2

■ STのための重度失語症リハビリテーションのバイブル

重度失語症の言語訓練
その深さと広がり

編集　鈴木 勉

● 定価（本体 4,000 円+税）　B5　234頁　2013年　ISBN 978-4-89590-447-6

■ 言語障害の当事者・家族と治療者のコラボレーションから生まれる新しい生活

いまを生きる　言語聴覚士と当事者の記録

編集　東京都言語聴覚士会

● 定価（本体 1,800 円+税）　四六　276頁　2013年　ISBN 978-4-89590-450-6

■「STってどんな仕事?」「失語症ってどんな障害?」ドラマのシーンを用いてわかりやすく解説

プロフェッショナル！ 言語聴覚士の仕事

監修　一般社団法人日本言語聴覚士協会

● 定価（本体 1,000 円+税）　B5　84頁　2012年　ISBN 978-4-89590-424-7

■ もっと知りたい！理解したい！ダウン症のあるきょうだいのこと

シートベルトをしめて発進しよう！
きょうだいにダウン症のある人のための短期集中コース

著　Brian G.Skotko & Susan P.Levine
総監訳　伊藤 英夫　／　監訳　西脇 恵子

● 定価（本体 3,000 円+税）　B5　226頁　2015年　ISBN 978-4-89590-510-7

■ 協働して安心して口から食べるための支援に取り組む

地域包括ケアを支える
医科歯科連携実践マニュアル

編集　日本リハビリテーション病院・施設協会
　　　口腔リハビリテーション推進委員会

● 定価（本体 2,500 円+税）　B5　148頁　2014年　ISBN 978-4-89590-494-0

お求めの三輪書店の出版物が小売書店にない場合は、その書店にご注文ください。お急ぎの場合は直接小社に。

〒113-0033
東京都文京区本郷6-17-9 本郷綱ビル

三輪書店

編集　03-3816-7796　FAX 03-3816-7756
販売　03-6801-8357　FAX 03-6801-8352
ホームページ：http://www.miwapubl.com

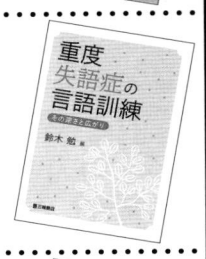

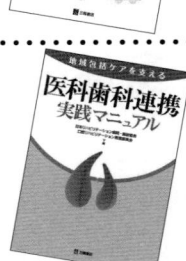